Clinical Prediction
Model Practice
With R

新时代
技术
新未来

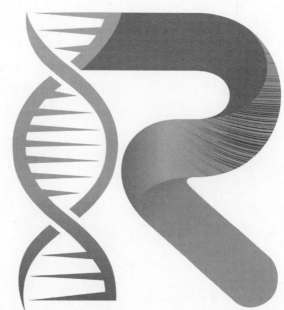

R语言
临床预测模型实战

彭献镇 —— 编著

清華大學出版社
北京

内 容 简 介

本书从 R 语言临床预测模型基本原理讲起，逐步深入到进阶实战，并配合实战案例，重点介绍临床预测模型的构建、评价、验证，让读者可以快速领悟 3~5 分预测模型 SCI（science citation index，科学引文索引）的套路与精髓，为后续冲击 10 分以上 SCI 打基础。

本书分为 13 章，主要内容有线性回归、Logistic 回归、Cox 回归、竞争风险模型等；自变量筛选方法有传统方法、逐步回归法、Lasso 法、随机森林法、最优子集法、主成分分析法等；模型可视化涉及多种形式的列线图、Calibration 校准曲线、ROC、DCA 曲线等图形绘制，不仅涉及单模型的可视化，还涉及单模型多时点、多模型同时点的可视化；模型评价指标涉及 C 指数、AUC、NRI、IDI 等；模型验证主要涉及简单交叉验证、K 折交叉验证、留一法交叉验证及 Bootstrap 法。

本书内容通俗易懂，案例丰富，实用性强，适合 R 语言临床预测模型的入门读者和进阶读者，尤其是临床、护理、公共卫生、药学等专业的硕士研究生和博士研究生或从事相关研究的科研人员阅读。另外，本书还可以作为相关培训机构的教材。

图书在版编目 (CIP) 数据

R 语言临床预测模型实战 / 彭献镇编著 . —北京：清华大学出版社，2023.2（2024.11重印）
（新时代·技术新未来）
ISBN 978-7-302-62111-9

Ⅰ.① R⋯　Ⅱ.①彭⋯　Ⅲ.①疾病－诊疗－预测－模型　Ⅳ.① R4

中国版本图书馆 CIP 数据核字 (2022) 第 200351 号

责任编辑：刘　洋
封面设计：徐　超
版式设计：方加青
责任校对：宋玉莲
责任印制：沈　露

出版发行：清华大学出版社
　　　　网　　　址：https://www.tup.com.cn, https://www.wqxuetang.com
　　　　地　　　址：北京清华大学学研大厦 A 座　　　　邮　　编：100084
　　　　社 总 机：010-83470000　　　　　　　　　　邮　　购：010-62786544
　　　　投稿与读者服务：010-62776969，c-service@tup.tsinghua.edu.cn
　　　　质 量 反 馈：010-62772015，zhiliang@tup.tsinghua.edu.cn
印 装 者：三河市龙大印装有限公司
经　　销：全国新华书店
开　　本：187mm×235mm　　　印　　张：25.5　　　字　　数：556 千字
版　　次：2023 年 2 月第 1 版　　　印　　次：2024 年 11 月第 5 次印刷
定　　价：168.00 元

产品编号：093720-01

前言

R 语言是常用的数据分析处理工具之一，尤其是在临床预测模型领域，目前尚无其他语言可替代。虽然一些软件也可进行一定程度的临床预测模型分析，但业内对这些软件的接受程度较低。虽然有一些小众软件可进行临床预测模型分析，但是分析结果完全偏离真实结果，因此笔者不建议各位读者使用 R 语言之外的软件进行临床预测模型分析。

近年来，随着 R 语言的逐渐完善，只需要少量代码即可完成各种常用的临床预测模型的构建、评价 / 比较、验证及可视化。学习本书内容，可在较短时间内完成 3~5 分的临床预测模型类的 SCI，较为迫切地解决了广大读者的燃眉之急。

笔者的使用体会

R 语言是开源的，生态完整，有大量的现成数据分析包。R 语言在临床预测模型的数据分析领域中是一个理想的工具，有丰富的模型构建、评价 / 比较、验证、可视化的代码，整合了多种形式的预测模型，可处理高维大数据，开发方便、快捷，且可将模型转换成应用程序或网页，更加高端地展示学术成果。

Rstudio 是 R 语言的一种免费的集成开发环境。相对于在文本文件中编写 R 语言代码，Rstudio 调试代码更加方便，对新手更加友好。Rstudio 支持 Markdown，可以较为容易地编辑代码文档。利用 Rstudio 可以很好地记录数据探索分析的过程，便于回顾、修改。

本书的特色

- **从零开始**：从模型构建开始，详细介绍模型构建的变量筛选方法，入门门槛低。
- **版本新颖**：书中的大部分软件包采用官网的最新版本（截至本书撰写时）进行讲解。

- **经验总结**：全面归纳和整理作者多年的 R 语言临床预测模型培训教学实践经验。
- **内容实用**：结合大量案例进行讲解，并对实现同一结果的多种代码进行对比。

本书的内容

本书可以分为三部分：第一部分是预测模型的构建，第二部分是预测模型的评价 / 比较，第三部分是预测模型的验证。

第一部分主要介绍线性回归、Logistic 回归、Cox 回归、竞争风险模型的构建，以及常用的变量筛选方法，如先单后多、逐步回归、Lasso、随机森林、最优子集、主成分分析等。另外，本书对拟合模型中的常用统计指标均进行深度解读，如 OR、HR、sHR 等指标。

第二部分主要介绍如何进行模型的评价 / 比较，涉及多种形式的列线图、Calibration 校准曲线、ROC 曲线、DCA 曲线等的绘制，不仅涉及单模型的可视化，也包括单模型多时点、多模型同时点的可视化；模型评价指标涉及 C 指数、AUC、NRI、IDI 等。

第三部分主要介绍模型验证，涉及简单交叉验证、K 折交叉验证、留一法交叉验证及 Bootstrap。

本书读者对象

- R 语言零基础入门人员；
- 医学类院校本科生、硕士研究生、博士研究生；
- 高校及医疗机构科研人员；
- 培训机构讲师；
- 对临床预测模型感兴趣的人员。

作　者
2022 年 7 月

目录

第1章 临床预测模型概述

通过临床预测模型，人们可以运用数理统计学方法，对潜在的自变量 X 进行筛选、整合，构建多变量模型以预测因变量 Y，并对此模型进行评价、验证。常见的线性回归、Logistic 回归、Cox 回归、竞争风险模型均可以用于构建相应的临床预测模型，其中尤以 Logistic 回归、Cox 回归临床预测模型多见。

临床预测模型的构建有助于医疗卫生人员对临床上某一特定结果（未来）带来的风险进行估计，结合相应的临床经验，较好地进行临床决策。临床预测模型包括诊断模型和预后模型。诊断模型基于研究对象的症状和体征及其他临床资料，判断研究对象是否患某种疾病或处于某种状态。预后模型基于某种疾病或状态，估计研究对象未来死亡、复发某种疾病或其他伤残事件出现的风险。

临床预测模型的结局多为二分类，如是否死亡、是否痊愈，此时可以构建二分类 Logistic 临床预测模型；若结局为等级资料，如心功能分级，可以构建有序 Logistic 临床预测模型；若结局指标包括生存结局、生存时间，可以构建生存资料的临床预测模型，根据生存结局是否包含竞争事件，以决定是拟合 Cox 回归临床预测模型还是拟合竞争风险临床预测模型。除此之外，结局指标还可以是无序多分类或连续性资料。

本章将简要介绍临床预测模型构建、评价、验证的常见方法。

本章主要涉及的知识点：

- 模型构建。
- 模型评价。
- 模型验证。

注意： 本章内容仅为概述（读者可结合后续相应章节理解，事半功倍）。

1.1　如何构建预测模型

构建预测模型，关键的步骤是自变量 X 的筛选。目前变量筛选方法较多，各种方法都有其优缺点及适用范围，尚无公认的最优筛选方法。下面对常见的变量筛选方法做简要介绍。

1.1.1　先单后多

最常见的变量筛选方法是先单后多，即先进行单因素分析，再将单因素分析"有意义"的变量一起，纳入多因素模型。这样操作最为简单，并且在大多数情况下是可行的。然而，在某些情况下，先单后多存在一定局限。例如，自变量数目过多，自变量间存在共线性，或者缺失值较多而不愿舍弃掉含有缺失值的样本。

除此之外，先单后多自身也存在一定的争议。例如，对于单因素分析"有意义"的变量，不同人也有不同的理解：有人认为单因素分析 $p<0.05$，即 "有意义"；而其他人认为 $p<0.1$ 或 $p<0.2$，即 "有意义"；更甚者认为无论 p 值如何，只要临床上认为其与结局存在关系，便可认为其"有意义"。

注意：本书如未做特殊说明，均认为 $p<0.05$ "有意义"。

1.1.2　逐步回归

如果在一个方程中，忽略了对因变量 Y 有"显著"影响的自变量，那么所建立的方程必然与实际有较大的偏离。然而，是不是纳入的自变量越多越好呢？显然不是。如果纳入的自变量越多，那么残差平方和 RSS 及其自由度都将减小，但自由度减小的幅度更大，从而使均方误差增大，最终影响预测精度。因此，选择一个"最优"方程十分有必要。

什么是"最优"方程？"最优"方程需要满足两个条件：首先方程能够反映自变量与因变量之间的真实联系，其次方程所使用的自变量数目应尽可能少。

在建立多因素模型时，经常会从影响因变量 Y 的众多因素中挑选部分因素作为自变量建立"最优"模型。此时可以通过逐步回归方法，挑选出合适的自变量。

注意：逐步回归存在一定争议，虽然可能得到一个好的模型，但是不能保证模型是最佳模型，因为不是每一个可能的模型都被评价了。

1.1.3　Lasso

对于高维数据，普通的变量筛选方法并不见效或者需要消耗高昂的计算机算力成本（时间成本）。另外，普通的变量筛选方法也难以避免模型的过度拟合，以及自变量间的多重共线性问题。

通过 Lasso（套索回归），可以对估计出的系数进行限制，避免多重共线性的发生。有时甚至可以将系数缩减至 0，以达到筛选变量的目的。同时由于在残差平方和 RSS 最小化的过程中，加入了正则化项，可以有效地避免过度拟合。

注意： Lasso 可能会将存在共线性的自变量强行剔除。临床上很多指标都会存在共线性。一旦这些指标被剔除，就无法分析其与因变量 Y 的关系。

1.1.4　随机森林

随机森林是有监督的学习方法。在预测模型的构建过程中，通过随机森林可以同时生成多个预测模型，并将模型的结果汇总以提升准确率。

随机森林涉及对样本和自变量进行抽样，从而生成大量的决策树。对每个样本来说，所有决策树依次对其进行预测，预测结果的众数或平均数作为这一样本的最终预测结果。生成决策树未用到的样本也可以由决策树估计，与其真实结果比较，即可得到带外误差。当没有验证数据时，这是随机森林的一大优势。

1.1.5　最优子集

当我们进行模型构建时，通常我们获取到的自变量并不全是有用的，这其中存在着与因变量不相关或者相关性极小的变量。针对这种情况，我们可以根据经验筛选对因变量影响较大的自变量。

然而，通常统计学工作者并不是临床领域的专家，对可能影响因变量的自变量并不了解，于是我们需要运用算法获得最接近真实模型的回归模型，如最优子集回归。

最优子集回归，即对 p 个自变量的所有可能组合分别使用回归进行拟合。总共存在 2^p 个可用于建模的变量子集，根据残差平方和（RSS）与 R^2 的改善情况，从中选择一个最优模型。

▶ ▶　1.2　如何评价预测模型

我们可以从不同角度出发，利用多种指标评价模型。

为什么要进行模型评价呢？因为在模型构建过程中，所拟合的模型不一定是最优模型或者说不是一个好模型，也就是其可能存在欠拟合的情况。常见的评价指标有以下几种。

1.2.1　拟合优度检验

拟合度检验计算每个个体结局事件的预测值，并按照预测值的大小对数据进行分组，一般 5~10 组，进行 Hosmer-Lemeshow 拟合优度检验，考察预测值与实际值的吻合程度。$p>0.05$，说明模型拟合效果较好。

1.2.2 ROC

人们主要用 ROC（receiver operating characteristic）曲线来评价预测模型的鉴别能力，即区分能力。ROC 曲线是根据一系列不同的阈值分成两类，以真阳性率（灵敏度）为纵坐标，以假阳性率（1- 特异度）为横坐标绘制的曲线。ROC 曲线将特异度与灵敏度以图示方法结合在一起，可准确反映模型预测值的特异度与灵敏度的关系。ROC 曲线越接近左上角，曲线下面积越大，表明其预测价值越大。另外，ROC 曲线还可用于不同指标间的比较。一般认为，曲线下面积大于 0.8，其诊断价值较大，具体预测价值需要结合临床实际判断。

1.2.3 Calibration

人们一般使用 Calibration 校准曲线评价预测模型的准确性。Calibration 校准曲线就是以预测发生率为横坐标，以实际发生率为纵坐标的散点图。在散点图上进行直线拟合，如果各点均落在过原点、斜率为 45°的直线上，则预测模型的准确性非常好；各点离过原点、斜率为 45°的直线越远，则预测模型的准确性越差。

1.2.4 DCA 曲线

大多数预测模型不能达到 100% 准确，无论选取哪个值作为阈值，都会遇到假阳性和假阴性的问题，有时候避免假阳性会受益更大，有时候则更希望可以避免假阴性。以上两种情况都无法避免，要找到一个净受益最大的办法（预测模型的实用性问题），一般采用 DCA（decision curve analysis）曲线评价预测模型。DCA 曲线以阈概率为横坐标，以利减去弊之后的净获益率为纵坐标。曲线整体越靠近右上角，表明预测模型的实用性越好。在实际应用时还有两条参考线，它们代表两种极端情况。横线表示所有样本都是阴性的，所有人都未接受干预，净获益为 0。斜线表示所有样本都是阳性的，所有人都接受了干预，净获益曲线是一个斜率为负值的反斜线。如果 DCA 曲线靠近这两条线，则其临床实用性较差。

▶▶ 1.3 如何验证预测模型

通常来讲，完成模型评价后的研究已经可以被称为"完整"的研究。然而，很多人会忽略过度拟合这种情况，也就是结果的外推性究竟如何。什么是过度拟合？简单地讲，过度拟合造成所构建的模型对本次数据显示出很好的效果，但是将这个模型用于预测另外一份全新的数据时，可能呈现出效果不理想的状态。模型验证的方法非常多，这里罗列常用的几种。

1.3.1　交叉验证

所谓交叉验证，即将一定比例的数据挑选出来作为训练集，将其余未选中的样本作为测试集，先在训练集上构建模型，再在测试集上做预测。由于测试集不涉及参数的选择，其可以评估模型的泛化能力。

交叉验证可以按照不同的方法进行分类。最常见的就是交叉验证分为内部验证、外部验证。内部验证即手动将样本随机分成训练集、测试集，先在训练集上获取模型，再在测试集上进行测试。由于测试集不涉及参数的选择，其可以获得更为保守的估计值。外部验证即基于内部数据建模完成之后，其他独立的研究团队开展相同研究，其数据集作为外部数据的来源，进行模型的验证。相对来说，外部验证在统计学方法上易于实现，但资料的获取比较困难。

内部验证可以根据其形式分成以下 3 种：① Hold-Out Method，姑且将其翻译成简单交叉验证；② K-fold Cross Validation（记为 K-CV），即 K 折交叉验证；③ Leave-One-Out Cross Validation（记为 LOO-CV），即留一法交叉验证，也称为 N 折交叉验证。

注意：简单交叉验证最为常用，但从严格意义上来讲，简单交叉验证并不是交叉验证。

1.3.2　Bootstrap 法

Bootstrap 法是非常有用的非参数统计方法，实质是对样本进行重抽样，从而估计总体特征。因为 Bootstrap 法充分利用了已知的样本信息，不需要其他假设或增加新样本，具有一定的稳健性。另外，Bootstrap 法可以避免交叉验证造成的样本减少问题，也可以用于创造样本随机性。

▶▶　1.4　小结

需要说明的是，模型构建、模型评价、模型验证可能需要多次操作，才能得到最终的结果。例如，在模型评价阶段，发现模型存在欠拟合状况，或者在模型验证阶段，发现模型存在过拟合状况，这时候都需要返回模型构建阶段重新拟合模型。

第 2 章　线性回归

在临床研究中，线性回归（linear regression）是最常见的一种统计分析方法，根据自变量（independent variable）X 的数目多少，又可分为简单线性回归（simple linear regression）、多重线性回归（multiple linear regression）。例如，分析体重与身高之间的关系，就可以使用线性回归，这时只有一个自变量 X，我们称之为简单线性回归。我们知道，影响体重的因素绝对不止身高一个，基于简单线性回归得出的结论可能比较片面，该自变量 X 不能很好地解释因变量的变异来源，有时甚至会得出错误的统计结论。基于此，我们通常应当考虑多种因素对体重的影响，如身高、性别、营养状况、经济水平等，这时拟合的回归模型称为多重线性回归模型。

多重线性回归模型由于纳入了多个自变量 X，结论较为可靠。由于技术或认知的局限，在多重线性回归模型中，仍有遗漏重要自变量 X 的可能性，这时候有可能发生欠拟合状况。当然自变量 X 也不是纳入越多越好，究竟什么样的模型是合适的，我们将在后续的章节学习相关内容。

在本章中，我们仅探讨医学研究中因变量（dependent variable）Y 为连续变量的分析方法。

本章主要涉及的知识点：

- 常用术语：相关性分析（correlation analysis）。
- 简单线性回归。
- 多重线性回归。
- 结果解读。

注意：本章内容较为简单，人们在实际工作中很少开展对线性回归预测模型的研究。

▶▶　2.1　线性回归概述

本节首先介绍线性回归的基本概念。理解这些概念是学习使用线性回归预测模型的基础。除此之外，我们也应当清楚线性回归的适用条件。若数据不符合线性回归的适用条件，而强行进行线性回归模型的构建，得到的统计结果可能不可靠，甚至出现违背临床常识的结论。

2.1.1　相关的概念

首先了解一个常用术语——相关。

注意：相关与线性回归是两个不同的概念。

真实世界研究（real world study）中有很多相关的事例。例如，体重一般随着身高的增加而增加，肺活量一般随着胸围的增加而增加，健康状况水平一般随着不良行为习惯的增加而降低。除此之外还有另外一种事例，如圆的周长随着圆的直径的增加而增加。前者是一种不确定性的相关关系，而后者是一种确定性的数学函数关系。通常人们对于未知事物的探索，一般是从研究不确定性的相关关系开始，后续才有可能将其逐步完善为确定性的数学函数关系。

注意：本书仅讨论不确定性的相关关系。

什么是不确定性的相关关系？不确定性的相关关系是指两个变量在宏观上存在关系，但并未精确到可以通过数学函数关系来表达。变量 Y 的具体取值不能由变量 X 确定，即变量 X 取某值时，变量 Y 的取值具有不确定性。虽然如此，但变量 Y 的取值并不是毫无规律，我们可以通过变量 X 的取值估计出变量 Y 的范围。例如，相同身高的人，体重可能不完全相同，但身高越高的人，体重往往越重。

注意：这个简单的小例子就是本章的精髓所在。深刻理解这个例子，有助于厘清相关与线性回归的思想。

至此，我们可以得到相关关系的定义，即当变量 X 增加时，变量 Y 也随着增加或减少，这种现象称为相关，说明两个变量间存在相关关系。相关可以分为正相关（positive correlation）、负相关（negative correlation）、零相关（zero correlation）。正相关是指两个变量的数值或等级同时增加或同时减小；负相关是指两个变量的数值或等级变化趋势相反，即其中一个变量的数值或等级增加（减少），另一个变量的数值或等级反而减小（增加）；零相关是指两个变量间无相关关系，即一个变量的数值或等级变化时，另一个变量的数值或等级无变化或者其变化毫无规律可言。

注意：在相关分析中，变量 Y 与变量 X 的地位是等同的，你可以理解为它们只是名字不同。

在统计学中，由于变量数值的分布类型的不同，相关又可以分为直线相关（linear correlation）、秩相关（rank correlation）、列联相关（contingency correlation）等。当变量的数值不符合正态性或为等级资料时，宜采用秩相关，主要利用变量数值的秩次替代原始数值进行相关分析。列联相关针对的是分类变量。

注意： 对于秩相关、列联相关，我们不做过多讨论。

在直线相关中，我们可以计算皮尔森（Pearson）相关系数 r。其公式如下：

$$r = \frac{\sum (X - \bar{X})(Y - \bar{Y})}{\sqrt{\sum (X - \bar{X})^2 \sum (Y - \bar{Y})^2}} = \frac{l_{XY}}{\sqrt{l_{XX} l_{YY}}} \tag{2.1}$$

式中，l_{XX} 表示变量 X 的离均差平方和（sum of squares of deviation from mean，SS）；l_{YY} 表示变量 Y 的离均差平方和；l_{XY} 表示变量 X 与变量 Y 之间的离均差积和；$\bar{X}$、$\bar{Y}$ 分别表示变量 X、Y 的算术平均数。

皮尔森相关系数 r 的范围为 $-1 \sim 1$。$r > 0$ 表示两个变量正相关，$r < 0$ 表示两个变量负相关，$r = 0$ 为表示两个变量零相关或无相关。r 绝对值越大，说明两个变量的相关程度越大；r 越接近于 0，表示两个变量的相关程度越小。

相关分析的几种图示如图 2.1 所示。

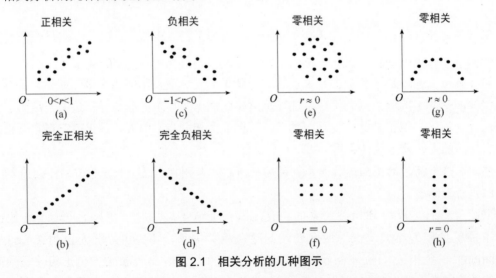

图 2.1　相关分析的几种图示

在图 2.1 中，图（a）、图（b）为正相关，其中图（b）为完全正相关（perfect positive correlation），此时 $r = 1$；图（c）、图（d）为负相关，其中图（d）为完全负相关（perfect negative correlation），此时 $r = -1$；完全正相关或完全负相关的散点均在直线上。

r 的假设检验公式如下：

$$t_r = \frac{r - 0}{s_r} = \frac{r}{\sqrt{\dfrac{1 - r^2}{n - 2}}} \tag{2.2}$$

式中，r 表示皮尔森相关系数；s_r 表示皮尔森相关系数的标准误差；n 表示样本量。

由式（2.2）计算出的 t_r 值服从自由度为 $n-2$ 的 t 分布，根据 t 分布原理，计算出 p 值，以判断其是否存在统计学意义（$p<0.05$ 即可判断存在统计学意义）。

直线相关的正确应用：①相关关系不等于因果关系；②相关系数只是用于衡量变量间的相关程度，因此弱相关不一定表明变量间没有关系；③在直线相关中，极端值对相关系数的影响比较大；④注意相关关系成立的数据范围，在数据范围之外进行外推应谨慎，通常可内推；⑤注意数据的间杂性，可能存在虚假相关。

间杂性对相关关系的影响如图 2.2 所示。

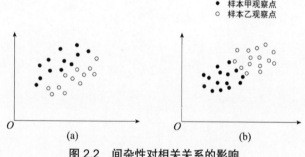

图 2.2　间杂性对相关关系的影响

在图 2.2（a）中，无论样本甲还是样本乙，两个变量均正相关，但样本甲、样本乙混合在一起，将显示出两个变量无相关的假象。在图 2.2（b）中，无论样本甲、样本乙，两个变量均无相关，但样本甲、样本乙混合在一起，将显示出两个变量存在正相关的假象。

2.1.2　回归的概念

回归是用回归方程表示变量间的依存关系：

$$\hat{Y} = a + bX \tag{2.3}$$

上述公式表述的是简单线性回归，使用了最小二乘法（ordinary least squares，OLS），所以简单现象回归也称为 OLS，其中，a、b 的估计方法如下：

$$a = \overline{Y} - b\overline{X} \tag{2.4}$$

$$b = \frac{\sum\left(X-\overline{X}\right)\left(Y-\overline{Y}\right)}{\sum\left(X-\overline{X}\right)^2} = \frac{l_{XY}}{l_{XX}} \tag{2.5}$$

a 的意义是指，当自变量 $X=0$ 时，因变量 Y 的估计值，即截距（intercept），a 的单位与

因变量 Y 相同。一般来讲，截距 a 没有任何实际意义，因为在临床研究中自变量 X 大多取不到 0，如身高、体重、生理生化指标不可能取到 0。

b 的意义是指斜率（slope），也称为回归系数（regression coefficient），表示自变量 X 每增加 1 个单位，因变量 Y 平均增加 b 个单位。

$\hat{Y}$ 表示给定自变量 X 时，因变量 Y 的估计值，也可以写成 $Y^{\char`\^}$，是一个条件均数（conditional mean）。

在简单线性回归中，自变量 X 的回归系数 b 的假设检验公式为

$$t_r = \frac{|b-0|}{s_b} \tag{2.6}$$

其中，

$$S_b = \frac{S_{Y.X}}{\sqrt{l_{XX}}} \tag{2.7}$$

$$S_{Y.X} = \sqrt{\frac{\sum\left(Y-\hat{Y}\right)^2}{n-2}} \tag{2.8}$$

式中，S_b 表示回归系数 b 的标准误（standard error），$S_{Y.X}$ 表示剩余标准差（root mean squared error，RMSE），在排除了自变量 X 对因变量 Y 的线性影响后，用于衡量因变量 Y 随机波动大小，可以反映数据的离散化程度，在多因素逐步回归分析（stepwise regression）中作为自变量 X 引入和剔出的标准之一。

计算出的 tr 值服从自由度为 $n-2$ 的 t 分布，根据 t 分布原理，计算出 p 值，以判断其是否存在统计学意义（$p<0.05$ 即存在统计学意义）。不难证明：

$$t_r = t_b \tag{2.9}$$

t_r、t_b 均为 t 的统计量。由于 t_r 的计算相对 t_b 容易得多，在简单线性回归中，往往计算 t_r 替代 t_b。

要想进行简单线性回归分析，数据必须满足以下 4 个条件。

（1）正态性。给定自变量 X，因变量 Y 符合正态分布（normal distribution），即双变量正态分布（bivariate normal distribution）。

（2）独立性。各观测的因变量 Y 值之间应符合独立性。需要注意的是传染病相关研究通常不符合独立性。

（3）线性。自变量 X 与因变量 Y 之间应符合线性关系，可通过绘制散点图以判断其是否符合线性假设。

（4）方差齐性。因变量 Y 的方差不会随着自变量 X 的变化而变化。

如果违背以上假设，所拟合模型的结果就不准确。

图 2.3（a）为给定自变量 X 时，因变量 Y 符合正态分布且符合方差齐性的示意图，图 2.3（b）为给定自变量 X 时，因变量 Y 符合正态分布但不符合方差齐性的示意图。

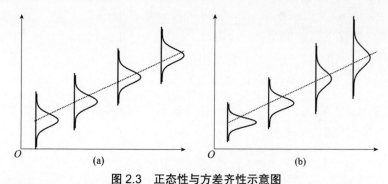

图 2.3 正态性与方差齐性示意图

除了简单线性回归，在临床工作中，多重线性回归更加常见，其公式为

$$\hat{Y} = \beta_0 + \beta_1 X_1 + \beta_2 X_2 + \cdots + \beta_m X_m \tag{2.10}$$

式中，β_0 为截距项，一般无实际意义；β_1、β_2、β_m 等为自变量 X_1、X_2、X_m 的偏回归系数，其表示为控制其他自变量不变的情况下，自变量 X_m 每改变 1 个单位，因变量 Y 平均增加 β_m 个单位。

注意： 关于相关与回归，这里仅罗列我们所必须知道的知识点，其他更加复杂的指标，比如 R^2、共线性诊断的计算不再罗列。

2.2 线性回归实战

2.2.1 简单线性回归

案例：使用数据集 women 进行简单线性回归分析演示，探索 30~39 岁女性身高与体重之间的关系。

```
str(women)
```

通过 str() 函数查看数据集 women 中的变量类型信息。

输出结果：

```
'data.frame':   15 obs. of  2 variables:
 $ height: num  58 59 60 61 62 63 64 65 66 67 ...
 $ weight: num  115 117 120 123 126 129 132 135 139 142 ...
```

其中，数据形式为数据框（data.frame），总共有 2 个变量、15 个研究对象。

变量 height：身高，连续性变量，单位为英寸（1 英寸≈2.54 厘米）。

变量 weight：体重，连续性变量，单位为磅（1 磅≈454 克）。

简单线性回归可以使用基础包 stats 中的 lm() 函数、glm() 函数或者 rms 包中的 ols() 函数进行拟合。这 3 种函数运行的结果完全等价，这里我们仅以 lm() 函数为例进行讲解。

在做简单线性回归之前，我们先来完成相关分析，代码如下：

```
cor(x=women,method = c("pearson"))
```

使用基础包 stats 中的 cor() 函数，在 cor() 函数中，选项 x 指定分析的数据集是 women，不设置选项 y，则默认其为 women；选项 method 指定进行皮尔森相关分析。

输出结果：

```
            height    weight
height 1.0000000 0.9954948
weight 0.9954948 1.0000000
```

可以发现，变量 height 与变量 weight 的皮尔森相关系数 r 为 0.9954948，提示两个变量高度正相关。

注意： $|r| \geq 0.7$ 为高度相关，$0.4 \leq |r| < 0.7$ 为中度相关，$|r| < 0.4$ 为低度相关。

对皮尔森相关系数 r 进行统计学假设检验，相应的 R 程序代码如下：

```
cor.test(x=women$height,y=women$weight,method = c("pearson"))
```

使用基础包 stats 中的 cor.test() 函数，在 cor.test() 函数中，选项 x、y 指定待分析的两个变量分别为 height、weight；选项 method 指定进行的是皮尔森相关分析统计学假设检验。

输出结果：

```
    Pearson's product-moment correlation

data:  women$height and women$weight
t = 37.855, df = 13, p-value = 1.091e-14
alternative hypothesis: true correlation is not equal to 0
95 percent confidence interval:
 0.9860970  0.9985447
sample estimates:
      cor
0.9954948
```

可以发现，p-value = 1.09e−14 < 0.05，说明变量 height、weight 的相关系数存在统计学意义。结果同时给出了皮尔森相关系数 r 为 0.9954948，其 95% 可信区间为 0.9860970~0.9985447。

简单线性回归的 R 程序代码（以 lm() 函数为例）如下：

```
lmfit<-lm(formula=weight~height,data=women)
summary(lmfit)
```

在 lm() 函数中，选项 formula 指定模型表达式，因变量 weight 与自变量 height 用波浪号 ~ 连接起来，选项 data 指定针对数据集 women 进行统计分析。将结果储存在 lmfit 中。通过 summary() 函数查看模型 lmfit 的详细信息。

输出结果：

```
Call:
lm(formula = weight ~ height, data = women)

Residuals:
   Min      1Q    Median     3Q      Max
-1.7333  -1.1333  -0.3833  0.7417  3.1167

Coefficients:
              Estimate   Std. Error   t value    Pr(>|t|)
(Intercept)  -87.51667    5.93694     -14.74     1.71e-09 ***
height         3.45000    0.09114      37.85     1.09e-14 ***
---
Signif. codes:  0'***'0.001'**'0.01'*'0.05'.'0.1' 1

Residual standard error: 1.525 on 13 degrees of freedom
Multiple R-squared:  0.991,  Adjusted R-squared:  0.9903
F-statistic:  1433 on 1 and 13 DF,  p-value: 1.091e-14
```

在输出结果中，我们主要关注回归系数 Estimate、回归系数的标准误 Std. Error，以及对回归系数进行统计学假设检验得到的 t 值（t value）与 p 值（Pr(>|t|)）。

可以发现，截距是 −87.51667，由于其无实际意义，其假设检验结果可忽略。自变量 height 的回归系数是 3.45000，其标准误是 0.09114，对其进行统计学假设检验的得到的 t 值为 37.85，p 值为 1.09e−14，即 $1.09 \times 10^{-14} < 0.05$，说明在该回归模型中，自变量 height 存在统计学意义。

模型公式可写为

$$\hat{weight} = 87.52 + 3.45 \times height$$

可以解释为，自变量 height 每增加 1 英寸，因变量 weight 平均增加 3.45 磅。截距 87.52 只有在自变量 height 取到 0 的情况下才有意义，由于自变量 height 不可能为 0，这里截距无任何实际意义。

Multiple R-squared 是简单线性回归应关注的指标。R-squared 也称为决定系数（coefficient of determination），范围为 0~1，表示模型解释因变量 weight 变异的百分比，越大越好。在本案例中，因变量 weight 的 99.1% 的变异被模型所解释，剩下 0.9% 的变异是模型无法解释的，是由残差引起的变异。

刚才我们直接进行简单线性回归的拟合，而并没有考虑简单线性回归的适用条件。

我们先来判断其线性假定，R 程序代码如下：

```
plot(x=women$height,
     y=women$weight,
     xlab="height(单位: 英寸)",
     ylab="weight(单位: 磅)")
```

在 plot() 函数中，选项 x 指定 *x* 轴为变量 height，选项 y 指定 *y* 轴为变量 height，选项 xlab、ylab 分别设置 *x* 轴和 *y* 轴的名称。

注意： $ 用于调用数据集 women 中的变量。

输出结果如图 2.4 所示。

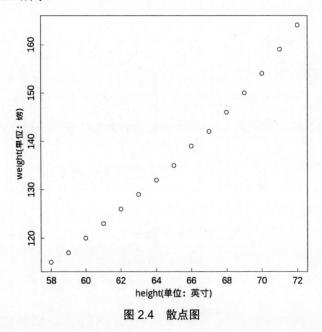

图 2.4 散点图

通过图 2.4 发现，随着变量 height 的增加，变量 weight 也在不断增加，可以判定变量 weight 与变量 height 存在线性关系。

进行双变量正态性检验可利用 mvnormtest 包中的 mshapiro.test() 函数，R 程序代码如下：

```
install.packages("mvnormtest")
library(mvnormtest)
mshapiro.test(t(women))
```

首先通过 install.packages() 函数安装 mvnormtest 包，之后用 library() 函数加载 mvnormtes 包。在 mshapiro.test() 函数中输入待检验的变量，需要注意，mshapiro.test() 函数无法处理数据框，只能处理矩阵，所以先使用 t() 函数将数据集 women 转换成矩阵，再对矩阵中的两个变量 weight、height 进行双变量正态性检验。

注意：R 语言的基础包为自带包，无须安装，而对于非基础包，则必须先安装。关于包的安装，通常使用 install.packages() 函数，后续不再特殊说明包的安装。

输出结果：

```
Shapiro-Wilk normality test

data:  Z
W = 0.80755, p-value = 0.004602
```

可以发现，统计量为 0.80755，p 值为 0.004602<0.05，即变量 weight、height 并不符合双变量正态性。这里需要特别说明，数据不符合双变量正态性时，若其不是严重偏态，使用简单线性回归，结果仍然稳健。

我们通过绘图查看变量的分布情况，利用 car 包中的 scatterplotMatrix() 函数。

代码如下：

```
library(car)
scatterplotMatrix(x=women,main="Scatter Plot Matrix")
```

首先利用 library() 函数加载 car 包，在 scatterplotMatrix() 函数中，选项 x 指定针对数据集 women 进行绘图，选项 main 指定图片标题。

输出结果如图 2.5 所示。

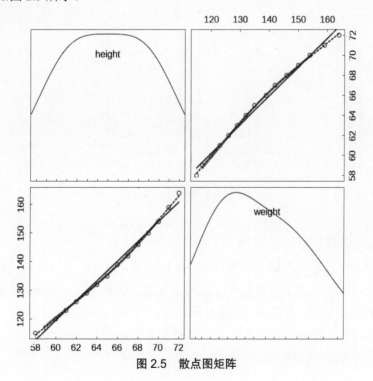

图 2.5　散点图矩阵

在图 2.5 中可发现，给定数据轻微不符合正态性。

当然针对双变量正态性也可以利用以下代码：

```
par(mfrow=c(2,2))
plot(lmfit)
```

在 par() 函数中，选项 mfrow 指定绘制 2 行 2 列的图形。在 plot() 函数中输入刚才拟合的模型名称 lmfit，输出结果如图 2.6 所示。

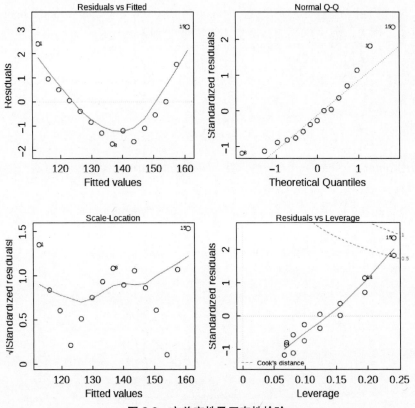

图 2.6　方差齐性及正态性检验

左上角图用来判断线性关系，可发现，随预测值 Fitted values 变化，残差 Residuals 不稳定，提示可能存在非线性关系。

左下角图用来检查方差齐性，若图中线段两侧的散点随机分布，则说明满足方差齐性。除此之外，car 包中的 ncvTest() 函数也可以进行方差齐性的检验，SpreadLevelPlot() 函数也可绘制评估方差齐性的分布水平图，相关代码略。

右上角图形即正态 Q-Q 图，用来确定残差是否符合正态性，可以发现散点轻微偏离虚线。

独立性检验一般基于经验主观判断。

【**总结**】若数据轻微违反双变量正态性或者方差齐性，仍然可以进行简单线性回归，因为简单线性回归对轻微偏态数据、异方差数据的稳健性较好。另外，在本案例中，样本量较小是散点出现轻微偏态的主要原因。若增加样本量，变量 height、weight 必然满足正态性。

2.2.2　多重线性回归

案例：案例来自斯坦福大学医疗中心，数据见 prostate.Rdata。

```
load("prostate.Rdata")
str(prostate)
```

通过 load() 函数导入数据 prostate.Rdata，通过 str() 函数查看数据集 prostate 中的变量类型信息。

输出结果：

```
'data.frame': 97 obs. of  10 variables:
 $ lcavol  : num  -0.58 -0.994 -0.511 -1.204 0.751 ...
 $ lweight : num  2.77 3.32 2.69 3.28 3.43 ...
 $ age     : int  50 58 74 58 62 50 64 58 47 63 ...
 $ lbph    : num  -1.39 -1.39 -1.39 -1.39 -1.39 ...
 $ svi     : int  0 0 0 0 0 0 0 0 0 0 ...
 $ lcp     : num  -1.39 -1.39 -1.39 -1.39 -1.39 ...
 $ gleason : int  6 6 7 6 6 6 6 6 6 6 ...
 $ pgg45   : int  0 0 20 0 0 0 0 0 0 0 ...
 $ lpsa    : num  -0.431 -0.163 -0.163 -0.163 0.372 ...
 $ train   : logi TRUE TRUE TRUE TRUE TRUE TRUE ...
```

其中，数据形式为数据框（data.frame），总共有 10 个变量、97 个研究对象。

变量 lcavol 表示肿瘤体积的对数值。

变量 lweight 表示前列腺重量的对数值。

变量 age 表示患者年龄（以年计）。

变量 lbph 表示良性前列腺增生量的对数值。

变量 svi 表示受侵（1 表示是，0 表示否）。

变量 lcp 表示包膜穿透度的对数值，表示癌细胞扩散到前列腺包膜之外的程度。

变量 gleason 表示患者的 Gleason 评分（2~10），评分越高，越危险。

变量 pgg45 表示 Gleason 评分为 4 或 5 所占的百分比。

变量 lpsa 表示 PSA 值的对数值，因变量。

变量 train 表示一个逻辑向量（TRUE 或 FALSE，用来区分训练数据和测试数据）。

我们并不需要数据集 prostate 中的最后一个变量，将前 1~9 列数据取出。

R 程序代码如下：

```
prostate<-prostate[,1:9]
summary(prostate)
```

利用 [] 对数据集 prostate 取出第 1~9 列。注意，在 [] 中，逗号之前表示对行操作，逗号之后表示对列操作。1:9 即表示取出 1~9 列。

通过 summary() 函数查看待分析数据集 prostate 中各变量的基本统计信息。

输出结果：

```
     lcavol          lweight          age            lbph             svi
 Min.   :-1.3471 Min.   :2.375 Min.   :41.00 Min.   :-1.3863 Min.   :0.0000
 1st Qu.:0.5128  1st Qu.:3.376 1st Qu.:60.00 1st Qu.:-1.3863 1st Qu.:0.0000
 Median : 1.4469 Median :3.623 Median :65.00 Median : 0.3001 Median :0.0000
 Mean   : 1.3500 Mean   :3.629 Mean   :63.87 Mean   : 0.1004 Mean   :0.2165
 3rd Qu.: 2.1270 3rd Qu.:3.876 3rd Qu.:68.00 3rd Qu.: 1.5581 3rd Qu.:0.0000
 Max.   : 3.8210 Max.   :4.780 Max.   :79.00 Max.   : 2.3263 Max.   :1.0000
     lcp             gleason          pgg45           lpsa
 Min.   :-1.3863 Min.   :6.000 Min.   :  0.00 Min.   :-0.4308
 1st Qu.:-1.3863 1st Qu.:6.000 1st Qu.:  0.00 1st Qu.: 1.7317
 Median :-0.7985 Median :7.000 Median : 15.00 Median : 2.5915
 Mean   :-0.1794 Mean   :6.753 Mean   : 24.38 Mean   : 2.4784
 3rd Qu.: 1.1787 3rd Qu.:7.000 3rd Qu.: 40.00 3rd Qu.: 3.0564
 Max.   : 2.9042 Max.   :9.000 Max.   :100.00 Max.   : 5.5829
```

以上结果罗列了各变量的最小值（Min.）、第一四分位数（1st Qu.）、中位数（Median）、平均数（Mean）、第三四分位数（3rd Qu）、最大值（Max.）。

也可以通过 head() 函数查看数据集 prostate 前 6 行结果。代码如下：

```
head(prostate)
```

输出结果：

```
    lcavol     lweight  age   lbph      svi lcp       gleason pgg45 lpsa
1 -0.5798185 2.769459  50 -1.386294  0 -1.386294   6     0 -0.4307829
2 -0.9942523 3.319626  58 -1.386294  0 -1.386294   6     0 -0.1625189
3 -0.5108256 2.691243  74 -1.386294  0 -1.386294   7    20 -0.1625189
4 -1.2039728 3.282789  58 -1.386294  0 -1.386294   6     0 -0.1625189
5 0.7514161  3.432373  62 -1.386294  0 -1.386294   6     0  0.3715636
6 -1.0498221 3.228826  50 -1.386294  0 -1.386294   6     0  0.7654678
```

str() 函数、summary() 函数、head() 函数及查看数据集中变量名称的 names() 函数是 4 个比较简单但非常重要的基础函数。笔者建议大家，只要不是面对超高维数据，在正式统计分析之前，均应该使用这 4 个基本函数，对数据全貌做较为清晰的了解。我们在分析数据时，代码报错有时并不是代码的问题，而是数据的格式存在问题。在本书的相应部分，笔者会对某些函数的特殊数据格式要求做出注解。

在做多重线性回归之前，我们先来对各变量的相关性进行检验。

R 程序代码如下：

```
cor.prostate<-cor(x=prostate,method = c("pearson"))
round(cor.prostate,3)
```

使用基础包 stats 中的 cor() 函数，在 cor() 函数中，选项 x 指定分析的数据集是 prostate，不设置选项 y，则默认其为 prostate；选项 method 指定进行皮尔森相关分析，结果保存在 cor.prostate 中。

利用 round() 函数对 cor.prostate 中的结果进行四舍五入，并保留 3 位小数。

输出结果：

	lcavol	lweight	age	lbph	svi	lcp	gleason	pgg45	lpsa
lcavol	1.000	0.281	0.225	0.027	0.539	0.675	0.432	0.434	0.734
lweight	0.281	1.000	0.348	0.442	0.155	0.165	0.057	0.107	0.433
age	0.225	0.348	1.000	0.350	0.118	0.128	0.269	0.276	0.170
lbph	0.027	0.442	0.350	1.000	-0.086	-0.007	0.078	0.078	0.180
svi	0.539	0.155	0.118	-0.086	1.000	0.673	0.320	0.458	0.566
lcp	0.675	0.165	0.128	-0.007	0.673	1.000	0.515	0.632	0.549
gleason	0.432	0.057	0.269	0.078	0.320	0.515	1.000	0.752	0.369
lcp	0.434	0.107	0.276	0.078	0.458	0.632	0.752	1.000	0.422
lpsa	0.734	0.433	0.170	0.180	0.566	0.549	0.369	0.422	1.000

结果呈现了各变量间的两两皮尔森相关系数 r 的大小。例如，因变量 lpsa 与自变量 lcavol 的皮尔森相关系数 r 为 0.734。通过观察可以发现，因变量 lpsa 与自变量 lcavol、lweight、svi、lcp、lcp 的皮尔森相关系数 r 均大于 0.4，说明各变量存在中等程度及以上相关。

注意： 实际工作中，必须考虑各变量的分布形式，以决定进行皮尔森相关还是秩相关。

另外，我们还可以通过图形化方式展示相关性矩阵。R 程序代码如下：

```
library(corrplot)
corrplot(cor.prostate,method = "ellipse")
```

利用 library() 加载 corrplot 包，使用包中的 corrplot() 函数进行相关性分析可视化，在 corrplot() 函数中输入 cor.prostate，通过选项 mentod 选定图形为椭圆。

输出结果如图 2.7 所示。

在图 2.7 中，颜色越红，皮尔森相关系数 r 越接近 -1；颜色越蓝，皮尔森相关系数 r 越接近 1。

除此图形，在临床预测模型分析中，相关性分析的热图也较为常用。R 程序代码如下：

```
library(ggcorrplot)
ggcorrplot(cor.prostate,method="circle",
           hc.order=TRUE,hc.method = "ward.D",
           outline.color = "white",ggtheme = theme_bw(),
           type="upper",lab = TRUE,lab_size = 4,
           colors = c("#6D9EC1","white","#E46726"))
```

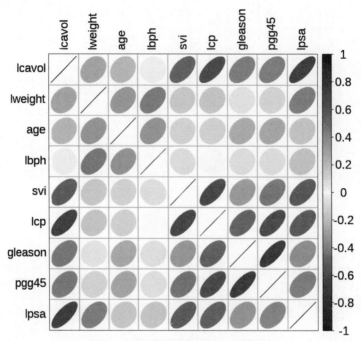

图 2.7 相关性分析可视化（彩图）

利用 library() 函数加载 ggcorrplot 包，使用包中的 ggcorrplot() 函数进行图形绘制。在 ggcorrplot() 函数中输入拟合的相关性结果 cor.prostate，选项 method 设置图形为圆形；hc.order=TRUE, hc.method = "ward.D" 表示对变量进行聚类，聚类算法为 "ward.D"，如果分析的变量是代谢组学数据或基因组学数据，聚类就显得非常有必要；选项 outline.color 设置外边框颜色；选项 ggtheme 设置图形格式；选项 type 设置只显示上半部分结果；选项 lab=TRUE, lab_size=4 设置显示相关系数，并设定其字体大小；选项 colors 设置图例的颜色。

输出结果如图 2.8 所示。

当然，相关性分析的可视化还可以利用其他函数实现，每种图形各有使用偏好，这里不再一一罗列。

下面开始进行多重线性回归，为简便起见，我们直接纳入所有自变量。

R 程序代码如下：

```
multifit<-lm(formula=lpsa~lcavol+lweight+age+lbph+svi+lcp+gleason+pgg45,data=prostate)
summary(multifit)
```

利用 lm() 函数进行模型的拟合，选项 formula 指定模型公式，因变量、自变量通过波浪号 "~" 连接，自变量间通过加号 "+" 连接；data 选项指定待分析数据集是 prostate。拟合结果储存在 multifit 中。利用 summary() 函数查看模型 multifit 的具体情况。

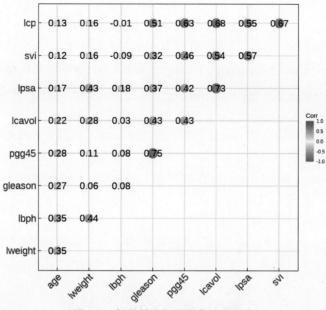

图 2.8 相关性分析可视化（彩图）

输出结果:

```
Call:
lm(formula = lpsa ~ lcavol + lweight + age + lbph + svi + lcp +
        gleason + pgg45, data = prostate)

Residuals:
    Min      1Q      Median      3Q        Max
-1.76644  -0.35510  -0.00328   0.38087   1.55770

Coefficients:
             Estimate    Std. Error   t value    Pr(>|t|)
(Intercept) 0.181561    1.320568     0.137      0.89096
lcavol       0.564341    0.087833     6.425      6.55e-09 ***
lweight      0.622020    0.200897     3.096      0.00263 **
age         -0.021248    0.011084    -1.917      0.05848 .
lbph         0.096713    0.057913     1.670      0.09848 .
svi          0.761673    0.241176     3.158      0.00218 **
lcp         -0.106051    0.089868    -1.180      0.24115
gleason      0.049228    0.155341     0.317      0.75207
pgg45        0.004458    0.004365     1.021      0.31000
---
Signif. codes:  0'***'0.001'**'0.01'*'0.05'.'0.1' 1

Residual standard error: 0.6995 on 88 degrees of freedom
Multiple R-squared:  0.6634,  Adjusted R-squared:  0.6328
F-statistic: 21.68 on 8 and 88 DF,  p-value: < 2.2e-16
```

我们关注的主要是回归系数表（Coefficients）及 Adjusted R-squared。Adjusted R-squared 与上文讲到的 Multiple R-squared 相似，范围为 0~1，越大越好，表示模型解释了多少变异。不过，在多重线性回归中，Adjusted R-squared 经过校正，比 Multiple R-squared 更有说服力。这里 Adjusted R-squared=0.6328，说明模型只解释了 63.28% 的变异，剩下 26.72% 的变异是模型无法解释的，为残差部分。

在回归系数表中，我们关注的是偏回归系数 Estimate、回归系数的标准误 Std. Error，以及对回归系数进行统计学假设检验得到的 t 值（t value）与 p 值（Pr(>|t|)）为。以变量 lcavol 为例，其偏回归系数为 0.564341，标准误为 0.087833，对回归系数检验其 p 值为 6.55e－09<0.05，存在统计学意义。具体可描述为，在控制其他变量不变的情况下，变量 lcavol 每增加 1 个单位，因变量 lpsa 平均增加 0.564341 个单位。

变量 svi 为二分类变量，理论上应被处理成哑变量或因子型变量，但二分类变量本身即哑变量形式，故这里未做特殊处理。其结果可描述为，精囊未受侵（svi=1）人群 lpsa 值平均比精囊受侵（svi=0）人群高 0.761673 个单位，存在统计学意义（p 值为 0.00218）。

输出结果中的最后一行，即模型 multifit 整体是否存在统计学意义，可发现，$F_{8,88}$=21.68，$p < 2.2 \times 10^{-16}$，说明多重线性回归模型 multifit 是存在统计学意义的。

注意：在简单线性回归部分也罗列了 F 值，不过由于简单线性回归只有一个自变量，故其 $F=t^2$，即 $1433=37.85^2$，二者完全等价。

除此之外，我们还可以使用 anova() 函数查看方差分析表。R 语言代码如下：

```
anova(multifit)
```

输出结果：

```
Analysis of Variance Table

Response: lpsa
             Df    Sum Sq    Mean Sq    F value     Pr(>F)
lcavol        1    69.003    69.003    141.0236    < 2.2e-16  ***
lweight       1     7.173     7.173     14.6589    0.0002408  ***
age           1     0.646     0.646      1.3195    0.2537910
lbph          1     0.809     0.809      1.6533    0.2018810
svi           1     5.851     5.851     11.9577    0.0008407  ***
lcp           1     0.130     0.130      0.2665    0.6069820
gleason       1     0.738     0.738      1.5076    0.2227767
pgg45         1     0.510     0.510      1.0427    0.3099978
Residuals    88    43.058     0.489
---
Signif. codes:  0'***'0.001'**'0.01'*'0.05'.'0.1' '1
```

其结果与回归系数表相似。这里罗列了各个自变量是否存在统计学意义，Pr(>F) 列即各个自变量的 p 值。除此之外，Df 列表示自由度，Sum Sq 列表示离均差平方和，Mean Sq 列表示均方误差，F value 列表示 F 值。

需要注意，各自变量的 F 值等于该变量的 Mean Sq 除以残差 Residuals。例如，自变量 lcavol 的 F 值为 141.0236，即 69.003/0.489，由于四舍五入的关系，计算出的结果并不完全相等。

在多重线性回归中，同样应该对其适用条件进行检验。

R 程序代码如下：

```
plot(multifit)
```

输出结果如图 2.9 所示。

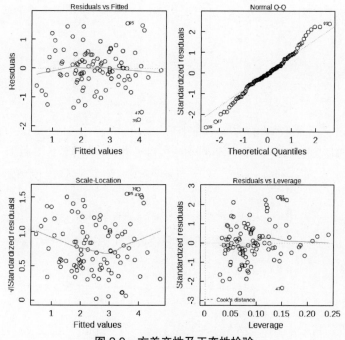

图 2.9　方差齐性及正态性检验

左上角图形用来说明因变量与自变量的线性关系。可以发现，残差值 Residuals 与预测值 Fitted values 没有明显关联。随预测值 Fitted values 的变化，残差保持稳定，即说明因变量与自变量之间存在线性关系。

左下角图用来检查方差齐性，其线段两侧散点呈随机分布，说明其方差齐。

右上角图形用来检查残差是否符合正态性，可以发现散点轻微偏离虚线，残差呈轻微偏态。

变量是否满足独立性，一般靠主观判断。

除此，关于方差齐性检验还可使用 lmtest 包中的 bptest() 函数。

R 程序代码如下：

```
bptest(multifit)
```

输出结果：

```
    studentized Breusch-Pagan test

data:  multifit
BP = 12.657, df = 8, p-value = 0.1242
```

p 值为 0.1242>0.05，同样说明满足方差齐性。

在多重线性回归中，还应该考虑多重共线性问题，使用 vif() 函数即可。

其检验的 R 程序代码如下：

```
vif(multifit)
```

输出结果：

```
 lcavol    lweight      age       lbph       svi        lcp     gleason     pgg45
2.102650  1.453325  1.336099  1.385040  1.955928  3.097954  2.468891  2.974075
```

输出结果给出了各自变量的方差膨胀因子（variance inflation factor，VIF）。若输出结果中的方差膨胀因子小于 10，即可判断该自变量不存在多重共线性；若方差膨胀因子大于 10，则说明存在共线性问题，不可直接拟合模型，而应该使用岭回归，或者其他降维方法。

注意： 关于方差膨胀因子究竟大于多少可判断存在共线性问题，说法不一。

最后我们绘制一幅因变量 lpsa 实际值与预测值的散点图。

R 程序代码如下：

```
plot(x=prostate$lpsa,y=predict(multifit),xlab="实际值",ylab="预测值")
plot(x=prostate$lpsa,y=fitted(multifit),xlab="实际值",ylab="预测值")
```

以上两行代码均可绘制相应图形，结果完全一样。在 plot() 函数中，选项 x 指定因变量 lpsa 的实际值，选项 y 指定因变量 lpsa 的预测值，选项 ylab 设置 y 轴名称。

输出结果如图 2.10 所示。

在图 2.10 中，可发现因变量 lpsa 的预测值与实际值较为一致。说明模型拟合准确性较高。当然你可以计算 RMSE、MSE、MAE 等指标来量化模型的准确性，其计算较为简单，这里不再罗列相应代码，可参考其他书籍。

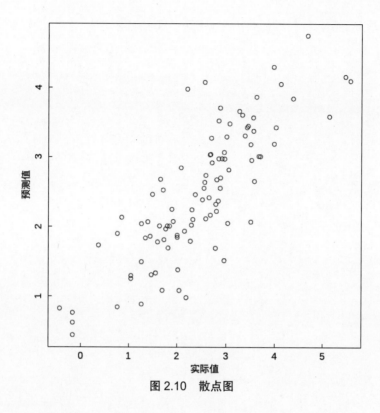

图 2.10 散点图

2.3 小结

本章初步介绍了相关与线性回归，二者既存在联系，又存在区别。下面以简单线性回归与相关（仅针对皮尔森相关）为例说明二者的联系与区别。

联系：

（1）两者均表示线性关系。

（2）相关系数 r 与回归系数 β 的符号相同，共变方向一致。

（3）假设检验的结果完全等价。

（4）相关系数 r 与回归系数 β 存在数学运算关系，即

$$r = \frac{b}{\sqrt{l_{YY} / l_{XX}}} \tag{2.11}$$

（5）可以用回归解释相关，即

$$\frac{SS_{回归}}{SS_{总}} = \frac{l_{XY}^2 / l_{XX}}{l_{YY}} = \frac{l_{XY}^2}{l_{XX} l_{YY}} = r^2 \tag{2.12}$$

式中，$SS_{回归}$表示可以被回归解释的变异；$SS_总$表示总变异。

区别：

（1）相关系数 r 没有单位，回归系数 β 有单位，所以相关系数与单位无关，回归系数与单位有关。

（2）相关表示相互关系，回归表示依存关系。

（3）对资料的要求不同：当变量 X 和 Y 都是随机变量时，可以进行相关和回归分析；当变量 Y 是随机变量（变量 X 可控制）时，理论上只能做回归而不能做相关分析，如变量 X 为性别时。

本章对线性回归的内容只是初步探讨，对异常值的识别、交互项的设置、变量转换、变量相对重要性等均未讲解。

第3章 Logistic 回归

线性回归模型用于研究连续性因变量 Y 与一组自变量 X 的关系。然而，在实际的临床研究中，我们面对的因变量有可能不是连续性因变量，而是分类变量（unordered categorical variable）或等级变量（ordinal categorical variable），如自然人群是否发病（0 表示未发病，1 表示发病），患病人群是否死亡（0 表示存活，1 表示死亡），或者病患人群的治疗预后（1 表示未愈，2 表示好转，3 表示显效，4 表示治愈）。对于这些因变量，我们就不能再使用线性回归来进行模型的拟合，而应该使用 Logitic 回归模型或者其他合适的模型。

通常，如果因变量 Y 为二分类变量，可以拟合二分类 Logitic 回归模型，有人也称之为二元 Logistic 回归（binomial Logistic regression）模型；如果因变量 Y 为无序多分类变量（水平超过 2），可以拟合多分类 Logistic 回归模型，有人也称之为多元 Logistic 回归（multinomial Logistic regression）模型；如果因变量 Y 为有序多分类变量，可以拟合有序 Logistic 回归模型。

当然如果在开展病例对照研究时，采用了个体匹配的方法，进行了样本的配比，这时应该拟合匹配的 Logistic 回归模型，也被称为条件 Logistic 回归（conditional Logistic regression）模型。条件 Logistic 回归根据匹配形式的不同，可以分成 1 : 1 匹配 Logistic 回归、1 : m 匹配 Logistic 回归及 n : m 匹配 Logistic 回归。由于 n : m 匹配 Logistic 回归在实际工作中比较少见，本章不予讨论。

本章将深入探讨常见的 Logistic 回归模型分析方法。

本章主要涉及的知识点：

- 常用术语：了解几种常见 Logistic 回归模型的基本概念。
- 代码的深度解读。
- 结果解读：OR（odds ratio）等指标解读。

注意：本章内容是基石（夯实基础，有助于后续复杂方法的理解）。

▶▶ **3.1 概述**

本节首先介绍几种常见 Logistic 回归模型的基本概念。理解这些概念是学习使用 Logistic 回归模型的基础。了解 Logistic 回归模型的基本概念后，才能在实际的临床研究工作中，合理、科学地开展相关的研究以及选择适配的统计分析方法。

3.1.1 二分类 Logistic 回归的基本原理

前文述及的线性回归模型研究的是连续性因变量 Y 与一组自变量 X 之间的关系。如果因变量 Y 是分类变量，如是否发病或是否治愈，能否用线性回归模型拟合呢？

我们先假设，可以用多重线性回归模型来分析一个二分类因变量 Y 与多个自变量 X 之间的关系，那么我们会得到一个多重线性回归方程：

$$\hat{y} = \beta_0 + \beta_1 x_1 + \beta_2 x_2 + \beta_3 x_3 + \cdots + \beta_m x_m \tag{3.1}$$

在方程的左侧，取值必须是两分类变量：0 或 1；而在方程的右侧，取值可能是负无穷大到正无穷大之间的任何一个数。方程两侧的取值范围不适配，相互矛盾。显而易见，不能使用多重线性回归模型拟合因变量 Y 为二分类变量的情况。

在临床研究中，疾病的发病不同于多重线性回归模型中的结局变量 Y，它的取值只能是 1 或 0，是二分类变量。因此，各种疾病的发病对多个因素（自变量 X）的多因素回归方程不会是多重线性回归方程，而将是多因素非线性回归方程。

如果以事件发生的概率 P 作为因变量 Y 行不行？

$$\hat{P} = \beta_0 + \beta_1 x_1 + \beta_2 x_2 + \beta_3 x_3 + \cdots + \beta_m x_m \tag{3.2}$$

这时，方程左侧 P 的估计值范围是 0~1，但是不能保证在自变量 X 的各种组合下，因变量的取值仍限制在 0~1 内。方程两侧的取值仍然相互矛盾。

换一个思路。假设 P 表示暴露因素为自变量 X 时个体发病的概率，令发病的概率 P 与未发病的概率 $1-P$ 之比为 OR（odds ratio），即

$$OR = \frac{P}{1-P} \tag{3.3}$$

定义 Logit P 为 Odds 的对数：

$$\text{Logit } P = \ln \frac{P}{1-P} \tag{3.4}$$

则拟合的二分类 Logistic 回归模型为

$$\text{Logit } P = \beta_0 + \beta_1 x_1 + \beta_2 x_2 + \beta_3 x_3 + \cdots + \beta_m x_m \tag{3.5}$$

这时，方程左侧的估计值范围在负无穷大至正无穷大之间，同时方程右侧的取值范围也在负无穷大至正无穷大之间，两个范围适配，说明可以如此拟合模型。

二分类 Logistic 回归模型的变量特点如下。

（1）因变量 Y：二分类变量，若令因变量为 y，则常用 $y = 1$ 表示"发病"，$y = 0$ 表示"不发病"（在病例对照研究中，分别表示病例组和对照组）。

（2）自变量 X：可以为分类变量，也可以为连续变量（continuous variable）。

方程中的 $x_1 \sim x_m$ 表示各危险因素、混杂因素或它们之间的交互项。β_0 为常数项，表示所有自变量 X 都不存在时正常人群中该病的基准发病率。$\beta_1 \sim \beta_m$ 为需要估计的各自变量 X 的偏回归系数，反映危险因素、混杂因素及交互项的效应。

如何由偏回归系数 β 计算出 OR？

当 $x_1 = 1$ 时：

$$\text{Logit } P_1 = \beta_0 + \beta_1 + \beta_2 x_2 + \beta_3 x_3 + \cdots + \beta_m x_m \tag{3.6}$$

当 $x_1 = 0$ 时：

$$\text{Logit } P_1 = \beta_0 + \beta_2 x_2 + \beta_3 x_3 + \cdots + \beta_m x_m \tag{3.7}$$

两式相减，并转换得

$$\ln \frac{P_1/(1-P_1)}{P_0/(1-P_0)} = \beta_1 \tag{3.8}$$

进一步转换得

$$\frac{P_1/(1-P_1)}{P_0/(1-P_0)} = e^{\beta_1} \tag{3.9}$$

$$\frac{P_1/(1-P_1)}{P_0/(1-P_0)} = \frac{\text{odds}_1}{\text{odds}_0} = \text{OR}_1 \tag{3.10}$$

$$\text{OR}_1 = e^{\beta_1} \tag{3.11}$$

由此，得出二分类 Logistic 回归中自变量 X 的偏回归系数 β 可以用来计算 OR 值。偏回归系数 β 表示自变量 X 每变化 1 个单位所引起的 OR 值自然对数改变量。

二分类 Logistic 回归的应用条件：①足够的样本量；②满足独立性；③线性假设成立。

关于样本量，通常应使统计效能（statistical power）达到 90%，即 $\beta < 0.1$（此处的 β 表示犯二型错误的最大概率，而非前文的偏回归系数），以及犯一型错误的概率 α 最大不超过 0.05。可以简单地将一型错误、二型错误分别简称为"拒真""受伪"。"拒真"即拒绝真实成立的 H_0，"受伪"即不拒绝不真实的 H_0。若样本量过少，统计效能偏低，常常发生二型错误，即观察不到真实存在的差异。若样本量过多，也容易出现假阳性结果。

若研究的课题是传染病相关，这时因变量 Y（是否发病）不满足独立性，因为个体间的发病概率会因密接人群状态的不同而不同，此时可拟合混合效应模型（mixed effect model），混合效应模型也称为分层线性模型（hierarchical linear model）、多水平模型（multilevel model）等。

线性假设，即 Logit P 应与自变量 X 间存在线性关系，如不满足线性假设，可拟合广义是线性模型（generalize linear model）。

注意：观察时间问题，当对象的观察时间不同，或时间区别明显时，可采用皮尔森相关系数分析或生存分析。

3.1.2 多分类 Logistic 回归的基本原理

什么是多分类 Logistic 回归模型？多分类 Logistic 回归模型用于分析因变量 Y 为无序多分类变量的情况。除此之外，如果因变量 Y 为有序多分类变量，但存在以下情况时，也应该使用多分类 Logistic 回归模型：

（1）Test of Parall Lines 检验 $p<0.05$，即平行性假设检验不成立；

（2）专业上认为自变量 X 在因变量 Y 的各回归方程中的效应不同。

对于多分类 Logistic 回归模型，首先会定义因变量 Y 的某一个水平为参照水平，其他水平与之比较。

假设因变量 Y 为四水平，分别是水平 1、水平 2、水平 3、水平 4。令水平 1 为参照，则形成 3 个二分类 Logistic 回归模型：

$$\text{Ln } \pi_2/\pi_1 = \alpha_{11} + \beta_{11}x_1 + \beta_{12}x_2 + \cdots + \beta_{1m}x_m \tag{3.12}$$

$$\text{Ln } \pi_3/\pi_1 = \alpha_{21} + \beta_{21}x_1 + \beta_{22}x_2 + \cdots + \beta_{2m}x_m \tag{3.13}$$

$$\text{Ln } \pi_4/\pi_1 = \alpha_{31} + \beta_{31}x_1 + \beta_{32}x_2 + \cdots + \beta_{3m}x_m \tag{3.14}$$

显然，这里应该同时满足 $\pi_1+\pi_2+\pi_3+\pi_4=1$。因此，3 个二分类 Logistic 回归模型并不是割裂的，其结果与分别拟合 3 个独立的二分类 Logistic 回归模型的结果不同。

不过 OR 的推算过程同二分类 Logistic 回归模型，这里不再重复推算，即

$$OR = e^{\beta} \tag{3.15}$$

3.1.3 有序 Logistic 回归的基本原理

有序 Logistic 回归模型又称为累积 Logistic 模型。研究中常遇到因变量 Y 为有序资料，如疾病程度可分为轻度、中度、重度，疾病的治疗效果为痊愈、有效、好转、无效。

假设因变量 Y 为有序四水平，分别是水平 1、水平 2、水平 3、水平 4，则形成 3 个累积 Logistic 模型。

$$\text{Logit } \pi_1 = \alpha_1 + \beta_1 x_1 + \beta_2 x_2 + \cdots + \beta_m x_m \tag{3.16}$$

$$\text{Logit } (\pi_1 + \pi_2) = \alpha_2 + \beta_1 x_1 + \beta_2 x_2 + \cdots + \beta_m x_m \tag{3.17}$$

$$\text{Logit } (\pi_1 + \pi_2 + \pi_3) = \alpha_3 + \beta_1 x_1 + \beta_2 x_2 + \cdots + \beta_m x_m \tag{3.18}$$

与传统的二分类 Logistic 回归相比，进行 Logit 变换的分别为 π_1、$\pi_1+\pi_2$、$\pi_1+\pi_2+\pi_3$，即因变量有序取值的累积概率。

显然，这里应该同时满足 $\pi_1+\pi_2+\pi_3+\pi_4=1$。因此，此处的 3 个累积 Logistic 模型并不是割裂的。同时可发现自变量 X_m 的偏回归系数 β 在 3 个累积 Logistic 模型中是相同的。此处即对应了 3.1.2 节中的"专业上认为自变量 X 在因变量 Y 的各回归方程中的效应不同"。若专业上认为某个自变量的偏回归系数 β 在不同累积 Logistic 模型中应不同，此时就不应进行有序 Logistic 回归模型的拟合。

OR 的推算过程同二分类 Logistic 回归模型，这里不再重复罗列，即

$$\text{OR} = e^{\beta} \tag{3.19}$$

3.1.4　1：m 匹配条件 Logistic 回归的基本原理

在临床研究中，为分析暴露因素与疾病之间的关系，常采用配对病例对照研究。若采用频数匹配病例对照研究，可采用二分类 Logistic 回归、多分类 Logistic 回归或者有序 Logistic 回归进行分析。若采用个体匹配病例对照研究，必须采用条件 Logistic 回归分析方法。根据个体匹配的方式不同，匹配可以分为 1：1 匹配、1：m 匹配、n：m，其中 1：1 匹配、1：m 匹配分析方法相同，而 n：m 匹配分析较为复杂。本文只探讨 1：m 匹配。

1：m 匹配 Logistic 回归的数学原理同样较为复杂，这里不再罗列数学运算过程。

OR 的计算同二分类 Logistic 回归模型，皆为以 e 为底数、以偏回归系数 β 为指数的指数函数，即

$$\text{OR} = e^{\beta} \tag{3.20}$$

▶▶　3.2　Logistic 回归分析实战

3.2.1　二分类 Logistic 回归

案例：数据来源自 framingham 心脏研究，该研究是一项基于社区的队列研究。在本案例中，研究者探讨人群未来 10 年的冠心病发生风险与人口学资料及临床症状和体征之间的关系。数据见 framingham.Rdata。

```
load("framingham.Rdata")
str(framingham)
```

利用 load() 函数导入 Rdata 格式数据，使用 str() 函数查看数据集 framingham 中各变量类型信息。

输出结果：

```
'data.frame':    4240 obs. of  16 variables:
 $ male          : int  1 0 1 0 0 0 0 0 1 1 ...
 $ age           : int  39 46 48 61 46 43 63 45 52 43 ...
 $ education     : int  4 2 1 3 3 2 1 2 1 1 ...
 $ currentSmoker : int  0 0 1 1 1 0 0 1 0 1 ...
 $ cigsPerDay    : int  0 0 20 30 23 0 0 20 0 30 ...
 $ BPMeds        : int  0 0 0 0 0 0 0 0 0 0 ...
 $ prevalentStroke: int 0 0 0 0 0 0 0 0 0 0 ...
 $ prevalentHyp  : int  0 0 0 1 0 1 0 0 1 1 ...
 $ diabetes      : int  0 0 0 0 0 0 0 0 0 0 ...
 $ totChol       : int  195 250 245 225 285 228 205 313 260 225 ...
 $ sysBP         : num  106 121 128 150 130 ...
 $ diaBP         : num  70 81 80 95 84 110 71 71 89 107 ...
 $ BMI           : num  27 28.7 25.3 28.6 23.1 ...
 $ heartRate     : int  80 95 75 65 85 77 60 79 76 93 ...
 $ glucose       : int  77 76 70 103 85 99 85 78 79 88 ...
 $ TenYearCHD    : int  0 0 0 1 0 0 1 0 0 0 ...
```

其中，数据形式为数据框（data.frame），总共有 16 个变量、4240 个研究对象。

变量 male 表示性别，2 个水平，0 表示女性，1 表示男性。

变量 age 表示年龄，连续性变量，单位为岁。

变量 education 表示文化程度，4 个水平，1 表示高中以下，2 表示高中，3 表示大学，4 表示大学以上。

变量 currentSmoker 表示当前吸烟状态，2 个水平，0 表示不吸烟，1 表示吸烟。

变量 cigsPerDay 表示平均每天吸烟量，连续性变量，单位为支 / 天。

变量 BPMeds 表示是否服用降压药，2 个水平，0 表示不服用，1 表示服用。

变量 prevalentStroke 表示脑卒中家族史，2 个水平，0 表示无脑卒中家族史，1 表示有脑卒中家族史。

变量 prevalentHyp 表示高血压家族史，2 个水平，0 表示无高血压家族史，1 表示有高血压家族史。

变量 diabetes 表示是否患有糖尿病，0 表示不患糖尿病，1 表示患糖尿病。

变量 totChol 表示总胆固醇水平，连续性变量，单位为 mg/dL。

变量 sysBP 表示收缩压，连续性变量，单位为 mmHg（1mmHg ≈ 0.133kPa）。

变量 diaBP 表示舒张压，连续性变量，单位为 mmHg。

变量 BMI 表示体质指数，连续性变量，单位为 kg/m²。

变量 heartRate 表示心率，连续性变量，单位为次 / 分钟。

变量 glucose 表示葡糖糖水平，连续性变量，单位为 mg/dL。

变量 TenYearCHD 表示未来 10 年冠心病风险，2 个水平，0 表示未来 10 年无冠心病风险，1 表示未来 10 年有冠心病风险。

其中因变量 TenYearCHD 为二分类资料，故采用二分类 Logistic 回归。

通过 str() 函数查看数据集 framingham 中的各变量类型。可以发现，分类变量在数据集中的类型是整型（integer）。通常来讲，对于分类自变量，我们需要将其转换成因子（factor）型变量，或者将其处理成哑变量（dummy variables）。这里我们统一将其处理成因子型变量。

注意：在其他的模型拟合过程中，有时分类自变量必须被处理成哑变量才可以用于拟合模型。

```
framingham$male<-factor(framingham$male,
                  levels = c(0,1),
                  labels = c("女性","男性"))
framingham$education<-factor(framingham$education,
                     levels = c(1,2,3,4),
                     labels = c("高中以下","高中","大学","大学以上"))
framingham$currentSmoker<-factor(framingham$currentSmoker,
                       levels = c(0,1),
                       labels = c("不吸烟","吸烟"))
framingham$BPMeds<-factor(framingham$BPMeds,
                  levels = c(0,1),
                  labels = c("不服用","服用"))
framingham$prevalentStroke<-factor(framingham$prevalentStroke,
                        levels = c(0,1),
                        labels = c("无脑卒中家族史","有脑卒中家族史"))
framingham$prevalentHyp<-factor(framingham$prevalentHyp,
                       levels = c(0,1),
                       labels = c("无高血压家族史","有高血压家族史"))
framingham$diabetes<-factor(framingham$diabetes,
                    levels = c(0,1),
                    labels = c("不患糖尿病","患糖尿病"))
framingham$TenYearCHD<-factor(framingham$TenYearCHD,
                     levels = c(0,1),
                     labels = c("未来10年无冠心病风险","未来10年有冠心病风险"))
```

在 factor() 函数中输入待处理变量，选项 levels 指定变量水平的顺序，选项 labels 按照选项 levels 指定的顺序给变量各水平添加标签。

注意：在使用 labels 选项给变量各水平添加标签时，建议添加英文标签。因为有时添加中文标签，可能在某些模型拟合过程中会出现 bug，毕竟 R 软件有时由于字符编码的设置，不显示中文！

将分类自变量处理成因子型变量后，再次利用 str() 函数查看数据集 framingham 中各变量类型。

R 程序代码：

```
str(framingham)
```

输出结果：

```
'data.frame':    4240 obs. of  16 variables:
 $ male           : Factor w/ 2 levels "女性","男性": 2 1 2 1 1 1 1 1 2 2 ...
 $ age            : int   39 46 48 61 46 43 63 45 52 43 ...
 $ education      : Factor w/ 4 levels "高中以下","高中",..: 4 2 1 3 3 2 1 2 1 1 ...
 $ currentSmoker  : Factor w/ 2 levels "不吸烟","吸烟": 1 1 2 2 1 1 2 1 2 ...
 $ cigsPerDay     : int   0 0 20 30 23 0 0 20 0 30 ...
 $ BPMeds         : Factor w/ 2 levels "不服用","服用": 1 1 1 1 1 1 1 1 1 1 ...
 $ prevalentStroke: Factor w/ 2 levels "无脑卒中家族史",..: 1 1 1 1 1 1 1 1 1 1 ...
 $ prevalentHyp   : Factor w/ 2 levels "无高血压家族史",..: 1 1 2 1 2 1 1 2 2 ...
 $ diabetes       : Factor w/ 2 levels "不患糖尿病","患糖尿病": 1 1 1 1 1 1 1 1 1 ...
 $ totChol        : int   195 250 245 225 285 228 205 313 260 225 ...
 $ sysBP          : num   106 121 128 150 130 ...
 $ diaBP          : num   70 81 80 95 84 110 71 71 89 107 ...
 $ BMI            : num   27 28.7 25.3 28.6 23.1 ...
 $ heartRate      : int   80 95 75 65 85 77 60 79 76 93 ...
 $ glucose        : int   77 76 70 103 85 99 85 78 79 88 ...
 $ TenYearCHD     : Factor w/ 2 levels "未来10年无冠心病风险",..: 1 1 2 1 1 2 1 1 1 ...
```

以变量 diabetes 为例，输出结果中的 Factor 表示变量类型为因子型，w/2 levels 表示变量 diabetes 有 2 个水平，之后的"不患糖尿病""患糖尿病"表示 2 个水平的标签。其他因子型变量解释同此。

在 R 语言中进行二分类 Logistic 回归，可以利用 rms 包中的 lrm() 函数，也可以利用 stats 包中的 glm() 函数，两个函数的结果完全相同。在本案例中，我们以 glm() 函数为例进行相应的分析。

注意：虽然 lrm() 函数与 glm() 函数拟合模型的结果完全相同，但在预测模型中，lrm() 函数更加重要！某些图形必须使用 lrm() 函数拟合的模型才可以绘制，而用 glm() 函数拟合相同的模型，图形就绘制不出来。

用 glm() 函数拟合模型的 R 程序代码如下：

```
framinghamLog <- glm(formula=TenYearCHD ~., data = framingham, family =
binomial)
```

在 glm() 函数中，首先通过选项 formula 指定模型的表达式，因变量为 TenYearCHD，在其后加上波浪号"~"，波浪号之后加上自变量，多个自变量之间用加号"+"连接。波浪号后加上点号"."，表示数据集中除了 TenYearCHD 变量外，其他变量均为自变量。这是一种比较方便的缩写形式。

　　选项 formula 设置完成之后，输入逗号"，"，继续设置选项 data，通过选项 data 指定针对 framingham 数据集进行分析。

　　通过选项 family 指定因变量 TenYearCHD 是二分类变量（binomial）。binomial 的链接函数若未指定，则默认为 Logit 链接函数。如果在 glm() 函数中未通过选项 family 指定因变量的类型，将会使用默认类型，也就是正态分布，即高斯分布（gaussian distribution），这时拟合的就不再是 Logistic 回归模型，读者需要注意。

　　模型拟合完成之后，将结果储存在 framinghamLog 中，可以通过 summary() 函数查看拟合模型 framinghamLog 的结果。

　　R 程序代码如下：

```
summary(framinghamLog)
```

输出结果：

```
Call:
glm(formula = TenYearCHD ~ ., family = binomial, data = framingham)

Deviance Residuals:
   Min        1Q       Median        3Q         Max
-1.9298    -0.5927    -0.4239     -0.2826     2.8616

Coefficients:
                              Estimate   Std. Error  z value   Pr(>|z|)
(Intercept)                  -8.264593    0.710186   -11.637   < 2e-16  ***
male男性                      0.534965    0.109901     4.868   1.13e-06 ***
age                           0.062229    0.006756     9.211   < 2e-16  ***
education高中                 -0.191812    0.123434    -1.554   0.12019
education大学                 -0.195935    0.150139    -1.305   0.19188
education大学以上             -0.059625    0.164620    -0.362   0.71720
currentSmoker吸烟             0.073036    0.156749     0.466   0.64126
cigsPerDay                    0.018005    0.006234     2.888   0.00387  **
BPMeds服用                    0.165206    0.234484     0.705   0.48109
prevalentStroke有脑卒中家族史  0.704867    0.491479     1.434   0.15152
prevalentHyp有高血压家族史     0.233424    0.138202     1.689   0.09122  .
diabetes患糖尿病              0.025920    0.316132     0.082   0.93465
totChol                       0.002377    0.001129     2.105   0.03527  *
sysBP                         0.015456    0.003812     4.054   5.03e-05 ***
diaBP                        -0.004121    0.006444    -0.640   0.52247
BMI                           0.005215    0.012786     0.408   0.68338
heartRate                    -0.003004    0.004213    -0.713   0.47592
glucose                       0.007216    0.002234     3.229   0.00124  **
---
Signif. codes:  0'***'0.001'**'0.01'*'0.05'.'0.1' '1
```

```
(Dispersion parameter for binomial family taken to be 1)

    Null deviance: 3121.2  on 3657  degrees of freedom
Residual deviance: 2752.2  on 3640  degrees of freedom
  (582 observations deleted due to missingness)
AIC: 2788.2

Number of Fisher Scoring iterations: 5
```

在输出结果中，我们重点关注 Coefficients，其中罗列了偏回归系数（Estimate）、偏回归系数的标准误（Std. Error），以及对偏回归系数进行统计学假设检验得到的 Z 值（z value）和 p 值（Pr(>|z|)）。若 $p<0.05$，则认为该自变量的偏回归系数存在统计学意义，也即在统计学角度认为该自变量与因变量之间存在关联。

通过偏回归系数的正负号，可以判定自变量与因变量之间的关系。若偏回归系数小于 0，则相应的 OR 必然小于 1；若偏回归系数大于 0，则相应的 OR 必然大于 1。

注意：(Intercept) 表示常数项，无任何实际意义，可忽略。

通常来讲 OR>1，认为该自变量是一个"危险因素"；OR<1，认为该自变量是一个"保护因素"。前提条件是因变量 Y=1 表示疾病的发生或死亡，也就是一个"坏事件"，因变量 Y=0 表示疾病的好转或存活，也就是一个"好事件"。如果因变量 Y=1 表示"好事件"，因变量 Y=0 表示"坏事件"，则此时 OR>1 的自变量将是一个"保护因素"。读者尤其要注意这点。

除此之外，p 值后面进行了一定标记，*** 表示 $p<0.001$，** 表示 $p<0.01$，* 表示 $p<0.05$，. 表示 $p<0.1$。

存在统计学意义的变量分别是 male、age、cigsPerDay、totChol、sysBP、glucose，其对应的 p 值均小于 0.05。

但是上述结果中并没有提供 OR，我们尚需将 OR 及其 95% 可信区间计算出来。

计算 OR 及其 95% 可信区间的 R 程序代码如下：

```
coef<-coef(framinghamLog)
coef_CI<-confint(framinghamLog)
OR_Results<-exp(cbind("OR"=coef,"LL"=coef_CI[,1],"UL"=coef_CI[,2]))
round(OR_Results,3)
```

以上代码中，先利用 coef() 函数将 framinghamLog 模型中各个自变量的偏回归系数提取出来，传递给向量 coef；再利用 confint() 函数将 framinghamLog 模型中各个自变量偏回归系数的 95% 可信区间提取出来，赋值给矩阵 coef_CI。矩阵 coef_CI 包含两列数据：第一列数据为偏回归系数 95% 可信区间的下限，第二列数据为 95% 可信区间的上限。

之后，通过 cbind() 函数将偏回归系数、偏回归系数可信区间下限、偏回归系数可信区间上限组合起来，并通过 exp() 函数计算三者以 e 为底的指数函数，也即计算 OR 及其 95% 可信区间上下限，将其分别命名成 OR、LL、UL，计算结果储存在矩阵 OR_Results 中。

最后通过 round() 函数对矩阵 OR_Results 中的 OR 及其 95% 可信区间保留 3 位小数。

输出结果：

	OR	LL	UL
(Intercept)	0.000	0.000	0.001
male男性	1.707	1.377	2.119
age	1.064	1.050	1.078
education高中	0.825	0.647	1.050
education大学	0.822	0.609	1.099
education大学以上	0.942	0.678	1.294
currentSmoker吸烟	1.076	0.789	1.460
cigsPerDay	1.018	1.006	1.031
BPMeds服用	1.180	0.738	1.855
prevalentStroke有脑卒中家族史	2.024	0.744	5.237
prevalentHyp有高血压家族史	1.263	0.962	1.655
diabetes患糖尿病	1.026	0.542	1.880
totChol	1.002	1.000	1.005
sysBP	1.016	1.008	1.023
diaBP	0.996	0.983	1.009
BMI	1.005	0.980	1.031
heartRate	0.997	0.989	1.005
glucose	1.007	1.003	1.012

以自变量 male 为例，male 为二分类变量，前文已将其处理成因子型变量，其中 levels 的顺序是 0、1，标签为女性、男性。那么在 framinghamLog 模型中，将以女性为参照水平，男性与之比较。具体结果可描述为男性未来 10 年发生冠心病风险是女性的 1.707 倍（OR=1.707，95% 可信区间为 1.377~2.119）；也可以描述成男性未来 10 年发生冠心病的风险比女性高 70.7%（即 1.707-1）。

以自变量 age 为例，age 为连续性变量。具体结果可描述为年龄每增加 1 个单位，即 1 岁，未来 10 年发生冠心病风险是之前的 1.064 倍（OR=1.064，95% 可信区间为 1.050~1.078）。也可以解释为年龄每增加 1 岁，未来 10 年冠心病发生风险增加 6.4%（即 1.064-1）。

我们再来看下多分类自变量如何解释，变量 education 为四分类变量，其 levels 按照顺序对应的标签分别是高中以下、高中、大学、大学以上。这里将以第一个水平高中以下为参照，高中、大学、大学以上分别与之比较。高中学历人群未来 10 年发生冠心病的风险是高中以下学历人群的 0.825 倍（OR=0.825，95% 可信区间为 0.647~1.050）。大学学历人群未来 10 年发生冠心病的风险是高中以下学历人群的 0.822 倍（OR=0.822，95% 可信区间为 0.609~1.099）。大学以上学历人群未来 10 年发生冠心病的风险是高中以下学历人群的 0.942 倍（OR=0.942，95% 可信区间为 0.648~1.294）。需要注意，自变量 education 并不存在统计学意义，这里仅为章节完整性而对其进行解读。

在论文撰写过程中，关于 Logistic 回归，我们汇报的统计指标包括 OR 及其 95% 可信区间、p 值即可。自变量解读方法同前所述，这里不再一一描述。

当然也可以使用 epiDisplay 包中的 logistic.display() 函数。

R 程序代码如下：

```
library(epiDisplay)
logistic.display(framinghamLog,
                crude=TRUE,
                crude.p.value=TRUE,
                simplified=FALSE)
```

利用 library() 函数加载 epiDisplay，在 logistic.display() 函数中输入模型 framinghamLog，选项 crude 设置为"TRUE"将显示各自变量单因素分析结果的 OR 及其 95% 可信区间，选项 crude.p.value 设置为"TRUE"将显示各自变量单因素分析结果的 p 值，选项 simplified 设置为"FALSE"将不显示简化结果。

输出结果略。

下面我们开始另一个案例的学习，利用 rms 包中的 lrm() 函数进行二分类 Logistic 回归的拟合。

案例：数据来源自 Baystate Medical Center。在本案例中，研究者探讨低出生体重的危险因素。数据见 birthwt.Rdata。

```
load("birthwt.Rdata")
str(birthwt)
```

利用 load() 函数导入数据 birthwt.Rdata。通过 str() 函数查看数据集 birthwt 中各变量类型信息。

输出结果：

```
'data.frame':   189 obs. of  10 variables:
 $ low  : int  0 0 0 0 0 0 0 0 0 0 ...
 $ age  : int  19 33 20 21 18 21 22 17 29 26 ...
 $ lwt  : int  182 155 105 108 107 124 118 103 123 113 ...
 $ race : int  2 3 1 1 1 3 1 3 1 1 ...
 $ smoke: int  0 0 1 1 1 0 0 0 1 1 ...
 $ ptl  : int  0 0 0 0 0 0 0 0 0 0 ...
 $ ht   : int  0 0 0 0 0 0 0 0 0 0 ...
 $ ui   : int  1 0 0 1 1 0 0 0 0 0 ...
 $ ftv  : int  0 3 1 2 0 0 1 1 1 0 ...
 $ bwt  : int  2523 2551 2557 2594 2600 2622 2637 2637 2663 2665 ...
```

其中，数据形式为数据框（data.frame），总共有 10 个变量、189 个研究对象。

变量 low 表示是否低出生体重（出生体重 <2.5kg），2 个水平，0 表示否，1 表示是。

变量 age 表示母亲分娩时年龄，连续性变量，单位为岁。

变量 lwt 表示母亲最后一次月经时体重，连续性变量，单位为磅（1 磅≈ 0.454 千克）。

变量 race 表示母亲种族，3 个水平，1 表示白人，2 表示黑人，3 表示其他。

变量 smoke 表示怀孕期间母亲是否吸烟，2 个水平，0 表示不吸烟，1 表示吸烟。

变量 ptl 表示早产次数，连续性变量。

变量 ht 表示高血压病史，2 个水平，0 表示无，1 表示有。

变量 ui 表示子宫敏感性，2 个水平，0 表示否，1 表示是。

变量 ftv 表示怀孕前 3 个月就诊次数，连续性变量。

变量 bwt 表示出生体重，连续性变量，单位为克。

其中因变量 low 为二分类资料，故采用二分类 Logistic 回归。

对于分类自变量，可以将其处理成因子型变量或者哑变量。这里，我们统一将其处理成哑变量。

注意：*二分类自变量本身为哑变量，无须处理，所以这里仅需处理多分类自变量 race。*

R 程序代码如下：

```
birthwt$white<-ifelse(birthwt$race==1,1,0)
birthwt$black<-ifelse(birthwt$race==2,1,0)
```

在数据集 birthwt 中生成变量 white，按照如下规则进行：若数据集 birthwt 中的变量 race=1（即白人），则变量 white=1，否则变量 white=0。采用同样的方法在数据集 birthwt 中生成变量 black：若数据集 birthwt 中的变量 race=2（即黑人），则变量 black=1，否则变量 black=0。变量 white、black 中的 0、1 分别表示否、是。

这里未将变量 race=3 设置成哑变量，在回归时 race=3 将作为参照水平。

三分类变量处理成 2 个哑变量即可。以此类推，四分类变量处理成 3 个哑变量，五分类变量处理成 4 个哑变量。

注意：*未处理的那个水平回归时，将作为参照水平。*

在本节前一个案例中，我们用 glm() 函数进行了二分类 Logistic 回归模型的拟合。在本案例中，我们将换一种函数进行模型拟合，也就是利用 rms 包中的 lrm() 函数。

R 程序代码如下：

```
library(rms)
birthwtLog <- lrm(formula=low~age+lwt+smoke+ptl+ht+ui+ftv+white+black,
data =birthwt)
birthwtLog
```

利用 library() 函数加载 rms 包，利用 rms 包中的 lrm() 函数进行二分类 Logistic 回归模型的拟合。

在 lrm() 函数中，选项 formula 指定模型表达式，因变量为 low，自变量为 age、lwt、smoke、ptl、ht、ui、ftv、white、black，因变量与自变量间用波浪号"~"连接，自变量间用加号"+"连接。通过选项 data 指定针对数据集 birthwt 进行统计分析。将拟合的模型结果传递到 birthwtLog 中。

直接输入 birthwtLog，即可返回结果。

输出结果：

```
Logistic Regression Model

lrm(formula = low ~ age + lwt + smoke + ptl + ht + ui + ftv +
        white + black, data = birthwt)

            Model Likelihood      Discrimination    Rank Discrim.
            Ratio Test                  Indexes         Indexes
Obs      189        LR chi2    33.39    R2    0.228   C     0.746
  0      130        d.f.       9        g     1.180   Dxy   0.492
  1       59        Pr(> chi2) 0.0001   gr    3.254   gamma 0.492
max |deriv| 0.0002  gp         0.214    tau-a 0.213
                    Brier      0.179

              Coef       S.E.      Wald Z    Pr(>|Z|)
Intercept     1.3611     1.1046    1.23      0.2179
age          -0.0295     0.0370   -0.80      0.4249
lwt          -0.0154     0.0069   -2.23      0.0258
smoke         0.9388     0.4022    2.33      0.0196
ptl           0.5433     0.3454    1.57      0.1157
ht            1.8633     0.6975    2.67      0.0076
ui            0.7676     0.4593    1.67      0.0947
ftv           0.0653     0.1724    0.38      0.7048
white        -0.8805     0.4408   -2.00      0.0458
black         0.3918     0.5376    0.73      0.4662
```

在输出结果中，我们重点关注 Coefficients，其中罗列了偏回归系数（Coef）、偏回归系数的标准误（S.E.），以及对偏回归系数进行统计学假设检验得到的 Z 值（Wald Z）和 p 值（Pr(>|Z|)）。

从结果中可发现，变量 lwt、smoke、ht 及哑变量 *white* 所对应的 p 值均小于 0.05，可以认为其与因变量 low 存在统计学关联。

上述结果同样没有提供 OR，我们尚需将 OR 及其 95% 可信区间计算出来。不过这里的计算方法与前文中使用 glm() 拟合模型并计算 OR 的算法稍微有点区别。由于不能通过 confint() 函数估计 birthwtLog 模型中各自变量偏回归系数的 95% 可信区间，我们使用了近似正态法。近似正态法所估计的结果与 confint() 函数估计的结果只存在数值上的细微差异。

R 程序代码如下：

```
coef<-coef(birthwtLog)
se<-c(1.1046,0.0370,0.0069,0.4022,0.3454,0.6975,0.4593,0.1724,0.4408,0.5376)
coef_CI<-cbind(coef-1.96*se,coef+1.96*se)
OR_Results<-exp(cbind("OR"=coef,"LL"=coef_CI[,1],"UL"=coef_CI[,2]))
round(OR_Results,3)
```

以上代码中，先利用 coef() 函数将 birthwtLog 模型中各个自变量的偏回归系数提取出来，并将其传递给向量 coef；再手动提取 Coefficients 表中的标准误，并将其传递给向量 se。采用近似正态法计算偏回归系数 95% 可信区间的下限与上限，赋值给矩阵 coef_CI。矩阵 coef_CI 包含两列数据，第一列数据为偏回归系数 95% 可信区间的下限，第二列数据为偏回归系数 95% 可信区间的上限。

之后，通过 cbind() 函数将偏回归系数、偏回归系数可信区间下限、偏回归系数可信区间上限组合起来，并通过 exp() 函数计算三者的以 e 为底的指数函数，也即 OR 及其 95% 可信区间，将其分别命名成 OR、LL、UL，储存在矩阵 OR_Results 中。

最后通过 round() 函数对矩阵 OR_Results 的 OR 及其 95% 可信区间保留 3 位小数。

输出结果：

	OR	LL	UL
Intercept	3.901	0.448	33.992
age	0.971	0.903	1.044
lwt	0.985	0.971	0.998
smoke	2.557	1.162	5.625
ptl	1.722	0.875	3.388
ht	6.445	1.642	25.290
ui	2.155	0.876	5.301
ftv	1.067	0.761	1.497
white	0.415	0.175	0.984
black	1.480	0.516	4.244

以自变量 lwt 为例，lwt 为连续性变量。具体结果可以描述为母亲最后一次月经期间体重每增加 1 个单位，即 1 磅，婴儿低出生体重的风险是之前的 0.985 倍（OR=0.985，95% 可信区间为 0.971~0.998），也即母亲最后一次月经期间体重每增加 1 磅，婴儿低出生体重风险降低 1.5%（即 1－0.985）。

以变量 white 为例，white 是由变量 race 产生的哑变量，其解释为，白人婴儿低出生体重的风险是其他种族的 0.415 倍（OR=0.415，95% 可信区间为 0.175~0.984），也即白人婴儿低出生体重风险比其他种族降低 58.5%（即 1－0.415）。需要特别注意，设置哑变量时，哪个水平是参照水平。本案例是将其他种族作为参照水平。

其他自变量解读方式同上所述，这里不再一一罗列。

3.2.2　多分类 Logistic 回归

案例：探讨某疾病轻重程度的影响因素。数据见 multinom.Rdata。

```
load("multinom.Rdata")
str(multinom)
```

利用 load() 函数导入数据集 multinom.Rdata，使用 str() 函数查看数据集 multinom 中各变量类型信息。

输出结果:

```
'data.frame':   304 obs. of  8 variables:
 $ group  : num  1 1 1 1 1 1 1 1 1 ...
 $ gender : num  1 1 0 1 0 0 0 1 1 1 ...
 $ age    : num  66 63 63 62 63 52 66 52 83 69 ...
 $ drink  : num  0 0 1 0 1 0 0 0 0 0 ...
 $ LVEF   : num  1 1 0 1 1 0 1 1 1 1 ...
 $ CTNT   : num  0 0 0 0 0 0 0 0 0 0 ...
 $ ALT    : num  0 0 0 0 0 1 0 1 0 0 ...
 $ LDH    : num  1 2 1 1 2 3 1 3 2 1 ...
```

其中，数据形式为数据框（data.frame），总共有 7 个变量、304 个研究对象。

变量 group 表示疾病严重程度，3 个水平，1 表示轻度组，2 表示中度组，3 表示重度组，为有序分类资料。

变量 gender 表示性别，2 个水平，1 表示男性，2 表示女性。

变量 age 表示年龄，连续性变量，单位为岁。

变量 drink 表示是否饮酒，2 个水平，1 表示是，2 表示否。

变量 LVEF 表示左室射血分数，2 个水平，0 表示 <60.9，1 表示≥ 60.9。

变量 CTNT 表示心肌肌钙蛋白，2 个水平，0 表示 <37.08，1 表示≥ 37.08。

变量 ALT 表示谷丙转氨酶，2 个水平，0 表示 <28.05，1 表示≥ 28.05。

变量 LDH 表示乳酸脱氢酶，4 个水平，1 表示 <164，2 表示 164~199，3 表示 199~279，4 表示≥ 279。

其中因变量 group 为有序分类资料，这里我们将变量 group 当作多分类变量，忽略水平间的等级，进行多分类 Logistic 回归。

通过 str() 函数查看数据集 multinom 中的各变量类型，可以发现，分类自变量在数据集中的类型是整型（integer）。这里将分类变量统一处理成因子型变量。

```
multinom$group<-factor(multinom$group,
                  levels = c(1,2,3),
                  labels = c("轻度","中度","重度"))
multinom$gender<-factor(multinom$gender,
                  levels = c(0,1),
                  labels = c("male","female"))
multinom$drink<-factor(multinom$drink,
                  levels = c(0,1),
                  labels = c("No","Yes"))
multinom$LVEF<-factor(multinom$LVEF,
                  levels = c(0,1),
                  labels = c("<60.9","≥60.9"))
multinom$CTNT<-factor(multinom$CTNT,
```

```
                    levels = c(0,1),
                    labels = c("<37.08","≥37.08"))
multinom$ALT<-factor(multinom$ALT,
                    levels = c(0,1),
                    labels = c("<28.05","≥28.05"))
multinom$LDH<-factor(multinom$LDH,
                    levels = c(1,2,3,4),
                    labels = c("<164","164-199","199-279","≥279"))
```

在 factor() 函数中输入待处理变量，选项 levels 指定变量水平的顺序，选项 labels 按照选项 levels 指定的顺序给变量各水平添加标签。

变量处理完之后，可以通过 summary() 函数查看各变量基本统计信息。

R 程序代码如下：

```
summary(multinom)
```

输出结果：

```
   gender         drink         LVEF          CTNT            ALT
male  :208     No :171     <60.9 :152     <37.08 :152     <28.05 :152
female: 96     Yes:133     ≥60.9:152      ≥37.08:152      ≥28.05:152


      age            LDH            group
Min.   :35.00     <164    :73     轻度: 99
1st Qu.:55.00     164-199:76      中度: 94
Median :63.00     199-279:76      重度:111
Mean   :63.05     ≥279    :75
3rd Qu.:71.00     NA's    : 4
Max.   :88.00
```

注意，其中 NA's 表示缺失值数量。

以 gender 为例，男性（male）208 人，女性（female）96 人。

以 age 为例，最小值为 35，第一四分位数为 55，中位数为 63，平均数为 63.05，第三四分位数为 71，最大值为 88。

对于多分类 Logistic 回归，需要利用 nnet 包中的 multinom() 函数。

R 程序代码如下：

```
library(nnet)
multinomLog<-multinom(formula=group~gender+drink+LVEF+CTNT+ALT+age+LDH,
                    data=multinom)
```

利用 library() 函数加载 nnet 包，在 multinom() 函数中，选项 formula 指定模型的表达式，因变量、自变量的连接方式同前；选项 data 指定针对数据集 multinom 进行分析。将拟合的结果储存在模型 multinomLog 中。

通过 summary() 函数查看模型 multinomLog 中的偏回归系数。代码如下：

```
summary(multinomLog)$coefficients
```

利用符号 $ 调用 summary() 函数中的 coefficients，即偏回归系数。

输出结果：

	(Intercept)	genderfemale	drinkYes	LVEF≥60.9	CTNT≥37.08
中度	-3.150948	0.5302883	1.3830621	-2.453581	1.419146
重度	-3.211866	-0.2445917	0.8621944	-3.004904	2.850747
	ALT≥28.05	age	LDH164-199	LDH199-279	LDH≥279
中度	1.949936	0.03412053	1.074038	1.1326458	1.547910
重度	1.357766	0.03843759	1.055583	0.9429235	1.747722

如果在拟合模型时未指定因变量的参照水平，默认因变量 group 的 levels 中的第一水平为参照，即以轻度为参照，中度、重度分别与之比较。

如果欲指定因变量的参照水平为中度，可使用以下代码：

```
multinom$group<-relevel(multinom$group,ref="中度")    #此代码不运行，仅用于展示
```

先在 relevel() 函数中输入待处理变量，选项 ref 指定其参照水平为中度，再拟合相应的多分类 Logistic 回归模型即可。篇幅有限，相应代码略，可参考本节 multinomLog 模型拟合的代码。

以轻度为参照时，中度与之比较，变量 gender（男性 vs. 女性）的偏回归系数 0.5302883；drink（饮酒 vs. 不饮酒）的偏回归系数是 1.3830621；LDH（164~199 vs. <164）的偏回归系数是 1.074038，LDH（199~279 vs. <164）的偏回归系数是 1.1326458，LDH（≥ 279 vs. <164）的偏回归系数是 1.547910，以此类推。

以轻度为参照时，重度与之比较，变量 gender（男性 vs. 女性）的偏回归系数为 -0.2445917；drink（饮酒 vs. 不饮酒）的偏回归系数是 0.8621944；LDH（164~199 vs. <164）的偏回归系数是 1.055583，LDH（199~279 vs. <164）的偏回归系数是 0.9429235，LDH（≥ 279 vs. <164）的偏回归系数是 1.747722，以此类推。

注意： gender、drink 均为分类变量，各自有一个参照水平，默认情况是各自变量 levels 中的第一个水平，即分别以女性为参照，男性与之比较，以及以不饮酒为参照，饮酒与之比较。

查看偏回归系数对应的标准误，R 程序代码如下：

```
summary(multinomLog)$standard.errors
```

同样利用符号 $ 调用 summary() 函数中的 standard.errors，即标准误。

输出结果：

	(Intercept)	genderfemale	drinkYes	LVEF≥60.9	CTNT≥37.08
中度	1.409022	0.4722389	0.4557845	0.5024236	0.5191554
重度	1.491845	0.5164180	0.4795697	0.5234302	0.5306355
	ALT≥28.05	age	LDH164-199	LDH199-279	LDH≥279

中度	0.4399927	0.01995920	0.5417037	0.5587065	0.7686482
重度	0.4765737	0.02103858	0.5995243	0.6173867	0.7904810

以轻度为参照时，中度与之比较，变量 gender（男性 vs. 女性）偏回归系数的标准误是 0.4722389；drink（饮酒 vs. 不饮酒）的偏回归系数的标准误是 0.4557845；LDH（164~199 vs. <164）的偏回归系数的标准误是 0.5417037，LDH（199~279 vs. <164）的偏回归系数的标准误是 0.5587065，LDH（≥ 279 vs. <164）的偏回归系数的标准误是 0.7686482，以此类推。

以轻度为参照时，重度与之比较，变量 gender（男性 vs. 女性）偏回归系数的标准误是 0.5164180；drink（饮酒 vs. 不饮酒）的偏回归系数的标准误是 0.4795697；LDH（164~199 vs. <164）的偏回归系数的标准误是 0.5995243，LDH（199~279 vs. <164）的偏回归系数的标准误是 0.6173867，LDH（≥ 279 vs. <164）的偏回归系数的标准误是 0.7904810，以此类推。

可惜的是，这里并没有提供偏回归系数的统计学假设检验，我们需要自己计算，步骤是先计算 Z 值，再根据 Z 值计算 p 值。

R 程序代码如下：

```
Z<-summary(multinomLog)$coefficients/summary(multinomLog)$standard.errors
P<-(1-pnorm(abs(Z)))*2
P
```

Z 值等于各变量的偏回归系数除以其对应的标准误，然后利用 pnorm() 函数，由 Z 值推算出 p 值。

输出结果：

	(Intercept)	genderfemale	drinkYes	LVEF≥60.9	CTNT≥37.08
中度	0.02533435	0.2614699	0.002409629	1.042241e-06	6.265233e-03
重度	0.03132270	0.6357629	0.072200758	9.423531e-09	7.772724e-08
	ALT≥28.05	age	LDH164-199	LDH199-279	LDH≥279
中度	9.347325e-06	0.08735582	0.04740057	0.04263538	0.04402965
重度	4.385480e-03	0.06769898	0.07828899	0.12669097	0.02703863

以轻度为参照时，中度与之比较，变量 gender（男性 vs. 女性）的 p 值是 0.2614699；drink（饮酒 vs. 不饮酒）的 p 值是 0.002409629；LDH（164~199 vs. <164）的 p 值是 0.04740057，LDH（199~279 vs. <164）的 p 值是 0.04263538，LDH（≥ 279 vs. <164）的 p 值是 0.04402965，以此类推。

以轻度为参照时，重度与之比较，变量 gender（男性 vs. 女性）的 p 值是 0.6357629；drink（饮酒 vs. 不饮酒）的 p 值是 0.072200758；LDH（164~199 vs. <164）的 p 值是 0.07828899，LDH（199~279 vs. <164）的 p 值是 0.12669097，LDH（≥ 279 vs. <164）的 p 值是 0.02703863，以此类推。

若 p 值小于 0.05，可认为其存在统计学意义。需要注意的是，以轻度为参照时，中度与之比较，变量 drink 存在统计学意义；而以轻度为参照时，重度与之比较，变量 drink 不存在统计学意义。因此，这里自变量的统计学意义应该针对中度 vs. 轻度、重度 vs. 轻度分别予以讨论。

同样，我们也可以根据偏回归系数及其标准误计算 OR 及其 95% 可信区间。

计算 OR 的 R 程序代码如下：

```
exp(summary(multinomLog)$coefficients)
```

利用 exp() 函数计算偏回归系数 β 以 e 为底数的指数函数，即 OR。

输出结果：

	(Intercept)	genderfemale	drinkYes	LVEF≥60.9	CTNT≥37.08
中度	0.04281151	1.6994223	3.987092	0.08598515	4.13359
重度	0.04028137	0.7830242	2.368352	0.04954353	17.30070
	ALT≥28.05	age	LDH164-199	LDH199-279	LDH≥279
中度	7.028234	1.034709	2.927175	3.103858	4.701635
重度	3.887497	1.039186	2.873650	2.567476	5.741506

以轻度为参照时，中度与之比较，变量 gender（男性 vs. 女性）的 OR 是 1.6994223，即男性发展到中度的风险约是女性的 1.699 倍；drink（饮酒 vs. 不饮酒）的 OR 是 3.987092，即饮酒人群发展到中度的风险约是不饮酒人群的 3.987 倍；LDH（164~199 vs. <164）的 OR 是 2.927175，即 LDH（164~199）人群发展到中度的风险约是 LDH（<164）人群的 2.927 倍，LDH（199~279 vs. <164）的 OR 是 3.103858，即 LDH（199~279）人群发展到中度的风险约是 LDH（<164）人群的 3.104 倍，LDH（≥279 vs. <164）的 OR 是 4.701635，即 LDH（≥279）人群发展到中度的风险约是 LDH（<164）人群的 4.702 倍，以此类推。

以轻度为参照时，重度与之比较，变量 gender（男性 vs. 女性）的 OR 是 0.7830242，即男性发展到重度的风险约是女性的 0.783 倍；drink（饮酒 vs. 不饮酒）的 OR 是 2.368352，即饮酒人群发展到重度的风险约是不饮酒人群的 2.368 倍；LDH（164~199 vs. <164）的 OR 是 2.873650，即 LDH（164~199）人群发展到重度的风险约是 LDH（<164）人群的 2.874 倍，LDH（199~279 vs. <164）的 OR 是 2.567476，即 LDH（199~279）人群发展到重度的风险约是 LDH（<164）人群的 2.567 倍，LDH（≥279 vs. <164）的 OR 是 5.741506，即 LDH（≥279）人群发展到重度的风险约是 LDH（<164）人群的 5.742 倍，以此类推。

注意： 在进行结果解读时，需要结合 p 值、95% 可信区间，判断其是否存在统计学意义。

计算 OR 的 95% 可信区间下限的代码（使用了近似正态法）如下：

```
exp(summary(multinomLog)$coefficients-1.96*summary(multinomLog)$standard.
errors)
```

这里同样利用 exp() 函数计算以 e 为底数的指数函数。

输出结果：

	(Intercept)	genderfemale	drinkYes	LVEF≥60.9	CTNT≥37.08
中度	0.04281151	1.6994223	3.987092	0.08598515	4.13359
重度	0.04028137	0.7830242	2.368352	0.04954353	17.30070
	ALT≥28.05	age	LDH164-199	LDH199-279	LDH≥279
中度	7.028234	1.034709	2.927175	3.103858	4.701635
重度	3.887497	1.039186	2.873650	2.567476	5.741506

计算 Odds Ratio 的 95% 可信区间上限的代码如下：

```
exp(summary(multinomLog)$coefficients+1.96*summary(multinomLog)$standard.
errors)
```

这里同样利用 exp() 函数计算以 e 为底数的指数函数。

输出结果：

	(Intercept)	genderfemale	drinkYes	LVEF≥60.9	CTNT≥37.08
中度	0.6775548	4.288241	9.741545	0.2301945	11.43514
重度	0.7498743	2.154562	6.062674	0.1382101	48.94968
	ALT≥28.05	age	LDH164-199	LDH199-279	LDH≥279
中度	16.648517	1.075989	8.463620	9.278598	21.20974
重度	9.893222	1.082933	9.305919	8.610665	27.03316

当然也可以先利用 confint() 函数，进行偏回归系数的 95% 可信区间的计算，再利用 exp() 函数计算其以 e 为底数的指数函数，即 OR 的 95% 可信区间。

R 程序代码如下：

```
exp(confint(multinomLog))
```

输出结果：

, , 中度

	2.5 %	97.5 %
(Intercept)	0.002705196	0.6775204
Genderfemale	0.673489429	4.2881683
drinkYes	1.631893199	9.7413854
LVEF≥60.9	0.032118831	0.2301904
CTNT≥37.08	1.494243862	11.4349231
ALT≥28.05	2.967042813	16.6482530
age	0.995013687	1.0759886
LDH164-199	1.012394209	8.4634549
LDH199-279	1.038317059	9.2784116
LDH≥279	1.042255829	21.2091568

, , 重度

	2.5 %	97.5 %
(Intercept)	0.002163931	0.7498340

Genderfemale	0.284576705	2.1545223
drinkYes	0.925200430	6.0625697
LVEF≥60.9	0.017759976	0.1382075
CTNT≥37.08	6.114852845	48.9487438
ALT≥28.05	1.527600693	9.8930526
age	0.997206646	1.0829323
LDH164-199	0.887396958	9.3057178
LDH199-279	0.765571800	8.6104731
LDH≥279	1.219459025	27.0323898

利用近似正态法与 confint() 函数法这两种方法计算的 95% 可信区间在数值大小上有非常细微差异。可信区间的解释略。

除此之外，我们还可以利用 epiDisply 包中的 mlogit.display() 函数查看模型 multinomLog 的结果。

R 程序代码如下：

```
library(epiDisply)
mlogit.display(multinomLog)
```

利用 library() 函数加载 epiDisply 包，在 mlogit.display() 函数中输入模型 multinomLog 即可。输出结果：

```
Outcome =group; Referent group = 轻度
```

	中度		重度	
	Coeff./SE	RRR(95%CI)	Coeff./SE	RRR(95%CI)
(Intercept)	-3.15/1.409*	-	-3.21/1.492*	-
genderfemale	0.53/0.472	1.7(0.67,4.29)	-0.24/0.516	0.78(0.28,2.15)
drinkYes	1.38/0.456**	3.99(1.63,9.74)	0.86/0.48	2.37(0.93,6.06)
LVEF≥60.9	-2.45/0.502***	0.09(0.03,0.23)	-3/0.523***	0.05(0.02,0.14)
CTNT≥37.08	1.42/0.519**	4.13(1.49,11.43)	2.85/0.531***	17.3(6.11,48.95)
ALT≥28.05	1.95/0.44***	7.03(2.97,16.65)	1.36/0.477**	3.89(1.53,9.89)
age	0.03/0.02	1.03(1,1.08)	0.04/0.021	1.04(1,1.08)
LDH164-199	1.07/0.542*	2.93(1.01,8.46)	1.06/0.6	2.87(0.89,9.31)
LDH199-279	1.13/0.559*	3.1(1.04,9.28)	0.94/0.617	2.57(0.77,8.61)
LDH≥279	1.55/0.769*	4.7(1.04,21.21)	1.75/0.79*	5.74(1.22,27.03)

```
Signif. codes:          0 '***' 0.001 '**' 0.01 '*' 0.05 '.' 0.1 ' ' 1

Residual Deviance: 418.67
AIC = 458.67
```

输出结果中的"Outcome =group; Referent group = 轻度"，说明因变量为 group，参照水平为轻度；其次罗列了中度 vs. 轻度的 Coeff./SE，即偏回归系数及其标准误，RRR(95%CI) 即 OR 及其 95% 可信区间；也罗列了重度 vs. 轻度的 Coeff./SE，即偏回归系数及其标准误。星号"*"标记其是否存在统计学意义：'***' 表示 $p<0.001$，'**' 表示 $p<0.01$，'*' 表示 $p<0.05$。各指标的流行病学解释同前。

3.2.3　有序 Logistic

案例：研究患者满意度的影响因素。初步确定的自变量包括性别、年龄、医疗费用和治疗方案。数据见 polr2.Rdata。

```
load("polr2.Rdata")
str(polr2)
```

利用 load() 函数导入数据集 polr2.Rdata。通过 str() 函数查看数据集 polr2 中各变量的类型信息。

输出结果：

```
'data.frame'    :    192 obs. of  5 variables:
 $ 性别        : num  1 0 1 0 0 0 1 0 1 0 ...
 $ 年龄        : num  30 23 36 47 33 42 26 35 38 35 ...
 $ 医疗费用     : num  209 220 220 231 253 264 264 275 286 286 ...
 $ 治疗方案     : num  3 3 1 3 2 3 1 2 2 3 ...
 $ 满意度       : num  0 0 0 3 2 2 0 2 2 2 ...
```

其中，数据形式为数据框（data.frame），总共有 5 个变量、192 个研究对象。

性别，2 个水平，0 表示男性，1 表示女性。

年龄，连续性变量，单位为岁。

医疗费用，连续性变量，单位为千元。

治疗方案，3 个水平，1 表示治疗方案药物 1，2 表示治疗方案药物 2，3 表示治疗方案药物 3。

满意度，4 个水平，0 表示不满意，1 表示一般，2 表示满意，3 表示非常满意。

其中因变量满意度为有序分类资料，故采用有序 Logistic 回归。

对于分类变量，将其处理成因子型变量。

```
polr2$性别<-factor(polr2$性别,
                 levels = c(0,1),
                 labels = c("男性","女性"))
polr2$治疗方案<-factor(polr2$治疗方案,
                 levels = c(1,2,3),
                 labels = c("药物1","药物2","药物3"))
polr2$满意度<-factor(polr2$满意度,
                 levels = c(0,1,2,3),
                 labels = c("不满意","一般","满意","非常满意"))
polr2$满意度 <- ordered(polr2$满意度)
```

在 factor() 函数中输入待处理变量，选项 levels 指定变量水平的顺序，选项 labels 按照选项 levels 指定的顺序给变量各水平添加标签。利用 ordered() 函数将因变量满意度处理成有序分类变量。

注意：在有序 Logistic 回归中，因变量必须被处理成因子型变量。

利用 MASS 包中的 polr() 函数进行模型拟合。

R 程序代码如下：

```
library(MASS)
polr2Log<-polr(formula=满意度~性别+年龄+医疗费用+治疗方案,data=polr2)
summary(polrLog)
```

利用 library() 函数加载 MASS 包。在 polr() 函数中，通过选项 formula 指定模型表达式，因变量为满意度，自变量为性别、年龄、医疗费用、治疗方案，因变量与自变量间用波浪号"~"连接，自变量间用加号"+"连接。选项 data 指定针对数据集 polr2 进行分析。将模型结果传递给 polr2Log。

利用 summary() 函数，即可查看模型 polr2Log 结果。

输出结果：

```
Re-fitting to get Hessian

Call:
polr(formula = 满意度 ~ 性别 + 年龄 + 医疗费用 + 治疗方案, data = polr2)

Coefficients:
                 Value      Std. Error     t value
性别女性        -0.68115     0.29254      -2.32840
年龄             0.23084     0.03342       6.90709
医疗费用         0.00668     0.00199       3.35718
治疗方案药物2     1.10971     0.35680       3.11022
治疗方案药物3    -0.03203     0.36712      -0.08725

Intercepts:
                 Value      Std. Error     t value
不满意|一般       8.4615      1.3493        6.2712
一般|满意        10.2843      1.4163        7.2613
满意|非常满意    13.2710      1.5464        8.5818

Residual Deviance: 383.3782
AIC: 399.3782
```

重点关注 Coefficients 结果，其中罗列了偏回归系数（Value）、偏回归系数的标准误（Std. Error），以及对偏回归系数进行统计学假设检验得到的 t 值（t value）。

常数项（Intercepts）结果一般可忽略。因变量为有序四分类变量，有 3 个常数项。不满意 | 一般指的是不满意 vs. 一般 + 满意 + 非常满意，一般 | 满意指的是不满意 + 一般 vs. 满意 + 非常满意，满意 | 非常满意指的是不满意 + 一般 + 满意 vs. 非常满意。各个比较（vs.）中只有常数项不同，而在各个比较（vs.）中，各自变量的偏回归系数（Coefficients）保持不变。具体原理可参照第 3.13 节。

遗憾的是，这里并没有提供关于偏回归系数的 p 值。

利用 drop1() 函数，可查看模型的结果。

R 程序代码如下：

```
drop1(polr2Log,test="Chi")
```

在 drop1() 函数中，输入模型 polr2Log，选项 test 指定检验方法为 Chi，即卡方检验。

输出结果：

```
Single term deletions

Model:
满意度 ~ 性别 + 年龄 + 医疗费用 + 治疗方案
          Df    AIC     LRT      Pr(>Chi)
<none>        399.38
性别       1   402.87   5.495    0.0190746 *
年龄       1   452.57   55.195   1.091e-13 ***
医疗费用   1   409.23   11.852   0.0005760 ***
治疗方案   2   409.90   14.517   0.0007041 ***
---
Signif. codes:  0'***'0.001'**'0.01'*'0.05'.'0.1' '1
```

可以发现，性别、年龄、医疗费用、治疗方案所对应的 p 值均小于 0.05，存在统计学意义。治疗方案只给了一个整体的 p 值，而治疗方案是多分类变量，需要分别得到治疗方案药物 2 vs. 治疗方案药物 1、治疗方案药物 3 vs. 治疗方案药物 1 的 p 值。

可用近似正态法计算其 p 值。R 程序代码如下：

```
t<-summary(polr2Log)$coefficients[,3]
df<-summary(polr2Log)$df.residual
P<-pt(abs(t), df, lower.tail=FALSE)
P
```

t 为 Coefficients 表中的第三列，df 为模型 polr2Log 残差的自由度。利用 pt() 函数由 t 值、自由度近似估计其 p 值。

输出结果：

```
性别女性         年龄           医疗费用         治疗方案药物2    治疗方案药物3
1.048876e-02    3.901158e-11   4.783776e-04    1.083577e-03    4.652829e-01
不满意|一般      一般|满意      满意|非常满意
1.244939e-09    5.232977e-12   1.919585e-15
```

可以发现，性别、年龄、医疗费用、治疗方案药物 2 所对应的 p 值均小于 0.05，存在统计学意义。治疗方案药物 3 所对应的 p 值大于 0.05，无统计学意义。3 个常数项，（不满意 | 一般、一般 | 满意、满意 | 非常满意）的 p 值可忽略。

最后计算 OR 及其 95% 可信区间，代码如下：

```
exp(cbind("OR"=coef(polr2Log),confint(polr2Log)))
```

这里同样先利用 confint() 函数估计偏回归系数的 95% 可信区间，再利用 exp() 函数计算其以 e 以底数的指数函数。

输出结果：

	OR	2.5 %	97.5 %
性别女性	0.5060334	0.2836216	0.8947715
年龄	1.2596530	1.1817737	1.3476343
医疗费用	1.0067028	1.0028579	1.0106825
治疗方案药物2	3.0334849	1.5166915	6.1597155
治疗方案药物3	0.9684759	0.4704423	1.9894386

结果解读：年龄每增加 1 岁，因变量满意度提高 1 个及 1 个以上等级的概率是之前的 1.260 倍（OR ≈ 1.260，95% 可信区间为 1.182~1.348），或者解释为年龄每增加 1 岁，因变量满意度提高 1 个及 1 个以上等级的概率约增加 26.0%（即 1.260-1）。治疗方案药物 2 的人群满意度提高 1 个及 1 个以上等级的概率约是治疗方案药物 1 人群的 3.033 倍（OR ≈ 3.033，95% 置信区间为 1.517~6.160），或者解释为治疗方案药物 2 的人群满意度提高 1 个及 1 个以上等级的概率比治疗方案药物 1 人群约高出 203.3%（即 3.033-1）。治疗方案药物 3 vs. 治疗方案药物 1 无统计学意义，需要注意。其他变量解读以此类推。

当然也可以使用正态近似法，估计其偏回归系数的 95% 可信区间。

R 程序代码如下：

```
LL<-exp(coef(polr2Log)-1.96*summary(polr2Log)$coefficients[,"Std. Error"])
UL<-exp(coef(polr2Log)+1.96*summary(polr2Log)$coefficients[,"Std. Error"])
cbind(LL,UL)
```

首先利用偏回归系数及其标准误计算偏回归系数的 95% 可信区间，再利用 exp() 函数计算其以 e 以底数的指数函数。

输出结果：

	LL	UL
性别女性	0.28520912	0.8978316
年龄	1.17978555	1.3449272
医疗费用	1.00278410	1.0106368
治疗方案药物2	1.50741021	6.1045300
治疗方案药物3	0.47162155	1.9887674
不满意|一般	0.03594728	7.1234801
一般|满意	0.07846101	20.2231109
满意|非常满意	0.04859132	20.8566133

近似正态法的结果与 confint() 函数的结果有细微差异。

除此之外，还可以利用 epiDisply 包中的 ordinal.or.display() 函数查看模型 polr2Log 结果。

R 程序代码如下：

```
library(epiDisply)
ordinal.or.display(polr2Log)
```

利用 library() 函数加载 epiDisply 包，在函数 ordinal.or.display() 中输入模型 polr2Log 即可。

输出结果：

Ordinal	OR	lower95ci	upper95ci	p value
性别女性	0.506	0.284	0.895	1.05e-02
年龄	1.26	1.182	1.348	3.90e-11
医疗费用	1.007	1.003	1.011	4.78e-04
治疗方案药物2	3.033	1.517	6.16	1.08e-03
治疗方案药物3	0.968	0.47	1.989	4.65e-01

输出结果显示了 OR 值及其 95% 可信区间 lower95ci、upper95ci，同时也给出了 p 值。相关指标流行病学解释同前。

3.2.4　1：m 匹配条件 Logistic

案例：采用匹配的病例对照研究探讨吸烟与肺癌的关系。该研究为每一位肺癌患者根据年龄、性别等匹配 2 名对照，考虑的自变量是吸烟、收入水平。

```
load("clogit1.Rdata")
str(clogit1)
```

利用 load() 函数导入数据集 clogit1.Rdata，通过 str() 函数查看数据集 clogit1 中各变量类型信息。

输出结果：

```
'data.frame':   135 obs. of  4 variables:
 $ 配对号 : num 1 1 1 2 2 2 3 3 3 4 ...
 $ 肺癌   : num 1 0 0 1 0 0 1 0 0 1 ...
 $ 吸烟   : num 1 1 0 1 1 1 0 1 0 1 ...
 $ 收入水平: num 1 0 0 0 1 0 0 1 1 0 ...
```

其中，数据形式为数据框（data.frame），总共有 4 个变量、135 个研究对象。

配对号，表示病例与对照的匹配情况，1 名病例匹配 2 名对照。

肺癌，2 个水平，0 表示否，1 表示是。

吸烟，2 个水平，0 表示否，1 表示是。

收入水平，2 个水平，0 表示低水平，1 表示高水平。

对于分类变量，将其处理成因子型变量。

```
clogit1$吸烟<-factor(clogit1$吸烟,
```

```
                        levels=c(0,1),
                        labels=c("No","Yes"))
clogit1$收入水平<-factor(clogit1$收入水平,
                        levels=c(0,1),
                        labels=c("Low","High"))
```

在 factor() 函数中输入待处理变量，选项 levels 指定变量水平的顺序，选项 labels 按照选项 levels 指定的顺序给变量各水平添加标签。

注意： 因变量肺癌虽然是分类变量，但是在这不需要被处理成因子型变量。

1 ：m 匹配 Logistic 回归在 R 语言中可按两种方法进行。

方法 1：利用 survival 包中的 clogit() 函数进行模型拟合。

R 程序代码如下：

```
library(survival)
clogit1Log <-clogit(formula=肺癌~ 吸烟+收入水平+ strata(配对号),data=clogit1)
summary(clogit1Log)
```

在 clogit() 函数中，选项 formula 指定表达式，因变量、自变量设置同前。在表达式中，strata() 指定配对号。选项 data 指定针对数据集 clogit1 进行分析。将拟合的结果储存在 clogit1Log 中。

通过 summary() 函数查看 clogit1Log 模型的结果。

输出结果：

```
Call:
coxph(formula = Surv(rep(1, 135L), 肺癌) - 吸烟 + 收入水平 +
    strata(配对号), data = clogit1, method = "exact")

  n= 135, number of events= 45

             coef    exp(coef)   se(coef)       z     Pr(>|z|)
吸烟Yes      1.4757    4.3742      0.4132     3.571    0.000355 ***
收入水平High  -0.3213   0.7252      0.4049    -0.793    0.427530
---
Signif. codes:  0'***'0.001'**'0.01'*'0.05'.'0.1' '1

             exp(coef)   exp(-coef)   lower .95    upper .95
吸烟Yes        4.3742     0.2286       1.9461       9.831
收入水平High    0.7252     1.3789       0.3279       1.604

Concordance= 0.694     (se = 0.061 )
Likelihood ratio test= 16.1   on 2 df,       p=3e-04
Wald test             = 13    on 2 df,       p=0.002
Score (logrank) test = 14.88 on 2 df,        p=6e-04
```

结果解读：吸烟的偏回归系数（coef）是 1.4757，对其进行统计学假设检验得到的 Z 值是 3.571，p 值是 0.000355，存在统计学意义。对收入水平进行统计学假设检验，发现其并不存在统计学意义（p 值为 0.427530）。

吸烟的 OR（exp(coef)）为 4.3742，其 95% 可信区间的下限（lower .95）是 1.9461，95% 可信区间的上限（upper .95）是 9.831。具体的流行病学含义是，吸烟人群发生肺癌的风险是不吸烟人群的 4.374 倍。

方法 2：利用 survival 包中的 coxph() 函数进行模型拟合。

R 程序代码如下：

```
clogit1$虚拟生存时间<-ifelse(clogit1$肺癌==0,1,0)
clogit1Log2<-coxph(formula=Surv(虚拟生存时间,肺癌)~吸烟+收入水平+ strata(配对
号),data=clogit1)
summary(clogit1Log2)
```

首先，利用 ifelse() 函数生成一个虚拟生存时间变量，要保证对照组的虚拟生存时间大于病例组的虚拟生存时间。这里将对照组的虚拟生存时间设置为 1，将病例组的虚拟生存时间设置为 0。

然后利用 coxph() 函数进行模型拟合，通过选项 formula 设置表达式，因变量、自变量设置可参考第 4.2.2 节。在表达式中， strata() 指定配对号。选项 data 指定针对数据集 clogit1 进行分析。将拟合的结果储存在 clogit1Log2 中。

通过 summary() 函数查看 clogit1Log2 模型的结果。

方法 1 与方法 2 的输出结果完全相同，但在分析匹配 Logistic 回归时，与 clogit() 函数 coxph() 函数的可塑性更大。例如，对于限制性立方样条图、列线图等，clogit() 函数拟合的模型就无法实现这些图形的绘制；而 coxph() 函数拟合的匹配 Logistic 回归模型就可以实现这些图形的绘制。

除此之外，还可以使用 epiDisplay 包中的 clogistic.display() 函数查看模型 clogit1Log 中的结果。

R 程序代码如下：

```
library(epiDisplay)
clogistic.display(clogit1Log,
                  crude=FALSE,
                  crude.p.value=FALSE,
                  simplified=FALSE)
```

利用 library() 函数加载 epiDisplay，在 clogistic.display() 函数中输入模型 clogit1Log，选项 crude 设置为 FALSE 将不显示各自变量单因素分析结果的 OR 及其 95% 可信区间，选项 crude.p.value 设置为 FALSE 将不显示各自变量单因素分析结果的 p 值，选项 simplified 设置为 FALSE 将不显示简化结果。

输出结果：

```
Conditional logistic regression predicting 肺癌 : 1 vs 0

                           OR(95%CI)            P(Wald's test)      P(LR-test)
吸烟: Yes vs No             4.37 (1.95,9.83)     < 0.001             < 0.001

收入水平: High vs Low        0.73 (0.33,1.6)      0.428               0.424

No. of observations =  135
```

输出结果给出了 OR 值及其 95% 可信区间，以及对自变量进行统计学检验的两种方法的 p 值，分别是 P(Wald's test) 与 P(LR~test)。

各指标的流行病学解释同前。

▶ ▶ 3.3 小结

在医学研究中，与生存模型相比，Logistic 回归模型收集资料较为容易，故 Logistic 回归模型是临床研究最为常见的回归模型。

在应用 Logitic 模型过程中，需注意以下问题。

首先，自变量间是否存在多重共线性问题，即自变量间是否存在线性相关关系。如自变量间存在多重共线性问题，那么某个自变量就是其他一些自变量的线性表达式。当自变量间存在严重共线性问题时，对偏回归系数的估计可能会出现问题，例如，整体的模型存在统计学意义，但是各自变量的偏回归系数的统计学假设检验却出现无统计学意义的情况，或者是某个临床上认为与因变量确定存在关联的自变量变得无统计学意义，甚至自变量的偏回归系数的数值大小与方向与临床实际相违背。若增删个别变量或样本，重新拟合模型，则结果不稳定，偏回归系数出现较大变化。识别多重共线性问题，通常采用方差膨胀因子（variance inflation factor，VIF）。一般来讲，VIF>10，自变量间就存在共线性问题，并且 VIF 越大，共线性问题越严重。此外，还可以使用容忍度（tolerance），即方差膨胀因子的倒数来评价共线性问题。解决多重共线性问题，通常有以下方法，第一种方法是采用正则化技术，包括岭回归（ridge regression）、Lasso、弹性网络模型（ElasticNet）。在模型拟合过程中，加入一个正则化惩罚项，可以达到控制多重共线性问题的目的。第二种方法是进行降维处理，如主成分分析（principal component analysis，PCA）等。当然还有一些其他的复杂方法，如偏最小二乘法（partial least~square method，PLS）、倾向性评分匹配（propensity score matching，PSM）、逐步回归等。

其次，关于 Logistic 回归模型中交互效应（Interaction）的设置，在流行病学研究中，当两个或两个以上危险因素对疾病的联合作用不同于它们的独立作用时，交互作用作为一个重要概念被提出。Rothman 认为，交互作用可以分为 3 类，分别是统计交互作用、生物学交互作用、公共卫生学交互作用。其中，生物学交互作用、公共卫生学交互作用的评估非常复杂，这里我们只关注比较容易实现的统计交互作用。统计交互作用的评估主要基于相加模型（additive interactions，INT_A）与相乘模型（multiplicative interaction，INT_M）进行。

相乘模型由于其分析的方便性，已成为被广泛应用的统计学方法。我们平时在论文中看到的 p value for interaction 就是相乘交互作用做出来的结果。相加模型由于可信区间计算的复杂性，较少被应用。以最简单的两因素两水平为例，假设两暴露因子分别为 A、B，1 表示因素存在，0 表示因素不存在，因变量为疾病的发生与否。Logistic 回归模型得到的 OR 值作为相对危险度（RR）的估计值。其中，OR_{A0B0} 表示 A、B 都不存在时发病的 OR 值，分析时作为参照组；OR_{A1B0} 表示仅 A 存在、B 不存在时发病的 OR 值；OR_{A0B1} 表示 A 不存在、仅 B 存在时发病的 OR 值；OR_{A1B1} 表示 A、B 共同存在时发病的 OR 值。在 Logistic 回归中，两个变量的乘积项反映因素间是否有相乘交互作用。若 Logistic 回归模型的乘积项系数不等于零（或者 OR 不等于 1）且有统计学意义，表示两个因素存在相乘交互作用，但若乘积项无统计学意义，并不表示两个因素无相加交互作用，也不表示两个因素对某疾病的发生无生物学交互作用。

Rothman 用于评价相乘交互作用的指标是 $OR_{A1B1}/(OR_{A1B0} \times OR_{A0B1})$。如果两个因素无相乘交互作用，则该指标的可信区间应该包含 1。容易证明，此相乘交互作用指标即 Logistic 回归模型中乘积项的 OR 值。这进一步说明在 Logistic 回归模型中，乘积项反映的是相乘交互作用。Rothman 用于评价相加交互作用的 3 个指标：①相对超危险度比（relative excess risk due to interaction，RERI）：$RERI = OR_{A1B1} - OR_{A1B0} - OR_{A0B1} + 1$；②归因比（attributable proportion due to interaction，AP）：$AP = RERI/OR_{A1B1}$；③交互作用指数（synergy index，SI）$= (OR_{A1B1} - 1)/[(OR_{A1B0} - 1) + (OR_{A0B1} - 1)]$。如果两个因素无相加交互作用，则 RERI 和 AP 的可信区间应包含 0，SI 的可信区间应包含 1。要注意的地方主要是下结论时。首先明确一点，这个交互作用是指统计学上的交互作用，不能直接说它们具有生物学意义上的交互作用。

因为统计模型不止一种，在有些研究中，相乘模型有统计学意义，相加模型没有统计学意义，或者相乘模型为拮抗作用，相加模型为协同作用。这才有了谁更合理的争论。只能说，"A 因素和 B 因素在相加尺度上具有交互作用"，可以推测其有生物学交互作用，而不能直接说其有生物学交互作用。同样，没检测到统计学上的交互作用，也不能说明其没有生物学交互作用，因为生物学是复杂的。Rothman 等人认为，在可能具有专业生物学知识解释的前提下，具有正向相加交互作用的两个因素可以指示出具有生物学意义的协同作用；具有负向相加交互作用的两个因素可以指示出具有生物学意义的拮抗作用。然而，没有检验出相加交互作用，不表明两个因素不具有生物学交互作用，这基于前面提到的生物学交互作用的复杂性。

我们利用某种统计模型没有观察到交互作用只能解释为不存在这种统计模型上的交互作用。具有相乘交互作用与生物学交互作用关系较为复杂。一些研究者认为使用相加模型来分析交互作用更为科学。一般地，两个因素如果具有正向相乘交互作用，则在加法模型上具有正向交互作用；两个因素如果具有负向相乘交互作用，则在加法模型上正向交互作用、负向交互作用、无交互作用 3 种结果都有可能出现，因此负向相乘交互作用不能表明两个因素是否具有生物学交互作用。如果利用 Logistic 回归只进行了相乘交互，而没有进行相加交互，这样的分析不全面。另外，在结果解释上，相乘交互、相加交互也不能混为一谈，特别是在相乘模型具有阳性结果的情况下，不能轻易下结论，应该进一步做相加交互，再依据结果进行判定是否可以指示出生物学交互。

除此之外，样本量问题前文已述及。

对于数据中的因变量存在过多的"0"，代表结局事件发生的"1"过少，可以拟合零膨胀回归模型（zero-inflated model）。使用 pscl 包中的 zeroinfl() 函数即可拟合零膨胀回归模型。

对于样本量比较小的研究，可以拟合精确 Logistic 回归（exact Logistic regression），通过拟合条件似然函数，估计参数的分布函数，可以使用 elrm 包中的 elrm() 函数进行精确 Logistic 回归模型的拟合。

最后，关于 Logistic 回归模型的注意事项仍然较多，由于笔者水平及篇幅有限，这里不再过多罗列，感兴趣的读者可参考其他书籍。

第 4 章　生存资料分析

在临床研究中，我们除了关注疾病结局（outcome）外，对结局发生的时间（time）也感兴趣。因为除了将生存结局作为判定标准以外，生存时间的延长也被认为是有效的。那么传统的分析方法是否可以用于分析队列研究的生存资料呢？

如果将生存结局与生存时间均作为因变量拟合一般回归模型（如线性回归模型或者是 Logistic 回归模型），则由于生存时间的分布形式不明确（肯定不是正态分布形式，在不同情况下，分布形式也不同），拟合一般回归模型将极为困难。

另外，队列研究的生存资料也存在失访的可能，失访的原因可能如下：①失去联系（病人迁移，联系方式发生改变）；②发生竞争性事件（死于车祸、溺水等其他原因）；③整个研究终止，病人均没出现结局事件。显然，将失访的研究对象算作存活或死亡，都不合理，直接剔除失访研究对象也会损失大量信息，降低统计学检验的效能。

因此，这时就需要使用用生存资料的统计分析方法。

本章将深入探讨生存资料的分析方法。

本章主要涉及的知识点：

- 有关生存资料的常用术语。
- Kaplan-Meier 生存曲线。
- Cox 比例风险模型（Cox proportional-hazards model）。
- 结果解读：风险比（hazard ratio，HR）等指标解读。

注意： 本章内容是基石（夯实基础，有助于后续复杂方法的理解）。

▶▶ 4.1 概述

本节首先介绍 Kaplan-Meier 生存曲线、Cox 比例风险模型的基本概念。理解这些概念是学习使用生存资料统计分析的基础。了解生存资料模型概念后，才能在实际的临床研究工作中，合理、科学地开展相关的研究设计。

4.1.1 Kaplan-Meier 生存曲线的基本原理

有关生存资料的常用术语如下。

1. 失效事件

失效事件（failure event）也被称为称死亡事件或失败事件，表示随访对象出现了研究者期望观察到的结局事件。

2. 删失值

删失值（censored value）出现的可能情况包括以下几种：①中途失访，包括拒绝访问、失去联系或中途退出试验；②死于其他与研究无关的原因，如胃癌患者死于心肌梗死、自杀或因车祸死亡；③随访截止，即整个研究结束时观察对象仍存活。

3. 生存时间

生存时间（survival time）是指随访观察持续的时间，即失效事件发生或者失访前最后一次的随访时间，常用符号 t 表示。

4. 生存率

生存概率（survival rate）又称生存函数（survival distribution function），是指某个观察对象活过 t 时刻的概率，是一个非负值，范围为 0~1，常用 $P(T>t)$ 表示。根据失效事件的定义，生存概率可以是缓解率、有效率等。当 $t=0$ 时，生存概率为 100%。当 t 逐步增加时，生存概率逐步减小。

5. 风险函数

生存概率和风险函数（hazard function）可以描述生存时间的分布形式。对风险函数的估计容易受到机遇的影响，而对生存概率的估计相对稳定。

估计生存概率，常用方法是寿命表法和 Kaplan-Meier 法。这两种方法均属于非参数方法。由于寿命表法使用不多，这里不讨论。利用 Kaplan-Meier 法可以实现多组间的生存概率的比较，并判断其生存状况是否存在统计学差异，在比较时，使用较多的方法是 Log-Rank 检验（也被称为对数秩检验）。

Kaplan-Meier 法适用于小样本研究，且失效事件和删失事件的时间被较为准确地记录。若这些时间记录不全，则不可进行 Kaplan-Meier 生存分析，可退一步，仅利用是否发生结局资料，进行 Logistic 回归分析。

Kaplan-Meier 生存曲线是以时间 t 为 x 轴，为生存率为 y 轴，表示时间与生存率关系的曲线。通过 Kaplan Meier 生存曲线，我们可以直观地分析比较各样本的生存曲线，也可以对某一病例任一时刻的生存率做出估计；反之也可以根据生存率估计生存时间。

假定病人在各个时段生存的事件独立，生存概率为 P，则应用概率乘法估计生存率的应用公式为

$$S\left(t_k\right) = P_1 P_2 \cdots P_K \tag{4.1}$$

式中，$S(t_k)$ 表示 t_k 时刻的累积生存概率。

4.1.2　Cox 比例风险模型的基本原理

简单地讲，Cox 比例风险模型是两个风险函数之比，即风险比。

在 Cox 比例风险模型中，假设在时点 t，个体出现观察结局的风险可以分解为两个部分。

第一部分，基本（本底）风险量 $h_0(t)$，代表没有任何自变量影响下的生存状况。

第二部分，第 i 个影响因素使得在任意一个时点 t 的死亡风险从 $h_0(t)$ 增加 $\exp(\beta_i X_i)$ 倍而成为 $h_0(t)\exp(\beta_i X_i)$。

在 m 个因素同时影响生存过程的情况下，在时点 t 的风险量（常称为风险率或风险函数）为

$$h\left(t, X\right) = h_0\left(t\right)\exp\left(\beta_0 + \beta_1 X_1 + \beta_2 X_2 + \beta_3 X_3 + \cdots + \beta_i X_i\right) \tag{4.2}$$

可以转换为

$$h\left(t, X\right) / h_0\left(t\right) = \exp\left(\beta_0 + \beta_1 X_1 + \beta_2 X_2 + \beta_3 X_3 + \cdots + \beta_i X_i\right) \tag{4.3}$$

式中，$h_0(t)$ 表示个体在时点 t 的基准死亡情况（基础风险函数，为发病密度或死亡密度）；β_i 为偏回归系数，可直接理解为 X_i 的回归系数，β_i 的实际含义是：当其他协变量不变时，变量 X_i 改变 1 个单位时，HR 的自然对数（$\ln HR$）变化 β_i 个单位。

由上述公式可推算风险比与偏回归系数的数学关系，推算步骤同二分类 Logistic 回归章节。

当 $X_1 = 1$ 时：

$$h\left(t, X_1 = 1\right) / h_0\left(t\right) = \exp\left(\beta_0 + \beta_1 + \beta_2 X_2 + \beta_3 X_3 + \cdots + \beta_i X_i\right) \tag{4.4}$$

当 $X_1 = 0$ 时：

$$h\left(t, X_1 = 0\right) / h_0\left(t\right) = \exp\left(\beta_0 + \beta_2 X_2 + \beta_3 X_3 + \cdots + \beta_i X_i\right) \tag{4.5}$$

由上述两式可得

$$\frac{h(t, X_1 = 1)}{h(t, X_1 = 0)} = \exp(\beta_1) \tag{4.6}$$

即

$$HR = \exp(\beta) \tag{4.7}$$

式中，$\exp(\beta_i)$ 为风险比，表示两种情况下发病或死亡概率之比。若 β_i 大于 0，则 HR>1，一般该因素为危险因素；若 β_i 小于 0，则 HR<1，一般该因素为保护因素；若 β_i 等于 0，则 HR=1，一般该因素为无关因素。

▶▶ 4.2 生存资料分析实战

4.2.1 Kaplan-Meier 生存曲线

案例：研究黑色素瘤患者的生存情况，数据见 melanom.Rdata。

```
load("melanom.Rdata")
str(melanom)
```

利用 load() 函数导入 Rdata 格式数据，利用 str() 函数查看数据集 melanom 中各变量类型信息。

输出结果：

```
'data.frame':   205 obs. of  6 variables:
 $ no     : int  789 13 97 16 21 469 685 7 932 944 ...
 $ status : int  3 3 2 3 1 1 1 1 3 1 ...
 $ days   : int  10 30 35 99 185 204 210 232 232 279 ...
 $ ulc    : int  1 2 2 2 1 1 1 1 1 1 ...
 $ thick  : int     676 65 134 290 1208 484 516 1288 322 741 ...
 $ sex    : int  2 2 2 1 2 2 2 2 1 1 ...
```

其中，数据形式为数据框（data.frame），总共有 6 个变量、205 个研究对象。

变量 no 表示编号。

变量 status 表示随访结局，3 个水平，1 表示死于恶性黑色素瘤，2 表示存活，3 表示死于其他原因。

变量 days 表示随访时间，连续性变量，单位为天。

变量 ulc 表示是否存在溃疡性肿瘤，1 表示是，2 表示否。

变量 thick 表示以 1/100mm 计量的厚度，连续性变量。

变量 sex 表示病人性别，1 表示女性，2 表示男性。

变量 status 和 days 共同构成因变量，故采用生存分析方法。

通过 str() 函数查看数据集 melanom 中的各变量类型，可以发现，分类变量在数据集中的类型是整型（integer）。我们将分类自变量处理成因子型变量，并为其加上标签。

```
melanom$ulc<-factor(melanom$ulc,
                    levels = c(1,2),
                    labels = c("是","否"))
melanom$sex<-factor(melanom$sex,
                    levels = c(1,2),
                    labels = c("女性","男性"))
```

在 factor() 函数中输入待处理变量，选项 levels 指定变量水平的顺序，选项 labels 按照选项 levels 指定的顺序给变量各水平添加标签。

处理完成之后，再通过 str() 函数查看变量类型。

```
str(melanom)
```

输出结果：

```
'data.frame':   205 obs. of  6 variables:
 $ no     : int  789 13 97 16 21 469 685 7 932 944 ...
 $ status : int  3 3 2 3 1 1 1 1 3 1 ...
 $ days   : int  10 30 35 99 185 204 210 232 232 279 ...
 $ ulc    : Factor w/ 2 levels "是","否": 1 2 2 2 1 1 1 1 1 1 ...
 $ thick  : int  676 65 134 290 1208 484 516 1288 322 741 ...
 $ sex    : Factor w/ 2 levels "女性","男性": 2 2 2 1 2 2 2 2 1 1 ...
```

可以发现，变量 ulc 和变量 sex 已转变成因子型变量。以变量 ulc 为例，输出结果中的 Factor 表示变量类型为因子型，w/2 levels 表示 ulc 有 2 个水平，之后的"是""否"表示 2 个水平的标签。

在 R 语言中进行 Kaplan-Meier 生存曲线分析，可以利用 survival 包中的 survdiff() 函数。如果要进行寿命表分析，可以使用 survfit() 函数。

进行寿命表分析的代码如下：

```
library(survival)
surv.all<-survfit(formula=Surv(days,status==1)~1,data=melanom)
summary(surv.all)
```

利用 library() 函数加载 survival 包。

在 survfit() 函数中，选项 formula 指定表达式，在表达式中，首先通过 Surv() 函数将生存时间 day 与生存结局 status 结合起来，status==1 表示变量 status 取值 1 是失效事件，而取其他值（2 和 3）是删失事件。

因变量设置完成之后，用波浪号"~"将因变量与自变量连接起来，这里的自变量设置为 1，表示对全人群进行寿命表分析。

通过选项 data 指定对数据集 melanom 进行分析。

模型拟合完成之后，将结果存储在 surv.all 中，通过 summary() 函数查看模型 surv.all 的结果。

输出结果：

```
Call: survfit(formula = Surv(days, status == 1) ~ 1, data = melanom)
```

time	n.risk	n.event	survival	std.err	lower 95% CI	upper 95% CI
185	201	1	0.995	0.00496	0.985	1.000
204	200	1	0.990	0.00700	0.976	1.000
210	199	1	0.985	0.00855	0.968	1.000
232	198	1	0.980	0.00985	0.961	1.000
279	196	1	0.975	0.01100	0.954	0.997
295	195	1	0.970	0.01202	0.947	0.994
386	193	1	0.965	0.01297	0.940	0.991
426	192	1	0.960	0.01384	0.933	0.988
469	191	1	0.955	0.01465	0.927	0.984
529	189	1	0.950	0.01542	0.920	0.981
621	188	1	0.945	0.01615	0.914	0.977
629	187	1	0.940	0.01683	0.907	0.973
659	186	1	0.935	0.01748	0.901	0.970
667	185	1	0.930	0.01811	0.895	0.966
718	184	1	0.925	0.01870	0.889	0.962
752	183	1	0.920	0.01927	0.883	0.958
779	182	1	0.915	0.01981	0.877	0.954
793	181	1	0.910	0.02034	0.871	0.950
817	180	1	0.904	0.02084	0.865	0.946
833	178	1	0.899	0.02134	0.859	0.942
858	177	1	0.894	0.02181	0.853	0.938
869	176	1	0.889	0.02227	0.847	0.934
872	175	1	0.884	0.02272	0.841	0.930
967	174	1	0.879	0.02315	0.835	0.926
977	173	1	0.874	0.02357	0.829	0.921
982	172	1	0.869	0.02397	0.823	0.917
1041	171	1	0.864	0.02436	0.817	0.913
1055	170	1	0.859	0.02474	0.812	0.909
1062	169	1	0.854	0.02511	0.806	0.904
1075	168	1	0.849	0.02547	0.800	0.900
1156	167	1	0.844	0.02582	0.794	0.896
1228	166	1	0.838	0.02616	0.789	0.891
1252	165	1	0.833	0.02649	0.783	0.887
1271	164	1	0.828	0.02681	0.777	0.883
1312	163	1	0.823	0.02713	0.772	0.878
1435	161	1	0.818	0.02744	0.766	0.874
1506	159	1	0.813	0.02774	0.760	0.869
1516	155	1	0.808	0.02805	0.755	0.865

1548	152	1	0.802	0.02837	0.749	0.860
1560	150	1	0.797	0.02868	0.743	0.855
1584	148	1	0.792	0.02899	0.737	0.851
1621	146	1	0.786	0.02929	0.731	0.846
1667	137	1	0.780	0.02963	0.725	0.841
1690	134	1	0.775	0.02998	0.718	0.836
1726	131	1	0.769	0.03033	0.712	0.831
1933	110	1	0.762	0.03085	0.704	0.825
2061	95	1	0.754	0.03155	0.694	0.818
2062	94	1	0.746	0.03221	0.685	0.812
2103	90	1	0.737	0.03290	0.676	0.805
2108	88	1	0.729	0.03358	0.666	0.798
2256	80	1	0.720	0.03438	0.656	0.791
2388	75	1	0.710	0.03523	0.645	0.783
2467	69	1	0.700	0.03619	0.633	0.775
2565	63	1	0.689	0.03729	0.620	0.766
2782	57	1	0.677	0.03854	0.605	0.757
3042	52	1	0.664	0.03994	0.590	0.747
3338	35	1	0.645	0.04307	0.566	0.735

在输出结果中，第一列 time 表示生存时间，第二列 n.risk 表示尚未观测到失效事件及删失事件例数，第三列 n.event 表示此时间点观测到的删失事件例数，第四列 survival 表示累积生存概率，第五列 std.err 表示累积生存概率的标准误，第六列 lower 95% CI 表示累积生存概率 95% 可信区间的下限，第七列 upper 95% CI 表示累积生存概率 95% 可信区间的上限。通过读取上述表格，即可得到特定时点的累积生存概率。

除可对全人群进行寿命表分析外，也可进行亚组人群寿命表分析。下面以性别为例进行说明。

R 程序代码如下：

```
surv.sex<-survfit(formula=Surv(days,status==1) ~ sex,data=melanom)
summary(surv.sex)
```

同样使用 survfit() 函数，唯一不同的地方在于，选项 formula 指定表达式时，自变量设置为 sex，而不是刚才的数值 1，其他设置同前。

将模型结果存储在 surv.sex 中，通过 summary() 函数查看模型 surv.sex 结果。

输出结果：

```
Call: survfit(formula = Surv(days, status == 1) ~ sex, data = melanom)

  sex=女性
time   n.risk  n.event  survival  std.err  lower 95% CI  upper 95% CI
279    124     1        0.992     0.00803  0.976         1.000
295    123     1        0.984     0.01131  0.962         1.000
386    121     1        0.976     0.01384  0.949         1.000
469    120     1        0.968     0.01593  0.937         0.999
```

time	n.risk	n.event	survival	std.err	lower 95% CI	upper 95% CI
667	119	1	0.959	0.01775	0.925	0.995
817	118	1	0.951	0.01937	0.914	0.990
833	116	1	0.943	0.02087	0.903	0.985
858	115	1	0.935	0.02224	0.892	0.980
869	114	1	0.927	0.02351	0.882	0.974
872	113	1	0.919	0.02469	0.871	0.968
982	112	1	0.910	0.02580	0.861	0.962
1055	111	1	0.902	0.02684	0.851	0.956
1156	110	1	0.894	0.02782	0.841	0.950
1252	109	1	0.886	0.02875	0.831	0.944
1271	108	1	0.878	0.02963	0.821	0.938
1312	107	1	0.869	0.03046	0.812	0.931
1548	102	1	0.861	0.03134	0.802	0.924
1560	100	1	0.852	0.03218	0.791	0.918
1621	97	1	0.843	0.03303	0.781	0.911
1667	90	1	0.834	0.03396	0.770	0.903
1726	86	1	0.824	0.03493	0.759	0.896
1933	74	1	0.813	0.03619	0.745	0.887
2062	63	1	0.800	0.03785	0.729	0.878
2108	60	1	0.787	0.03950	0.713	0.868
2256	54	1	0.772	0.04137	0.695	0.858
2467	45	1	0.755	0.04386	0.674	0.846
3042	34	1	0.733	0.04787	0.645	0.833
3338	25	1	0.704	0.05419	0.605	0.818

sex=男性

time	n.risk	n.event	survival	std.err	lower 95% CI	upper 95% CI
185	76	1	0.987	0.0131	0.962	1.000
204	75	1	0.974	0.0184	0.938	1.000
210	74	1	0.961	0.0223	0.918	1.000
232	73	1	0.947	0.0256	0.898	0.999
426	72	1	0.934	0.0284	0.880	0.992
529	70	1	0.921	0.0310	0.862	0.984
621	69	1	0.908	0.0333	0.845	0.975
629	68	1	0.894	0.0354	0.827	0.966
659	67	1	0.881	0.0373	0.811	0.957
718	66	1	0.867	0.0390	0.794	0.947
752	65	1	0.854	0.0407	0.778	0.938
779	64	1	0.841	0.0422	0.762	0.928
793	63	1	0.827	0.0435	0.746	0.917
967	62	1	0.814	0.0448	0.731	0.907
977	61	1	0.801	0.0461	0.715	0.896
1041	60	1	0.787	0.0472	0.700	0.886
1062	59	1	0.774	0.0482	0.685	0.875
1075	58	1	0.761	0.0492	0.670	0.864
1228	57	1	0.747	0.0501	0.655	0.852
1435	55	1	0.734	0.0510	0.640	0.841
1506	53	1	0.720	0.0519	0.625	0.829
1516	51	1	0.706	0.0528	0.610	0.817

1584	50	1	0.692	0.0536	0.594	0.805
1690	47	1	0.677	0.0544	0.578	0.792
2061	32	1	0.656	0.0567	0.554	0.777
2103	29	1	0.633	0.0591	0.527	0.760
2388	25	1	0.608	0.0619	0.498	0.742
2565	22	1	0.580	0.0650	0.466	0.723
2782	21	1	0.553	0.0675	0.435	0.702

可以发现，这时寿命表按照男性、女性分别呈现。

可以通过读取上述表格分别得到男性、女性特定时点的累积生存概率。这时我们只能针对男性、女性累积生存概率进行数值比较，而无法从统计学角度判断男性、女性累积生存概率是否存在统计学差异。

通过 print() 函数可查看女性、男性两组黑色素瘤患者的中位生存时间及其 95% 可信区间。

R 程序代码如下：

```
print(surv.sex)
```

在 print() 函数中输入模型 surv.sex 即可。

输出结果：

```
Call: survfit(formula = Surv(days, status == 1) ~ sex, data = melanom)

            n     events    median    0.95LCL    0.95UCL
sex=女性    126     28        NA        NA         NA
sex=男性    79      29        NA        2388       NA
```

在本案例中，由于死于恶性黑色素瘤的人数未超过一半，无法计算恶性黑色素瘤患者的中位生存时间。

除此之外，我们还可以根据寿命表绘制生存曲线。

R 程序代码如下：

```
par(mar=c(5,5,1,1))
plot(surv.sex,
   conf.int=FALSE,
   lty=2:3,lwd=2,
   col=c("black","black"),
   xlab = "days",
   ylab = "OS",
   cex=1.5,
   cex.axis=1.5,
   cex.lab=1.5)
legend(0,0.2,
     legend =c("女性","男性"),
     lty=2:3,
     lwd=2,
     cex=1.5,
```

```
col=c("black","black"))
```

par() 函数用于设置图形边界，下、左、上、右依次为 5、5、1、1。

在 plot() 函数中，输入模型 surv.sex，选项 conf.int 设置成 FALSE，表示不显示可信区间；选项 lty 设置线段类型，线段类型分别设置成虚线（lty=2）、点线（lty=3）；选项 lwd 设置线段宽度，统一设置成 2；col 选项设置线段颜色为黑色；选项 xlab 设置 x 坐标轴名称，选项 ylab 设置 y 坐标轴名称；选项 cex、cex.axis、cex.lab 设置坐标轴刻度线及名称的字体相对大小。

legend() 函数设置图例，前两个数值表示图例位于坐标轴内的位置，选项 legend 指定图例中两条生存曲线的名称，选项 lty 指定图例中线段类型，选项 lwd 设置图例中线段宽度，选项 cex 设置字体大小，选项 col 设置图例中线段颜色。

输出结果如图 4.1 所示。

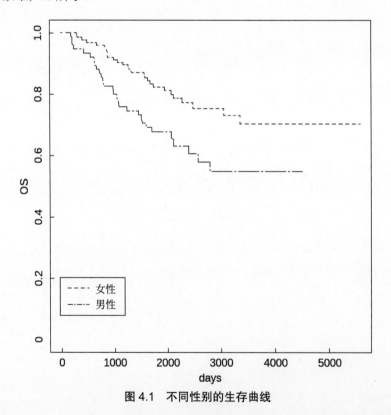

图 4.1　不同性别的生存曲线

从图 4.1 可发现，随着时间的推移，女性患者的累积生存概率始终高于男性患者的累积生存概率。接下来我们绘制一组含有 95% 可信区间的生存曲线。

R 程序代码如下:

```
par(mar=c(5,5,1,1))
plot(surv.sex,
    conf.int=0.95,
    lty=2:3,
    lwd=2,
    col=c("blue","green"),
    xlab = "days",
    ylab = "OS",
    cex=1.5,
    cex.axis=1.5,
    cex.lab=1.5)
legend(0,0.2,
    legend =c("女性","男性"),
    lty=2:3,
    lwd=2,
    cex=1.5,
    col=c("blue","green"))
```

在 plot() 函数中，增加选项 conf.int，设置为 0.95；同时利用选项 col 将男性曲线设置为绿色，将女性曲线设置为蓝色。其他设置同前。

输出结果如图 4.2 所示。

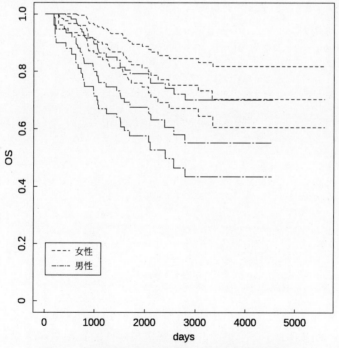

图 4.2 不同性别的生存曲线（含 95% 可信区间）

除此之外，也可用颜色填充 95% 可信区间，增加图形美观度。相关代码略。

上述图片尚无统计学检验结果。为了从统计学角度判断女性、男性的生存曲线是否存在差异，可以进行 Kaplan-Meier 生存曲线分析。在 Kaplan-Meier 生存曲线分析中有 3 种算法可比较不同生存曲线的差异，其中以 log-rank 检验最为常用。

R 程序代码如下：

```
survdiff(formula=Surv(days,status==1)~sex,data=melanom)
```

在 survdiff() 函数中，选项 formula 指定表达式，选项 data 指定针对数据集 melanom 进行统计分析。

输出结果：

```
Call:
survdiff(formula = Surv(days, status == 1) ~ sex, data = melanom)

              N     Observed    Expected    (O-E)^2/E    (O-E)^2/V
sex=女性     126       28         37.1        2.25         6.47
sex=男性      79       29         19.9        4.21         6.47

 Chisq= 6.5  on 1 degrees of freedom, p= 0.01
```

在输出结果中，我们关注的是卡方值为 6.5，自由度 df 为 1，p 值为 0.01<0.05，其表明数据存在统计学差异，因此我们认为在黑色素瘤患者中，女性的累积生存概率与男性的累积生存概率存在统计学差异。

在 survdiff() 函数中，我们还可以进行分层分析，如可以将是否是溃疡型（ulc）作为层因素，R 程序代码如下：

```
survdiff(formula=Surv(days,status==1)~sex+strata(ulc),data=melanom)
```

在 survdiff() 函数中，通过选项 strata 指定层因素是 ulc，加入表达式中，其他设置同前。

输出结果为：

```
Call:
survdiff(formula = Surv(days, status == 1) ~ sex + strata(ulc),
   data = melanom)

              N     Observed    Expected    (O-E)^2/E    (O-E)^2/V
sex=女性     126       28         34.7        1.28         3.31
sex=男性      79       29         22.3        1.99         3.31

 Chisq= 3.3  on 1 degrees of freedom, p= 0.07
```

可以发现，此时卡方值为 3.3，自由度 df 为 1，p 值为 0.07>0.05，不存在统计学差异，因此我们认为在黑色素瘤患者中，女性的累积生存概率与男性的累积生存概率不存在统计学差异。

为什么与不进行层因素分析的结果相矛盾？

　　可能的原因是，相比于女性，男性在疾病发展到比较严重的阶段（ulc=1）时才会寻求医疗救助，所以对病情的不同阶段分别进行假设检验的时候，性别差别的显著性就下降了。

　　那为什么要进行分层分析呢？

　　分层分析的本质：当变量的比例风险假设不满足时，各层间有不同的基础风险，就需要将该变量作为层变量。关于比例风险假设的计算，见第 4.2.2 节。

　　在本节结尾，尝试绘制一组高水平的生存曲线。

　　R 程序代码如下：

```
library(survminer)
ggsurvplot(surv.sex,    #输入模型名称
              pval = TRUE,
              conf.int = TRUE,
              conf.int.style="ribbon",
              risk.table="abs_pct",
              risk.table.y.text=FALSE,
              risk.table.y.text.col=TRUE,
              xlab="Time in days",
              break.time.by=365*3,
              ncensor.plot=TRUE,
              surv.median.line="hv",
              legend.labs=c("女性","男性"),
              risk.table.col = "strata",
              linetype = "strata",
              ggtheme = theme_light(),
              palette = c("#E7B800", "#2E9FDF")
)
```

　　首先利用 library() 函数加载 survminer 包，利用 survminer 包中的 ggsurvplot() 函数进行高水平生存曲线的绘制。

　　在 ggsurvplot() 函数中，输入模型名称 surv.sex，选项 pval 设置为"TRUE"表示在图上添加 log-rank 检验的 p 值；选项 conf.int 设置为"TRUE"表示在图上添加可信区间；选项 conf.int.style 设置可信区间的风格；选项 risk.table 设置为 abs_pct 表示添加风险表，在风险表中添加绝对数和相对数；选项 risk.table.y.text 设置为"FALSE"表示以条柱形显示风险表中 y 轴标签名称，而非文字；选项 risk.table.y.text.col 设置为"TRUE"表示设置风险表中文字颜色；选项 break.time.by 设置为 365*3 表示 x 坐标轴的间隔为 1095 天；选项 ncensor.plot 设置为"TRUE"表示显示不同时点的失效事件与删失事件；选项 surv.median.line 设置为 "hv" 表示显示中位生存时间；选项 legend.labs 设置为 c(" 女性 "," 男性 ") 表示设置图例标签为女性、男性；选项 risk.table.col 设置为 "strata" 表示设置风险表颜色；选项 linetype 设置为 "strata" 表示设置线段类型；选项 ggtheme 设置为 theme_light() 设置图形风格；选项 palette 设置为 c("#E7B800", "#2E9FDF") 表示设置颜色。

输出结果如图 4.3 所示。

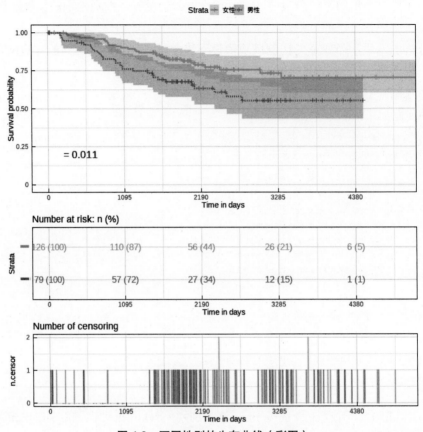

图 4.3　不同性别的生存曲线（彩图）

注：图中未标记中位生存时间，因为死亡人数未超过一半，无法计算中位生存时间。

除此之外，ggsurvplot() 函数中的各选项可以进一步自定义设置，出来的图形格式将发生较大变化。目前一些高水平的生存曲线通常是通过 ggsurvplot() 函数完成绘制的。相关 R 程序代码略。

4.2.2　Cox 比例风险模型

案例：数据来源于 the North Central Cancer Treatment Group，研究影响晚期肺癌患者存活的因素，数据见 lung.Rdata。

```
load("lung.Rdata")
str(lung)
```

利用 load() 函数导入 Rdata 格式数据。利用 str() 函数查看数据集 lung 中各变量类型信息。
输出结果：

```
'data.frame':   228 obs. of  10 variables:
 $ inst     : num   3 3 3 5 1 12 7 11 1 7 ...
 $ time     : num   306 455 1010 210 883 ...
 $ status   : num   2 2 1 2 2 1 2 2 2 2 ...
 $ age      : num   74 68 56 57 60 74 68 71 53 61 ...
 $ sex      : num   1 1 1 1 1 1 2 2 1 1 ...
 $ ph.ecog  : num   1 0 0 1 0 1 2 2 1 2 ...
 $ ph.karno : num   90 90 90 90 100 50 70 60 70 70 ...
 $ pat.karno: num   100 90 90 60 90 80 60 80 80 70 ...
 $ meal.cal : num   1175 1225 NA 1150 NA ...
 $ wt.loss  : num   NA 15 15 11 0 0 10 1 16 34 ...
```

其中，数据形式为数据框（data.frame），总共有 10 个变量、228 个研究对象。

变量 inst 表示机构代码。

变量 time 表示以天为单位的生存时间，连续性变量。

变量 status 表示生存结局，1 表示删失，2 表示死亡。

变量 age 表示年龄，连续性变量，单位为岁。

变量 sex 表示性别，2 个水平，1 表示男，2 表示女。

变量 ph.ecog 表示 ECOG 表现评分，连续性变量（0~5 分），0 表示好，5 表示坏。

变量 ph.karno 表示 Karnofsky 表现评分，连续性变量（0~100 分），0 表示 bad，100 表示好，由医师评定。

变量 pat.karno 表示 Karnofsky 表现评分，连续性变量，由患者评估。

变量 meal.cal 表示餐时消耗的热量，连续性变量。

变量 wt.loss 表示过去 6 个月的体重下降值，连续性变量。

通过 str() 函数查看数据集 lung 中的各变量类型，可以发现分类变量在数据集中的类型是数值型（number）。我们将分类自变量 sex 处理成因子型变量，并为其加上标签。

```
lung$sex<-factor(lung$sex,
   levels = c(1,2),
   labels = c("男性","女性"))
```

在 factor() 函数中输入待处理变量，选项 levels 指定变量水平的顺序，选项 labels 按照选项 levels 指定的顺序给变量各水平添加标签。

处理完成之后，再通过 str() 函数查看变量类型。

```
str(lung)
```

输出结果：

```
'data.frame':      228 obs. of     10 variables:
```

```
$ inst      : num  3 3 3 5 1 12 7 11 1 7 ...
$ time      : num  306 455 1010 210 883 ...
$ status    : num  2 2 1 2 2 1 2 2 2 2 ...
$ age       : num  74 68 56 57 60 74 68 71 53 61 ...
$ sex       : Factor w/ 2 levels "男性","女性": 1 1 1 1 1 1 2 2 1 1 ...
$ ph.ecog   : num  1 0 0 1 0 1 2 2 1 2 ...
$ ph.karno  : num  90 90 90 90 100 50 70 60 70 70 ...
$ pat.karno : num  100 90 90 60 90 80 60 80 80 70 ...
$ meal.cal  : num  1175 1225 NA 1150 NA ...
$ wt.loss   : num  NA 15 15 11 0 0 10 1 16 34 ...
```

可以发现，变量 sex 已转变成因子型变量。输出结果中的 Factor 表示变量类型为因子型，w/2 levels 表示 ulc 有 2 个水平，之后的"男性""女性"表示 2 个水平的标签。

在分析 Cox 比例风险模型之前，我们先查看下不同性别的中位生存时间。

R 程序代码如下：

```
library(survival)
surv.sex<-survfit(formula=Surv(time,status==2)~sex,data=lung)
print(surv.sex)
```

利用 library() 函数加载 survival 包。

在 survfit() 函数中，选项 formula 指定表达式，在表达式中，通过 Surv() 函数将生存时间 time 与生存结局 status 结合起来，status==2 表示变量 status 取值 2 是失效事件，而取其他值是删失事件。

因变量设置完成之后，用波浪号"~"将因变量与自变量连接起来，这里的自变量设置为 sex。

选项 data 指定针对数据集 lung 进行分析。

模型拟合完成之后，将结果存储在 surv.sex，通过 print() 函数查看模型 surv.sex 的中位生存时间结果。

输出结果：

```
Call: survfit(formula = Surv(time, status == 2) ~ sex, data = lung)

            n    events  median   0.95LCL   0.95UCL
sex=男性   138    112     270      212       310
sex=女性    90     53     426      348       550
```

可以发现，男性肺癌晚期患者的中位生存时间为 270 天，而女性晚期肺癌患者的中位生存时间为 426 天。

针对变量 sex 可以先进行 Kaplan-Meier 生存曲线的 log-rank 检验，再进行变量 sex 的单因素 Cox 比例风险模型分析。

Kaplan-Meier 生存曲线的 log-rank 检验的 R 程序代码如下：

```
diff<-survdiff(formula=Surv(time,status==2)~sex,data=lung)
diff
```

在 survdiff() 函数中，选项 formula 指定表达式，选项 data 指定针对数据集 lung 进行统计分析。将结果储存在 diff 中，输入 diff 即可显示结果。

注意：后续绘图需要调用 diff 中的 p 值。

输出结果：

```
Call:
survdiff(formula = Surv(time, status == 2) ~ sex, data = lung)

          N    Observed    Expected    (O-E)^2/E    (O-E)^2/V
sex=1    138      112        91.6         4.55         10.3
sex=2     90       53        73.4         5.68         10.3

 Chisq= 10.3    on 1 degrees of freedom, p= 0.001
```

在输出结果中可发现，卡方值为 10.3，自由度为 1，p 值为 0.001，说明在本案例中，男性、女性的累积生存率存在统计学差异。

由于在图 4.3 中，生存曲线未显示中位生存时间，这里我们用新案例再次绘制一次生存曲线。

R 程序代码如下：

```
library(survminer)
ggsurvplot(surv.sex,
           conf.int=FALSE,
           surv.median.line="hv",
           pval="p value:0.001",
           pval.size=6,
           break.time.by = 100,
           censor=TRUE,
           censor.shape = 3,
           censor.size = 2,
           palette = c("#E7B800", "#2E9FDF"),
           legend=c(0.9,0.85),
           legend.labs=levels(lung$sex),
           legend.title="Sex",
           title='OS',
           xlab="Time(Days)",
           risk.table="abs_pct",
           risk.table.col = 'black',
           risk.table.fontsize = 3.5,
           risk.table.y.text = TRUE,
           tables.theme=theme_bw()+
    theme(axis.title.x = element_text(size = 10, face = 'bold',colour = 'black'),
          axis.title.y = element_blank(),
```

```
        axis.text = element_text(size = 10, face = 'bold',colour =
'black')),
    ggtheme = theme_bw()+
    theme(plot.title = element_text(hjust = 0.5, size = 23,face = 'bold',color = 'black'),
        axis.title = element_blank(),
        legend.title = element_text(size = 10, face = 'bold', colour =
'black'),
        legend.text = element_text(size = 10, face = 'bold', colour =
'black'),
        legend.key = element_blank(),
        legend.key.size = unit(1,'cm'))
```

首先利用 library() 函数加载 survminer 包；在 ggsurvplot() 函数中，输入模型名称 surv. sex，选项 conf.int 设置为 FALSE 表示不添加可信区间；选项 surv.median.line="hv" 表示显示中位生存时间；选项 pval 添加 log~rank 检验的 p 值；选项 pval.size 设置选项 pval 添加内容的字体大小；选项 break.time.by 设置 x 坐标轴的间隔；选项 censor、censor.shape、censor.size 分别设置是否添加删失值，以及删失值的形状和大小；选项 palette 设置颜色；选项 legend 设置图例位置，选项 legend.labs 设置图例标签名称，选项 legend.title 设置图例名称；选项 title 设置图形标题；选项 xlab 设置 x 轴名称；选项 risk.table 设置为 abs_pct 表示添加风险表，在风险表中添加绝对数和相对数；选项 risk.table.col 设置风险表颜色；选项 risk.table.fontsize 设置风险表字体大小；选项 risk.table.y.text 设置风险表格的 y 轴标签名称。

选项 tables.theme 设置输出表格的形式，axis.title.x 设置表格 x 轴标题的字体大小、加粗、颜色；axis.text 设置表格中 x 轴刻度的大小、加粗、颜色。

选项 ggtheme 设置图形主题，可参考 ggplot2 包的基本设置，具体包括设置字体大小、加粗、颜色等，同选项 tables.theme 设置。

输出结果如图 4.4 所示。

进行变量 sex 的单因素 Cox 比例风险模型分析，R 程序代码如下：

```
cox.sex<-coxph(formula=Surv(time,status==2)~sex,data=lung)
summary(cox.sex)
```

在 coxph() 函数中，选项 formula 指定模型表达式，关于选项 formula 的设置参考第 4.2.1 节；data 选项指定针对数据集 lung 进行统计分析。将拟合结果存储在 cox.sex 中。通过 summary() 函数查看模型 cox.sex 结果。

输出结果：

```
Call:
coxph(formula = Surv(time, status == 2) ~ sex, data = lung)

  n= 228, number of events= 165
```

```
                coef       exp(coef)    se(coef)     z         Pr(>|z|)
sex女性        -0.5310     0.5880       0.1672       -3.176     0.00149 **
---
Signif. codes:0'***'0.001'**'0.01'*'0.05'.'0.1' '1

                exp(coef)    exp(-coef)    lower .95    upper .95
sex女性        0.588        1.701         0.4237       0.816

Concordance= 0.579    (se = 0.021 )
Likelihood ratio test= 10.63 on 1 df,      p=0.001
Wald test= 10.09                on 1 df,    p=0.001
Score (logrank) test = 10.33 on 1 df,      p=0.001
```

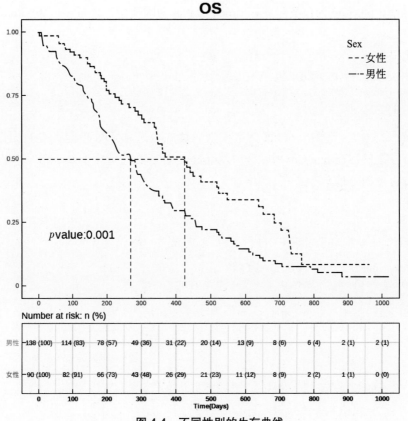

图 4.4　不同性别的生存曲线

注：图中已标记出中位生存时间。

在输出结果中，我们关注的统计指标是偏回归系数，即 coef=-0.5310；HR，即 exp(coef)=0.5880，以及对偏回归系数进行统计学假设检验得到的 z 值=-3.176，p 值 = 0.00149，p 值小于 0.05，变量 sex 存在统计学意义。除此之外，HR 及其 95% 可信区间为

0.588（0.4237~0.816），其流行病学意义是，女性肺癌晚期患者的死亡风险是男性肺癌晚期患者的 0.588 倍，也可以描述为女性肺癌晚期患者的死亡风险比男性肺癌晚期患者低 41.2%（1－0.588）。

注意： Cox 比例风险模型除了可以分析分类自变量外，对连续性变量也可以进行分析，并且可以进行多因素分析。Kaplan-Meier 生存曲线只能对分类自变量进行分析，且只能进行单因素分析。

连续性自变量的单因素 Cox 比例风险模型分析略，代码同本小节模型 cox.sex 的拟合。只需将分类自变量 sex 替换成其他连续性自变量名称即可。

取出数据集 lung 中的变量 time、status、sex、age、ph.ecog 用于后续分析，其他变量忽略掉。以变量 sex、age、ph.ecog 为自变量，以 time、status 为因变量，进行多因素 Cox 比例风险模型分析。

R 程序代码如下：

```
lung<-as.data.frame(lung[,c("time","status","age","sex","ph.ecog")])
lungCox<-coxph(formula=Surv(time,status==2)~sex+age+ph.ecog,data=lung)
summary(lungCox)
```

在 coxph() 函数中，选项 formula 指定模型表达式，选项 data 指定针对数据集 lung 进行分析。将拟合结果储存在 lungCox 中。利用 summary() 函数查看模型 lungCox 中的具体结果。

注意： 自变量间通过加号"+"连接。

输出结果：

```
Call:
coxph(formula = Surv(time, status) ~ sex + age + ph.ecog, data = lung)

  n= 227, number of events= 164
  (1 observation deleted due to missingness)

            coef     exp(coef)   se(coef)      z       Pr(>|z|)
sex女性   -0.552612   0.575445   0.167739   -3.294    0.000986 ***
age        0.011067   1.011128   0.009267    1.194    0.232416
ph.ecog    0.463728   1.589991   0.113577    4.083    4.45e-05 ***
---
Signif. codes:  0'***'0.001'**'0.01'*'0.05'.'0.1' '1

            exp(coef)  exp(-coef)  lower .95   upper .95
sex女性      0.5754     1.7378      0.4142      0.7994
age          1.0111     0.9890      0.9929      1.0297
ph.ecog      1.5900     0.6289      1.2727      1.9864

Concordance= 0.637    (se = 0.025 )
Likelihood ratio test= 30.5  on 3 df,      p=1e-06
Wald test = 29.93            on 3 df,      p=1e-06
```

```
Score (logrank) test = 30.5  on 3 df,      p=1e-06
```

同样，我们关注的统计指标主要是偏回归系数及其统计学假设检验的结果，HR 及其 95% 可信区间。

对于变量 sex，其偏回归系数为 -0.552612，对其进行统计学假设检验得到的 p 值 = 0.000986<0.05，存在统计学意义，HR 及其 95% 可信区间为 0.5754（0.4142~0.7994）。可发现，在多因素 Cox 比例风险模型中，变量 sex 的 HR 要比单因素分析中的 HR（0.588）稍低。一般而言，多因素分析的结果更加稳定。关于多因素分析中 HR=0.5754 的流行病学解释同前。

对于变量 age，对其偏回归系数进行统计学假设检验，所得 p 值 =0.232416>0.05，说明变量 age 不存在统计学意义。

对于变量 ph.ecog，其偏回归系数为 0.463728，对其进行统计学假设检验得到的 p 值 =4.45×10^{-5}<0.05，存在统计学意义，HR 及其 95% 可信区间为 1.5900（1.2727~1.9864）。可解释为 ph.ecog 每增加 1 分，晚期肺癌死亡风险是之前的 1.5900 倍，或者 ph.ecog 每增加 1 分，晚期肺癌死亡风险比之前提高 59.0%（1.5900-1）。

最后，我们讨论 Cox 比例风险模型的一个前提条件，即 PH 假定。

什么是 PH 假定？Cox 比例风险模型是生存分析中的常用模型，其假定 HR 不随时间变化，为常数，即满足比例风险假定（proportional hazards assumption，PH 假定）。

一般我们使用 Schoenfeld 残差来检验 PH 假设。如果数据满足 PH 假定，那么 Schoenfeld 残差与生存时间不存在秩相关，即 Schoenfeld 残差不随生存时间的变化而变化。除此之外，还有其他相应方法进行 PH 假定的检验，如 Cox & Kaplan-Meier 比较法、累积风险函数法、加权残差 Score 法、利用 3 次样条函数考察 Cox 模型比例风险假定等，这里不再一一罗列。

这里通过 survival 包的 cox.zph() 函数进行 PH 假定的检验。

R 程序代码如下：

```
cox.zph(lungCox)
```

在 cox.zph() 函数中，输入模型 lungCox 即可。除此之外，还可通过选项 transform 指定生存时间的转换形式。

输出结果：

```
            chisq     df       p
sex         2.305     1        0.13
age         0.188     1        0.66
ph.ecog     2.054     1        0.15
GLOBAL      4.464     3        0.22
```

可发现，模型 lungCox 中的 3 个自变量 sex、age、ph.ecog 比例风险假定检验的 p 值分别为 0.13、0.66、0.15，均大于 0.05，说明这 3 个变量均满足 PH 假定。

GLOBAL 行的结果表示模型 lungCox 整体上是否符合 PH 假定。可发现，GLOBAL 行对应的 *p* 值为 0.22（>0.05），不存在统计学意义，说明模型 lungCox 整体上符合 PH 假定。如果出现 *p*<0.05，则说明模型 lungCox 不符合 PH 假定。

Schoenfeld 残差图示法的 R 程序代码如下：

```
cox.zph.fit<-cox.zph(lungCox)
ggcoxzph(cox.zph.fit)
```

首先，在 cox.zph() 函数中输入模型 lungCox，进行 PH 假定检验，将结果储存在 cox.zph.fit 中。其次，在 ggcoxzph() 函数中输入 cox.zph.fit。

输出结果图 4.5 所示。

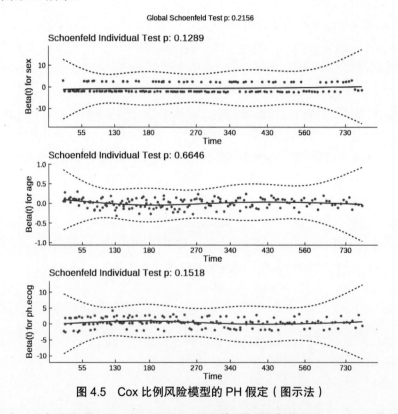

图 4.5 Cox 比例风险模型的 PH 假定（图示法）

在图 4.5 中，可发现变量 sex、age、ph.ecog，随着时间的变化，Schoenfeld 残差无明显改变，保持稳定，即变量 sex、age、ph.ecog 满足 PH 假定。

除此之外，也可以用 plot() 函数绘制上述图形。

R 程序代码如下：

```
plot(cox.zph(lungCox),se=TRUE,var='sex')
plot(cox.zph(lungCox),se=TRUE,var='age')
```

```
plot(cox.zph(lungCox),se=TRUE,var='ph.ecog')
```

在 plot() 函数中，se=TRUE 表示绘图时添加可信区间，选项 var 用来选择绘制模型 lungCox 中哪个自变量的图形（图形略）。

若不满足 PH 假定，通常可以采用如下方法进行解决：①增加自变量与时间的交互项或者自变量与时间对数的交互项；②进行分层分析，通过 coxph() 函数拟合模型时，利用 strata() 选项在表达式中加入层因素；③进行 landmark 分析。

以 landmark 分析为例（代码略），结果如图 4.6 所示。

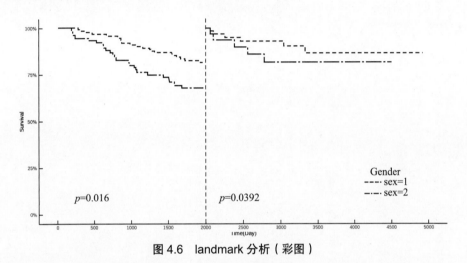

图 4.6 landmark 分析（彩图）

若在某个时间前后比例风险不同，假设这个时间点是 2000，那么可以在 2000 前后分别拟合生存资料模型。从图 4.6 可发现，在时点 2000 之前，男性、女性的累积生存率存在统计学差异，p 值为 0.016；而在时点 2000 之后，男性、女性的累积生存率不存在统计学差异，p 值为 0.392。

▶ ▶ **4.3 小结**

生存资料的见于随访研究。资料收集较为复杂，且在资料收集过程中失访问题无法避免，容易产生失访偏倚。失访偏倚是指研究对象因迁移、外出、死于非终点疾病或拒绝继续参加观察而退出队列所引起的偏倚，本质上属于选择性偏倚。失访偏倚值取决于失访率、失访者的特征及暴露组和非暴露组两组失访情况的差异。控制方法：尽可能提高研究对象的依从性，此外还可以：①比较两组失访率的差别及不同程度暴露组失访率的差别；②比较失访人群和随访到人群的某些基本特征有无差异；③从各种途径了解失访者的最终结局，推测失访的影响。

在生存分析中，容易被忽视的另一个问题是生存曲线存在交叉。若生存曲线的前期存在交叉，一般可忽略交叉对结果的影响。若生存曲线的中后期存在交叉，以最简单的两条生存曲线为例，假设其中一条曲线是 A，第二条曲线是 B。如果生存曲线的中后期存在交叉，就说明交叉点前后，A、B 曲线的结论恰好相反，假设交叉前 A 曲线高于 B 曲线，那么交叉后，A 曲线低于 B 曲线。在这种情况下，很难判断 A、B 曲线孰优孰劣。不过有研究者认为，可通过 landmark 分析此类情况。

关于生存分析，观察时间也是一个重要问题。对于大多数非传染性慢性疾病，结局的出现通常需要较长的时间。若观察时间过短，很可能观察不到适量的结局事件。若观察时间过长，以死亡为结局，那生存曲线的中后段很有可能存在交叉。

第 5 章　竞争风险模型

与 Kaplan-Meier 生存分析或 Cox 比例风险模型相似，竞争风险模型（competing risk model）也是用于分析队列研究中生存资料常用的统计分析方法。不过上述的经典统计分析方法（Kaplan-Meier 生存分析或 Cox 比例风险模型）仅关心单一终点事件的情况，即只能处理失效事件。

在临床研究中，有时终点事件并不是单一事件，而是多个事件，并且各事件间可能存在竞争关系。如果在可能会发生多个事件的研究中，仍然应用上述经典统计分析方法（单终点分析方法），将会由于竞争事件的存在，导致对结果的估计存在一定的偏差。除此之外，由于同一观察对象的不同终点事件之间也会存在关联，不适合进行多次单一终点事件的经典生存分析。

本章将深入探讨生存资料中多终点事件的竞争风险模型分析方法。

本章主要涉及的知识点：

- 常用术语：竞争风险模型的基本概念。
- 单因素分析：Fine-Gray 检验。
- 多因素分析：控制混杂偏倚的方法之一。
- 结果解读：sHR（subdistribution hazard ratio，sHR）等指标解读。

注意： 本章内容较为深奥（可结合代码学习，事半功倍）。

▶▶ **5.1 概述**

本节首先介绍竞争风险模型的基本概念。理解这些概念是学习竞争风险模型的基础。了解竞争风险模型的基本概念后，才能基于竞争风险模型的原理理解相关临床研究设计的精髓。

下面介绍竞争风险模型中的常用术语。

1. 竞争风险事件

竞争风险事件是指出现研究对象感兴趣事件的同时，其他终点事件也有可能出现，这些终点事件将阻止感兴趣事件的出现，或使其发生概率降低，各终点事件之间形成所谓的竞争关系，这一系列事件称为竞争风险事件。

竞争风险模型仅仅关心研究对象发生的第一个终点事件，而后发生的其他终点事件称为删失事件（censoring）。例如，在研究食管癌患者术后的预后过程中，以死亡为研究终点事件时，复发就成为死亡的竞争风险事件；若研究对象先出现了复发，而后发生死亡，则死亡就成为删失事件。

2. 累积发生函数

累积发生函数（cumulative incidence function，CIF）又称累积发生率。

$$\mathrm{CIF}_k(t) = P(T \leq t，D = k) \tag{5.1}$$

式中，$\mathrm{CIF}_k(t)$ 表示在时间 t 及其他事件之前第 k 类事件的概率；D 表示发生的终点事件的类型；T 为从研究对象的观察起点到发生首个观察到的终点事件所经历的时间。

当存在竞争事件时，结局不再仅仅是生存或者死亡，此时 $\mathrm{CIF} \neq F(t)$，而 CIF 意为感兴趣结局事件累积发生函数、竞争事件累积发生函数。CIF 假设事件每次发生有且仅有一种，具有期望属性，即各类事件 CIF 之和等于复合事件 CIF。CIF 对应 Nelson-Aalen 累积风险曲线，差异性检验对应 Gray 检验。当存在竞争风险时，应该采用 CIF 估计粗发生率，无论单独估计各终点事件的发生率，抑或合并事件的发生率，Kaplan-Meier 法均高于 CIF 法。

3. Gray 检验

Gray 检验属于单因素分析方法，可以用来检验存在竞争风险事件情况下，两组或两组以上感兴趣事件的累积发生率是否存在统计学差异。Gray 检验的基本理论主要是比较各组部分分布函数的加权平均值是否存在差异，其统计量是基于计数过程和鞅中心极限理论推导出来的渐进结果。

4. 风险函数回归

在竞争风险模型中，如果要进行多因素分析，需要使用风险函数（hazard function）回归。竞争风险模型中存在两种风险函数：原因别风险函数（cause-specific hazard function，CS）、部分分布风险函数（subdistribution hazard function，SD），后者又称 CIF 回归模型、Fine-Gray 模式。

CS 公式为

$$\lambda_k^{CS}(t) = \lim_{\Delta t \to 0} \frac{P(t \leqslant T < t + \Delta t, D = k | T \geqslant t)}{\Delta t} \tag{5.2}$$

式中，CS 表示 t 时刻未发生任何事件的观察个体发生第 k 类事件的瞬时概率强度。

SD 公式为

$$\lambda_k^{SD}(t) = \lim_{\Delta t \to 0} \frac{P[t \leqslant T < t + \Delta t, D = k | T > t \bigcup (T < t \bigcap K \neq k)]}{\Delta t} \tag{5.3}$$

式中，SD 表示 t 时刻未发生第 k 类事件的观察个体发生第 k 类事件的瞬时概率强度。

在上述两式中，$\lambda_k(t)$ 为粗危险率，存在竞争事件时，粗危险率≠净危险率，故采用经典 Cox 分析 HR 值及其 95% 可信区间存在偏倚。

上述两个模型都有各自独特的解释，故需要同时提供两种模型结果。CS 适合病因学研究；SD 适合风险预测研究，倾向于估计疾病风险与预后。总之，CS 适合回答病因学问题，回归系数反映了协变量对尚未发生任何事件人群中主要终点事件发生率增加的相对作用；SD 适合建立临床预测模型及风险评分，仅对终点事件绝对发生率感兴趣。

正因为本书主要探讨临床预测模型，所以后续的竞争风险模型采用 SD 进行分析。关于 CS，这里不再深入讲解。

▶ ▶ 5.2　竞争风险模型实战

5.2.1　Fine-Gray 检验（单因素分析）

案例：研究骨髓移植相较血液移植治疗白血病的疗效，结局事件定义为"复发"，某些患者移植后不幸因为移植不良反应死亡，那对于这些发生移植相关死亡的患者，就无法观察到其"复发"的终点，也就是说"移植相关死亡"与"复发"存在竞争风险。这里采用竞争风险模型。数据见 bmtcrr.csv。

```
bmt <-read.csv('bmtcrr.csv',stringsAsFactors = TRUE)
str(bmt)
```

利用 read.csv() 函数导入 csv 格式数据，选项 stringsAsFactors = TRUE 表示若在数据集中存在字符型变量，则将其处理成因子型变量。

通过 str() 函数查看数据集 bmt 中各变量类型信息。

输出结果：

```
'data.frame':  177 obs. of  7 variables:
 $ Sex     : Factor w/ 2 levels "F","M": 2 1 2 1 1 2 2 1 2 1 ...
```

```
$ D      : Factor w/ 2 levels "ALL","AML": 1 2 1 1 1 1 1 1 1 ...
$ Phase  : Factor w/ 4 levels "CR1","CR2","CR3","Relapse": 4 2 3 2 2 4 1 1 1 4 ...
$ Age    : int  48 23 7 26 36 17 7 17 26 8 ...
$ Status : int  2 1 0 2 2 2 0 2 0 1 ...
$ Source : Factor w/ 2 levels "BM+PB","PB": 1 1 1 1 1 1 1 1 1 1 ...
$ ftime  : num  0.67 9.5 131.77 24.03 1.47 ...
```

其中，数据形式为数据框（data.frame），总共有 7 个变量、177 个研究对象。

变量 Sex 表示性别，2 个水平，F 表示女性，M 表示男性。

变量 D 表示疾病类型，2 个水平，ALL 表示急性淋巴细胞白血病，AML 表示急性髓系细胞白血病。

变量 Phase 表示疾病阶段，4 个水平，CR1 表示初始发病治疗后缓解，CR2 表示复发后再次缓解，CR3 表示再次复发后缓解，Relapse 表示复发。

变量 Age 表示年龄，连续性变量，单位为年。

变量 Source 表示治疗方式，2 个水平，BM+PB 表示骨髓移植 + 血液移植，PB 表示血液移植。

变量 Status 表示结局，3 个水平，0 表示删失，1 表示复发，2 表示竞争风险事件。

变量 ftime 表示时间，连续性变量，单位为月。

安装及加载竞争风险模型所需要的 R 包。

R 程序代码如下：

```
install.packages("cmprsk")
library(cmprsk)
```

在 install.packages() 函数中输入待安装包的名称 cmprsk 即可。通过 library() 函数加载 cmprsk 包。

注意：关于包的安装，这里不再过多讲解。若在分析过程中，程序提示不存在相应的包，则利用 install.packages() 函数即可。

利用 cmprsk 包中的 cuminc() 函数进行分析，R 程序代码如下：

```
crrmod<-cuminc(ftime=bmt$ftime,fstatus=bmt$Status,group=bmt$D,cencode=0)
```

在 cuminc() 函数中，选项 ftime 指定数据集 bmt 中的生存时间变量 ftime，选项 fstatus 指定数据集 bmt 中的结局变量 Status，选项 group 指定数据集 bmt 中的分类自变量 D，选项 cencode 指定数据集 bmt 中的结局变量 Status 的删失值为 0。

将拟合的结果存储在 crrmod 中。

注意：cuminc 函数只可以进行分类自变量的单因素分析，无法进行连续性自变量的单因素分析，也无法进行任何形式自变量的多因素分析。

直接输入 crrmod，即可查看模型 crrmod 中的结果，但此种方法无法呈现特定时点的结果。

若要呈现特点时点的结果，可以利用 timepoints() 函数。

R 程序代码如下：

```
crrmod
timepoints(w=crrmod,times=c(12,24,36,48,60))
```

在 timepoints() 函数中，选项 w 指定对模型 crrmod 进行结果查看，选项 times 指定观察特定时间点的结果，具体的时点在 c() 向量中输入即可。

输出结果：

```
$est
           12          24          36          48          60
ALL1 0.3424658   0.3875571   0.3875571   0.3875571   0.3875571
AML1 0.2211538   0.2414530   0.2663827   0.2810390   0.2810390
ALL2 0.3561644   0.3698630   0.3860350   0.3860350   0.3860350
AML2 0.4337607   0.4551473   0.4551473   0.4551473   0.4551473


$var
           12          24          36          48          60
ALL1 0.003159070 0.003405375 0.003405375 0.003405375 0.003405375
AML1 0.001681616 0.001801156 0.001995487 0.002130835 0.002130835
ALL2 0.003212745 0.003268852 0.003373130 0.003373130 0.003373130
AML2 0.002412273 0.002460425 0.002460425 0.002460425 0.002460425
```

在输出结果中，$est 表示估计各时间点 ALL 组和 AML 组的累积复发率（用后缀 1 表示）、累积竞争风险事件发生率（用后缀 2 表示）。例如，ALL1 表示 ALL 组的累积复发率，ALL2 表示 ALL 组的累积竞争风险事件发生率。ALL 组 12 个月的累积复发率约为 34.2%，AML 组 12 个月的累积复发率约为 22.1%。ALL 组 12 个月的累积竞争风险事件发生率约为 35.6%，AML 组 12 个月的累积竞争风险事件发生率约为 43.4%。以此类推。

$var 表示估计各时间点 ALL 组和 AML 组的累积复发率、累积竞争风险事件发生率的方差。对方差开二次方即为标准差。利用点估计值及其标准差可计算其 95% 参考值范围。关于 $var 结果的读取同 $est。例如，ALL 组 12 个月的累积复发率的方差约为 0.32%。

上述输出结果并未呈现出变量 D 的两个水平 ALL 组和 AML 组是否存在统计学差异。查看统计学显著性的 R 程序代码如下：

```
crrmod$Tests
```

通过符号 $ 调用模型 crrmod 中的 Tests 结果。

输出结果：

```
     stat          pv          df
1    2.8623325     0.09067592   1
2    0.4481279     0.50322531   1
```

第一行统计量为 2.8623325，*p* 值为 0.09067592，表示 ALL 组和 AML 组的累积复发风险无统计学差异（*p*>0.05）。第二行统计量为 0.4481279，*p* 值为 0.50322531，表示 ALL 组和 AML 组的累积竞争风险无统计学差异（*p*>0.05）。

同样我们可以绘制生存曲线，不过这里的生存曲线呈现的是累积复发率与累积竞争风险事件发生率。

R 程序代码如下：

```
par(mar=c(5,5,1,1))
plot(crrmod,
    xlab="Month",
    ylab = "CIF",
    lty=c(1,3,1,3),
    lwd = 2,
    col=c("#E7B800", "#E7B800","#2E9FDF","#2E9FDF"),
    cex=1.5,
    cex.axis=1.5,
    cex.lab=1.5)
```

par() 函数设置图形边界，下、左、上、右依次为 5、5、1、1。

在 plot() 函数中，输入模型 crrmod，选项 xlab 设置定 *x* 轴名称为 Month，选项 ylab 设置 *y* 轴名称为 CIF，选项 lty 设置 4 条曲线的线条类型，1 表示实线，3 表示点线；选项 lwd 设置线条宽度为 2，选项 col 设置 4 条曲线的线条颜色；选项 cex、cex.axis、cex.lab 表示设置坐标轴刻度线及名称的字体相对大小。

输出结果如图 5.1 所示。

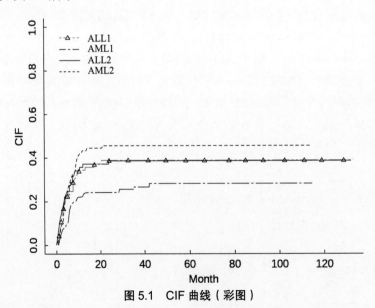

图 5.1　CIF 曲线（彩图）

在图 5.1 中，纵坐标表示 CIF，横坐标是时间轴。可以看出，ALL 组的复发风险较 AML 组高，但未达到统计学意义（p 值为 0.09067592）；ALL 组的竞争风险事件发生率较 AML 组低，同样未达到统计学意义（p 值为 0.50322531）。

当然这个图形尚凌乱，多条曲线交叉在一起，是否可以将复发风险与竞争风险的曲线分别绘制呢？

当然可以，绘制复发风险曲线的 R 程序代码如下：

```
par(mar=c(5,5,1,1))
plot(x=crrmod$'AML 1'$time,
    y=crrmod$'AML 1'$est,
    type = "s",
    col="#E7B800",
    lty=1,
    lwd=3,
    xlab="Month",
    ylab = "CIF",
    ylim = c(0,1),
    cex=1.5,
    cex.axis=1.5,
    cex.lab=1.5)
lines(x=crrmod$'ALL 1'$time,
    y=crrmod$'ALL 1'$est,
    type = "s",
    col="#2E9FDF",
    lty=3,
    lwd=3)
legend(0,0.98,
    legend =c("AML","ALL"),
    col=c("#E7B800","#2E9FDF"),
    lty = c(1,3),
    lwd = 3,
    bty = "n")
```

par() 函数设置图形边界，下、左、上、右依次为 5、5、1、1。

crrmod$`AML 1`$time 与 crrmod$`AML 1`$est 表示模型 crrmod 中 AML 组的各时间点及其对应的复发风险。

plot() 函数用于绘制 AML 组的复发风险曲线，选项 x 指定 x 轴的变量为 crrmod$`AML 1`$time，选项 y 指定 y 轴为 crrmod$`AML 1`$est；选项 type 设置线条类型为 s；选项 col 设置线条颜色；选项 lty 设置线条类型为实线；选项 lwd 设置线条宽度为 3；选项 xlab 设置 x 轴名称为 Month；选项 ylab 设置 y 轴名称为 CIF；选项 ylim 设置 y 轴范围为 0~1；选项 cex、cex.axis、cex.lab 分别设置坐标轴刻度线及名称的字体相对大小。

crrmod$`ALL 1`$time 与 crrmod$`ALL 1`$est 表示模型 crrmod 中 ALL 组的各时间点及其

对应的复发风险。

line() 函数用于绘制 ALL 组复发风险曲线，选项 x 指定 *x* 轴的变量为 crrmod$`ALL 1`$time，选项 y 指定 *y* 轴为 crrmod$`ALL 1`$est；选项 type 设置线条类型为 s；选项 col 设置线条颜色；选项 lty 设置线条类型为点线；选项 lwd 设置线条宽度为 3。

legend() 函数用于设置图例，前两个数值表示图例的位置，选项 legend 指定图例中的标签名称，选项 col、lty、lwd 设置图例中的线条颜色、类型、宽度，需与 plot() 函数、line() 函数中的设置一一对应；选项 bty = "n" 表示不显示图例边框。

输出结果如图 5.2 所示。

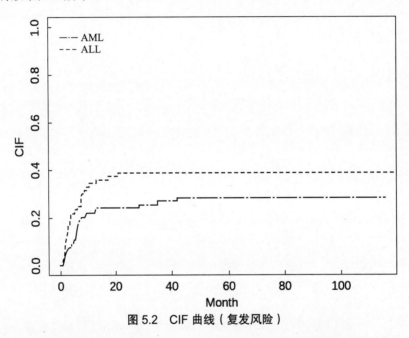

图 5.2 CIF 曲线（复发风险）

在图 5.2 中，点线表示 ALL 组复发风险，实线表示 AML 组复发风险。

绘制竞争风险的 R 程序代码如下：

```
par(mar=c(5,5,1,1))
plot(x=crrmod$'AML 2'$time,
    y=crrmod$'AML 2'$est,
    type = "s",
    col="#E7B800",
    lty=1,
    lwd=3,
    xlab="Month",
    ylab = "CIF",
    ylim = c(0,1),
    cex=1.5,
```

```
     cex.axis=1.5,
     cex.lab=1.5)
lines(x=crrmod$'ALL 2'$time,
     y=crrmod$'ALL 2'$est,
     type = "s",
     col="#2E9FDF",
     lty=3,
     lwd=3)
legend(0,0.98,
     legend =c("AML","ALL"),
     col=c("#E7B800","#2E9FDF"),
     lty = c(1,3),
     lwd = 3,
     bty = "n")
```

crrmod$`AML 2`$time 与 crrmod$`AML 2`$est 表示模型 crrmod 中 AML 组的各时间点及其对应的竞争风险。

crrmod$`ALL 2`$time 与 crrmod$`ALL 2`$est 表示模型 crrmod 中 ALL 组的各时间点及其对应的竞争风险。

plot() 函数、line() 函数、legend() 函数及其选项解释同上。

输出结果如图 5.3 所示。

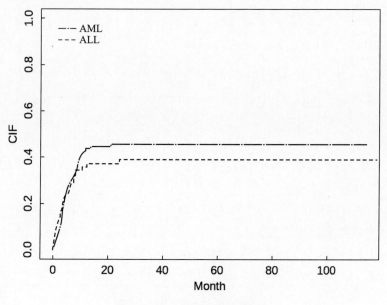

图 5.3　CIF 曲线（竞争风险）

在图 5.3 中，点线表示 ALL 组竞争风险，实线表示 AML 组竞争风险。

通过图 5.2 和图 5.3，就可以较为容易地判断变量 D 的两个水平 AML、ALL 的具体情况了。在图 5.2 中，ALL 曲线在 AML 曲线上方，说明 ALL 复发风险较高。在图 5.3 中，ALL曲线在 AML 曲线下方，说明 ALL 竞争风险较低。

当然上述的图形还可以进一步添加可信区间。添加复发风险可信区间的 R 程序代码如下：

```
par(mar=c(5,5,1,1))
plot(x=crrmod[[1]][[1]],
        y=crrmod[[1]][[2]],
        type="s",
        ylim=c(0,1),
        ylab="Cumulative Incidence",
        xlab="Time (Months)",
        cex=1.5,
        cex.axis=1.5,
        cex.lab=1.5)
x<- crrmod[names(crrmod) != 'Tests']
col=c("#2E9FDF","#E7B800")
for (i in 1:2) {
    lines(x[[i]][[1]],x[[i]][[2]],lty=1,lwd=2,col=col[i])
    lines(x[[i]][[1]],x[[i]][[2]]-1.96*sqrt(crrmod[[i]][[3]]),lty=3,col=col[i])
    lines(x[[i]][[1]],x[[i]][[2]]+1.96*sqrt(crrmod[[i]][[3]]),lty=3,col=col[i])
}
legend(0,0.98,
        legend=c("AML","ALL"),
        lty = 1,
        lwd = 3,
        col=c("#E7B800","#2E9FDF"))
```

上述代码较为复杂。par() 函数用于设置图形边界，下、左、上、右依次为 5、5、1、1。

在 plot() 函数中，crrmod[[1]][[1]] 与 crrmod[[1]][[2]] 表示模型 crrmod 中 AML 组的各时间点及其对应的复发风险。plot 函数用于绘制 AML 组的复发风险曲线。在 plot() 函数中，选项 type、ylim、ylab、xlab、cex、cex.axis、cex.lab 用于对图形进行基本设置。其中，选项type 设置线条类型为 s，选项 ylim 设置 y 轴范围为 0~1，cex、cex.axis、cex.lab 设置坐标轴刻度线及名称的字体相对大小。

注意：plot() 函数仅用于构建一个图床，虽然其绘制了 AML 组的复发风险，但之后仍然要在 for{} 循环中重新绘制。

模型 crrmod 中的 Tests 结果被传递给列表 x，用于后续 for{} 循环。

变量 col 设置为 "#E7B800","#2E9FDF"，用于后续 for{} 循环。

写入 for{} 循环语句，在 for{} 循环语句中，通过 line() 函数绘制 AML、ALL 组复发风险曲线，并添加 AML 组与 ALL 组的可信区间。

legend() 函数用于设置图例，图例设置方法同上。

输出结果如图 5.4 所示。

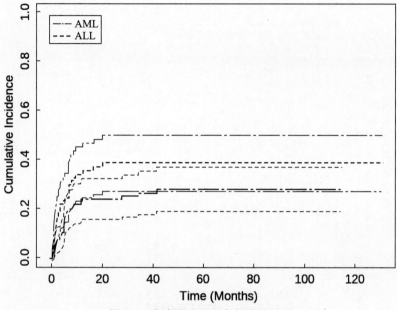

图 5.4　复发风险 CIF 包括可信区间

竞争风险添加可信区间的 R 程序代码如下：

```
par(mar=c(5,5,1,1))
plot(x=crrmod[[3]][[1]],
        y=crrmod[[3]][[2]],
        type="s",
        ylim=c(0,1),
        ylab="Cumulative Incidence",
        xlab="Time (Months)",
        cex=1.5,
        cex.axis=1.5,
        cex.lab=1.5)
x<- crrmod[names(crrmod) != 'Tests']
col=c("#2E9FDF","#E7B800")
for (i in 1:2) {
    lines(x[[i+2]][[1]],x[[i+2]][[2]],lty=1,lwd=2,col=col[i])
    lines(x[[i+2]][[1]],x[[i+2]][[2]]-1.96*sqrt(crrmod[[i+2]][[3]]),lty=3,col=col[i])
    lines(x[[i+2]][[1]],x[[i+2]][[2]]+1.96*sqrt(crrmod[[i+2]][[3]]),lty=3,col=col[i])
}
legend(0,0.98,
        legend=c("AML","ALL"),
        lty = 1,
        lwd = 3,
        col=c("#E7B800","#2E9FDF"))
```

代码解释同上相似。

输出结果如图 5.5 所示。

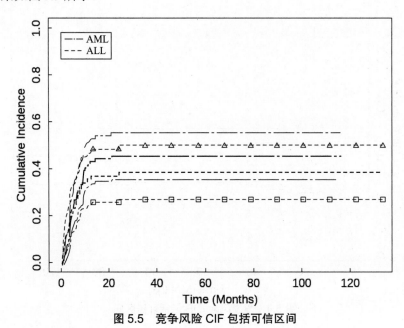

图 5.5　竞争风险 CIF 包括可信区间

图 5.4、图 5.5 的解释同图 5.2、图 5.3。

前文提到复发风险、竞争风险的点估计值及其标准差的查看方法，下面我们看下 95% 可信区间的计算方法。

R 程序代码如下：

```
x<-timepoints(w=crrmod,times=c(12,24,36,48,60))
x$est-1.96*sqrt(x$var)
x$est+1.96*sqrt(x$var)
```

将 timepoints() 函数提取的结果传递给列表 x。用列表 x 中的点估计值 est 与列表 x 中的方差 var，分别计算可信区间的下限、上限。

可信区间下限输出结果：

	12	24	36	48	60
ALL 1	0.2323028	0.2731801	0.2731801	0.2731801	0.2731801
AML 1	0.1407791	0.1582705	0.1788278	0.1905635	0.1905635
ALL 2	0.2450695	0.2578022	0.2722008	0.2722008	0.2722008
AML 2	0.3374955	0.3579260	0.3579260	0.3579260	0.3579260

可信区间上限输出结果：

	12	24	36	48	60

```
ALL 1  0.4526287     0.5019340     0.5019340     0.5019340     0.5019340
AML 1  0.3015286     0.3246355     0.3539376     0.3715145     0.3715145
ALL 2  0.4672593     0.4819238     0.4998692     0.4998692     0.4998692
AML 2  0.5300259     0.5523685     0.5523685     0.5523685     0.5523685
```

输出结果的解读方式同前文 timepoints() 函数输出结果，此处略。

5.2.2 crr() 函数法（多因素分析）

依然以 5.2.1 节案例为例，进行竞争风险模型的多因素分析，使用 crr() 函数法。

在数据集 bmt 中，需要将自变量取出，单独组成一个数据框，且需要将分类自变量设置成哑变量。

R 程序代码如下：

```
cov <- data.frame(age = bmt$Age,
                  sex_F = ifelse(bmt$Sex=='F',1,0),
                  dis_AML = ifelse(bmt$D=='AML',1,0),
                  phase_cr1 = ifelse(bmt$Phase=='CR1',1,0),
                  phase_cr2 = ifelse(bmt$Phase=='CR2',1,0),
                  phase_cr3 = ifelse(bmt$Phase=='CR3',1,0),
                  source_PB = ifelse(bmt$Source=='PB',1,0))
```

使用 data.frame() 函数，将数据集 bmt 中的各自变量取出，组成新的数据集 cov。在将自变量取出时，通过 ifelse() 函数将分类自变量处理成哑变量。例如，对于数据集 bmt 中的 Phase 变量，判断其是否等于"CR1"。若 Phase 变量等于"CR1"，则新变量 phase_cr1 等于 1；若 Phase 变量不等于"CR1"，则新变量 phase_cr1 等于 0。以此类推，分别设置新变量 phase_cr2、phase_cr3。由于变量 Phase 为 4 水平分类变量，故将其转成 3 个哑变量即可。变量 Phase 中的水平"Relapse"将作为参照水平。其他分类自变量的设置方法同此。

拟合竞争风险模型的多因素模型的 R 程序代码如下：

```
crrfit <- crr(ftime=bmt$ftime, fstatus=bmt$Status, cov1=cov, failcode=1,
cencode=0)
summary(crrfit)
```

在 crr() 函数中，选项 ftime 指定时间是数据集 bmt 中的 ftime，选项 fstatus 指定结局变量是数据集 bmt 中的 Status，选项 cov1 指定自变量是数据集 cov。在 crr() 函数中，选项 failcode=1，cencode=0，分别代表 bmt 中的 Status，1 表示结局事件，0 表示删失值，其他数值（数值 2）表示竞争风险事件。将拟合结果储存在 crrfit 中，通过 summary() 函数查看模型 crrfit 的结果。

输出结果：

```
Competing Risks Regression
```

```
Call:
crr(ftime = bmt$ftime, fstatus = bmt$Status, cov1 = cov, failcode = 1,
    cencode = 0)
```

	coef	exp(coef)	se(coef)	z	p-value
age	-0.0185	0.982	0.0119	-1.554	0.1200
sex_F	-0.0352	0.965	0.2900	-0.122	0.9000
dis_AML	-0.4723	0.624	0.3054	-1.547	0.1200
phase_cr1	-1.1018	0.332	0.3764	-2.927	0.0034
phase_cr2	-1.0200	0.361	0.3558	-2.867	0.0041
phase_cr3	-0.7314	0.481	0.5766	-1.268	0.2000
source_PB	0.9211	2.512	0.5530	1.666	0.0960

	exp(coef)	exp(-coef)	2.5%	97.5%
age	0.982	1.019	0.959	1.005
sex_F	0.965	1.036	0.547	1.704
dis_AML	0.624	1.604	0.343	1.134
phase_cr1	0.332	3.009	0.159	0.695
phase_cr2	0.361	2.773	0.180	0.724
phase_cr3	0.481	2.078	0.155	1.490
source_PB	2.512	0.398	0.850	7.426

```
Num. cases = 177
Pseudo Log-likelihood = -267
Pseudo likelihood ratio test = 24.4 on 7 df,
```

在输出结果中，需要关注的统计指标分别是偏回归系数（coef）、偏回归系数的标准误（se(coef)），以及对偏回归系数进行统计学假设检验所得的 z 值与 p 值。通过观察，发现变量 age 的 p 值为 0.1200，变量 sex_F 的 p 值为 0.9000，变量 dis_AML 的 p 值为 0.1200，source_PB 的 p 值为 0.0960，phase_cr3 为 0.2000，均大于 0.05，不存在统计学意义。

存在统计学意义的变量是 phase_cr1、phase_cr2，p 值均小于 0.05。除了要汇报以上内容，仍需汇报 sHR 及其可信区间。sHR 即输出结果中的 exp(coef)，可信区间下限即输出结果中的 2.5%，可信区间上限即输出结果中的 97.5%。

phase_cr1 的 sHR 及其可信区间为 0.332（0.159~0.695），解释为，在控制了竞争风险事件后，以 relapse 阶段的患者为参照，cr1 阶段的患者复发的风险降低 66.8%（1－0.332），或者解释为 cr1 阶段的患者复发的风险是 relapse 阶段的患者的 0.332 倍。

phase_cr2 的 sHR 及其可信区间为 0.361（0.180~0.724），解释为，在控制了竞争风险事件后，以 relapse 阶段的患者为参照，cr2 阶段的患者复发的风险降低 63.9%（1－0.361），或者解释为 cr2 阶段的患者复发的风险是 relapse 阶段的患者的 0.361 倍。

我们可以发现，变量 phase 是存在统计学意义的，但输出结果中只有 phase 各哑变量的结果，而没有 phase 整体的结果。若想检验 phase 变量整体上是否存在统计学差异，需要借助 aod 包中的 wald.test() 函数。R 语言代码如下：

```
install.packages("aod")
library(aod)
wald.test(Sigma=crrfit$var,b=crrfit$coef,Terms = 4:6)
```

首先通过 install.packages() 函数、library() 函数，安装和加载 aod 包。之后在 wald.test() 函数中，利用选项 Sigma 指定模型 crrfit 中的方差，选项 b 指定模型 crrfit 中的偏回归系数，选项 Terms 指定针对模型 crrfit 中的第 4 行至第 6 行作为一个整体进行假设检验。

输出结果：

```
Wald test:
----------

Chi-squared test:
X2 = 14.0, df = 3, P(> X2) = 0.0029
```

可以发现，p 值为 0.0029，小于 0.05，说明变量 phase 在整体上存在统计学差异。

以上内容详细介绍了使用 cmprsk 包进行 Fine-Gray 检验与竞争风险模型多因素分析。笔者认为读者在具体应用过程中要注意两点：

第一，有选择性地使用 Fine-Gray 检验与竞争风险模型。如果存在竞争风险事件，而且极有可能对结论产生影响，那采用 Fine-Gray 检验与竞争风险模型才是合适的。另外，Fine-Gray 检验与竞争风险模型并非一定比 Cox 比例风险模型更优，Fine-Gray 检验、竞争风险模型与 Cox 比例风险模型应该互为补充。也就是说，如研究中采用了 Fine-Gray 检验与竞争风险模型，那 Cox 比例风险模型必须同时进行拟合，将两种结果进行比对。

第二，竞争风险考虑的竞争风险事件也是有限的，目前仅是把 Cox 比例风险模型的二分类终点事件扩展为三分类终点事件，即结局事件、删失和竞争风险事件，即便如此，结果解读也变得很困难。读者在方法选择的时候应该做出更充分的评估和尝试。

▶ ▶ 5.3　小结

临床研究中的生存资料，由于失访，未观察到终点事件，例如，若肿瘤患者术后早死，就无法观察其远期复发情况，此时如果忽略早死对结果带来的影响，直接使用 Cox 比例风险模型，常会造成自变量与因变量之间的关联强度出现偏差。如何正确使用竞争风险模型揭示变量的真实效应至关重要。

本章介绍了部分分布风险模型，充分考虑了竞争风险事件对风险评估的影响。与原因别风险模型直接将竞争风险事件当作删失值不同，部分分布风险模型将竞争事件纳入风险集定义。同时，部分分布风险模型建立了自变量和累积发病率函数间的关系（CIF）。

在 R 语言中进行竞争风险模型分析，主要利用 cmprsk 包。除此之外，还可以通过其他方式进行竞争风险模型的分析，如将竞争风险模型转换为线性模型，亦可以得到相同的结果；或者通过 mstate 包进行竞争风险模型分析，不过 mstate 包的结果与 cmprsk 包的结果有细微差异；还可以使用 prodlim 包中的 FGR() 函数。有关 mstate 包、prodlim 包的内容将在后续章节讲解，此处略过。

第6章 自变量筛选

在临床预测模型中，自变量的选择至关重要，既不能纳入与因变量无关的因素，也不能遗漏与因变量有关的因素。前者可能造成过拟合，而后者将会造成欠拟合。关于自变量的筛选，在资料收集阶段，就应阅读大量文献并结合专业背景知识，收集可能有关的因素，进而再通过统计方法进行模型的构建。本章仅讨论自变量的筛选方法，而在专业上如何确定应针对哪些因素进行资料收集不予讨论。

自变量筛选方法是比较多的，如传统方法、逐步（stepwise）法、Lasso 法、随机森林（random forest）法、最优子集（best subset selection）法、主成分分析（principal component analysis）法等。每种方法各有其适用范围及优缺点。

本章主要涉及的知识点：

- 传统方法。
- 逐步法。
- Lasso 法。
- 随机森林法。
- 最优子集法。
- 主成分分析法。

注意： 本章内容较为深奥（可结合代码学习，事半功倍）。

▶▶ 6.1 传统方法

　　传统方法即临床上大家较为熟悉的先单后多。通常哪些因素可以被纳入多因素模型呢？如果某个变量的单因素分析 p 值小于 0.05，那么其就可以被纳入多因素模型。当然这里也可以放宽纳入标准，即单因素分析 p 值小于 0.1 或 0.2，甚至无论其统计学结果如何，只要临床上认为其与因变量有关，就可将其纳入多因素模型。

　　除此之外，有人认为若某变量 X_1 单因素分析 p 值小于 0.1，在与主要自变量 X_0 共同拟合模型时，由于该变量 X_1 的存在，主要自变量 X_0 的偏回归系数变化幅度超过 10%，那么该变量 X_1 即需要被纳入多因素模型。由于篇幅有限，此种方法代码未被展示。

　　当因变量为连续性变量时，单因素方法主要相关或简单线性回归；当因变量为分类资料或等级资料时，单因素分析方法主要是 t 检验、方差分析、卡方检验、秩和检验、单因素 Logistic 回归；当因变量为生存资料时，单因素分析方法主要有 t 检验、卡方检验、秩和检验、Kaplan-Meier 生存曲线、单因素 Cox 回归；当因变量为竞争风险时，单因素分析方法主要有 Fine-Gray 检验。

　　注意 1：若因变量为多分类变量或等级变量，则其单因素的方差分析、卡方检验、秩和检验同二分类自变量，均利用 tableone 包中的 CreateTableOne() 函数。而对于单因素的多分类 Logistic 回归、单因素的有序 Logistic 回归，皆可以使用 for{} 循环进行批量计算。其中对于多分类 Logistic 回归，使用的是 nnet 包中的 multinom() 函数；对于有序 Logistic 回归，使用的是 MASS 包中的 polr() 函数。条件 Logistic 回归比较特殊，对其进行单因素分析应使用配对 t 检验、配对卡方检验或者相关样本秩和检验。对于单因素的条件 Logistic 回归，同样可以使用 for{} 循环，利用 survival 包中的 clogit() 函数或 coxph() 函数进行模型拟合。由于篇幅有限，读者可根据 6.1.2 节内容触类旁通，这里不再详细讲解。

　　注意 2：对存在竞争事件的生存资料进行单因素的方差分析、卡方检验、秩和检验，均可利用 tableone 包中的 CreateTableOne() 函数。对于单因素的 Fine-Gray 检验，使用第 5 章中的代码即可。若要加入 for{} 循环批量进行 Fine-Gray 检验，读者可自行尝试。Fine-Gray 检验只能针对分类自变量。若要进行连续性自变量的单因素检验，可以利用 crr() 函数，每次纳入一个连续性自变量即可。

6.1.1　基于连续性资料

　　案例：来自斯坦福大学医疗中心，数据见 prostate.Rdata。
　　数据相关信息见第 2 章，这里不再重复罗列。

```
load("prostate.Rdata")
head(prostate)
```

利用 load() 函数导入数据 prostate.Rdata，head() 函数输出数据集 prostate 的前 6 行。

输出结果：

```
    lcavol    lweight   age   lbph       svi  lcp        gleason pgg45  lpsa        train
1 -0.5798185  2.769459  50  -1.386294  0  -1.386294   6     0  -0.4307829  TRUE
2 -0.9942523  3.319626  58  -1.386294  0  -1.386294   6     0  -0.1625189  TRUE
3 -0.5108256  2.691243  74  -1.386294  0  -1.386294   7    20  -0.1625189  TRUE
4 -1.2039728  3.282789  58  -1.386294  0  -1.386294   6     0  -0.1625189  TRUE
5  0.7514161  3.432373  62  -1.386294  0  -1.386294   6     0   0.3715636  TRUE
6 -1.0498221  3.228826  50  -1.386294  0  -1.386294   6     0   0.7654678  TRUE
```

利用 psych 包中的 corr.test() 函数进行相关性分析。R 程序代码如下：

```
library(psych)
corr.prostate<-corr.test(x=prostate[,1:8],
                         y=prostate[,9],
                         method="pearson")
cbind(corr.prostate$r,corr.prostate$t,corr.prostate$p)
```

注意：为方便起见，将所有变量均被视为连续性变量，且符合正态性。

利用 library() 函数加载 psych 包。

在 corr.test() 函数中，选项 x 指定待检验的自变量为数据集 prostate 中的第 1~8 列，选项 y 指定因变量为数据集中的第 9 列，选项 method 指定进行 pearson 相关性检验。当然，若数据不符合正态性，应设置 method="spearman"，进行等级相关检验，这里忽略这点，直接进行 pearson 相关性检验。将结果存储在 corr.prostate 列表中。

利用 cbind() 函数，将 corr.prostate$r、corr.prostate$t、corr.prostate$p 组合在一起。它们分别代表皮尔森相关系数 r、相关系数假设检验的 t 值、相关系数假设检验的 p 值。

输出结果：

```
           [,1]      [,2]      [,3]
lcavol     0.734    10.548    0.000
lweight    0.433     4.686    0.000
age        0.170     1.677    0.156
lbph       0.180     1.782    0.156
svi        0.566     6.696    0.000
lcp        0.549     6.399    0.000
Gleason    0.369     3.869    0.001
pgg45      0.422     4.541    0.000
```

在输出结果中，第一列为 r 值，第二列为 t 值，第三列为 p 值。

可发现，因变量 lpsa 除与 age、lbph 的相关性不存在统计学意义外（$p>0.05$），与其他自变量均存在统计学意义（$p<0.05$）。其中，其与变量 lcavol 相关系数最高（0.734），其次是变量 svi（0.566）。

根据传统方法里面的规则，单因素有意义就应该被纳入多因素模型，最终被纳入多因素模型的自变量为 lcavol、lweight、svi、lcp、gleason、pgg45。用其拟合多因素线性回归模型的 R 程序代码如下：

```
lmmod<-glm(formula=lpsa~lcavol+lweight+svi+lcp+gleason+pgg45,
           family = gaussian,
           data=prostate)
summary(lmmod)
```

在 glm() 函数中，选项 formula 指定模型表达式，因变量、自变量通过波浪号"~"连接，自变量间通过加号"+"连接；选项 family 指定因变量的类型为高斯分布，即正态分布；选项 data 指定针对数据集 prostate 进行统计分析。将结果储存在 lmmod 中。

利用 summary() 函数查看模型 lmmod 结果。

输出结果：

```
Call:
glm(formula = lpsa ~ lcavol + lweight + svi + lcp + gleason +
   pgg45, family = gaussian, data = prostate)

Deviance Residuals:
   Min           1Q        Median          3Q            Max
-1.70300      -0.42431    -0.01927       0.38571       1.69342

Coefficients:
              Estimate    Std. Error    t value     Pr(>|t|)
(Intercept)  -1.124009     1.210857     -0.928      0.355747
lcavol        0.537850     0.088635      6.068      3.01e-08 ***
lweight       0.662015     0.177575      3.728      0.000337 ***
svi           0.699192     0.242736      2.880      0.004963 **
lcp          -0.081359     0.090471     -0.899      0.370898
gleason       0.032288     0.157155      0.205      0.837684
pgg45         0.003687     0.004398      0.838      0.404075
---
Signif. codes:  0'***'0.001'**'0.01'*'0.05'.'0.1' '1

(Dispersion parameter for gaussian family taken to be 0.5071167)

  Null deviance  : 127.918   on 96  degrees of freedom
Residual deviance:     45.641 on 90  degrees of freedom
AIC: 218.14

Number of Fisher Scoring iterations: 2
```

我们关注的主要是回归系数表（Coefficients）。在回归系数表中，我们关注的是偏回归系数 Estimate、回归系数的标准误 Std. Error，以及对回归系数进行统计学假设检验得到的 t 值（t value）与 p 值（Pr(>|t|)）。以变量 lcavol 为例，其偏回归系数为 0.537850，标准误为 0.088635，对回归系数进行检验所得 p 值为 $3.01 \times 10^{-8} < 0.05$，存在统计学意义。具体可描述为，控制其

他变量不变的情况下，变量 lcavol 每增加 1 个单位，因变量 lpsa 平均增加 0.537850 个单位。

变量 svi 为二分类变量，理论上应被处理成哑变量或因子型，但二分类变量本身即哑变量形式，故这里未对其做特殊处理。其结果可描述为，精囊未受侵（svi=1）人群 lpsa 值平均比精囊受侵（svi=0）人群高 0.699192 个单位，存在统计学意义（p 值为 0.004963）。

其他变量解读方法同此。

输出结果的最后显示 AIC 为 218.14。

注意：相关性分析只能针对自变量为连续性变量或等级变量进行分析，而对分类自变量无能为力。对于简单线性回归，无论是连续性自变量、等级变量还是分类自变量，均可以对其进行单因素筛选。对于分类自变量，要将其处理成哑变量或因子型。

批量进行简单线性回归的 R 程序代码如下：

```
x.variables<-names(prostate)[1:8]
y<-names(prostate)[9]
for (x in x.variables) {
    form=formula(paste0(y,"-",x))
    olsmod<-lm(formula = form,data=prostate)
    print(summary(olsmod))
}
```

注意：如果难以理解 for{} 循环，手动操作也可以。

将待分析的自变量名称传递给向量 x.variables，将待分析的因变量名称传递给向量 y。在 for{} 循环中，对变量 X.variables 中的每一个自变量进行遍历，通过 formula() 函数，将因变量、自变量组成公式，利用 lm() 函数进行模型拟合，将结果存储在 olsmod 中。通过 print(summary(olsmod)) 语句查看模型结果。

输出结果（仅展示部分）：

```
Call:
lm(formula = form, data = prostate)

Residuals:
    Min       1Q      Median      3Q        Max
-1.67624   -0.41648   0.09859   0.50709   1.89672

Coefficients:
            Estimate   Std. Error   t value   Pr(>|t|)
(Intercept) 1.50730    0.12194      12.36     <2e-16 ***
lcavol      0.71932    0.06819      10.55     <2e-16 ***
---
Signif. codes: 0'***'0.001'**'0.01'*'0.05'.'0.1' '1

Residual standard error: 0.7875 on 95 degrees of freedom
Multiple R-squared: 0.5394,  Adjusted R-squared: 0.5346
F-statistic: 111.3 on 1 and 95 DF,         p-value: < 2.2e-16
```

```
Call:
lm(formula = form, data = prostate)

Residuals:
    Min        1Q       Median       3Q        Max
 -2.56737   -0.64035   -0.00301    0.66979    1.89321

Coefficients:
                Estimate   Std. Error   t value   Pr(>|t|)
(Intercept)     2.1366     0.1097       19.474    < 2e-16  ***
svi             1.5788     0.2358        6.696    1.5e-09  ***
---
Signif. codes:  0'***'0.001'**'0.01'*'0.05'.'0.1' '1

Residual standard error: 0.9565 on 95 degrees of freedom
Multiple R-squared:  0.3206,  Adjusted R-squared:  0.3135
F-statistic: 44.83 on 1 and 95 DF,          p-value: 1.499e-09


Call:
lm(formula = form, data = prostate)

Residuals:
    Min        1Q       Median       3Q        Max
 -2.5652    -0.5862   -0.0354     0.6206     3.1803

Coefficients:
                Estimate   Std. Error   t value   Pr(>|t|)
(Intercept)     2.056967   0.141485     14.538    < 2e-16   ***
pgg45           0.017284   0.003806      4.541    1.64e-05  ***
---
Signif. codes:  0'***'0.001'**'0.01'*'0.05'.'0.1' '1

Residual standard error: 1.052 on 95 degrees of freedom
Multiple R-squared:  0.1784,  Adjusted R-squared:  0.1697
F-statistic: 20.62 on 1 and 95 DF,  p-value: 1.642e-05
```

以上输出结果呈现了简单线性回归的结果。由于 for{} 循环输出结果较多，这里只罗列 for{} 循环中的部分结果。

以变量 lcavol 为例，其偏回归系数为 0.71932，偏回归系数的标准误差为 0.06819，对偏回归系数进行统计学假设检验得 t 值为 10.55，p 值为 $2×10^{-16}$，存在统计学意义。

其他变量解读同此。

存在统计学意义的变量分别是 lcavol、lweight、svi、lcp、gleason、pgg45。用其拟合多因素线性回归模型即可。

6.1.2　基于二分类资料

案例：来自 framingham 心脏研究，数据见 framingham.Rdata。

数据相关信息见第 3 章，这里不再重复罗列。

```
load("framingham.Rdata")
head(framingham)
```

利用 load() 函数导入数据 framingham.Rdata，使用 head() 函数输出数据集 framingham 的前 6 行。

输出结果：

	male	age	education	currentSmoker	cigsPerDay	BPMeds	prevalentStroke	prevalentHyp
1	1	39	4	0	0	0	0	0
2	0	46	2	0	0	0	0	0
3	1	48	1	1	20	0	0	0
4	0	61	3	1	30	0	0	1
5	0	46	3	1	23	0	0	0
6	0	43	2	0	0	0	0	1

	diabetes	totChol	sysBP	diaBP	BMI	heartRate	glucose	TenYearCHD
1	0	195	106.0	70	26.97	80	77	0
2	0	250	121.0	81	28.73	95	76	0
3	0	245	127.5	80	25.34	75	70	0
4	0	225	150.0	95	28.58	65	103	1
5	0	285	130.0	84	23.10	85	85	0
6	0	228	180.0	110	30.30	77	99	0

将其中因变量、分类自变量、连续性自变量名称取出。

R 程序代码如下：

```
y<-"TenYearCHD"
x.category.variables<-c("male","education","currentSmoker","BPMeds",
    "prevalentStroke","prevalentHyp","diabetes")
x.continuous.variables<-c("age","cigsPerDay","totChol","sysBP","diaBP",
    "BMI","heartRate","glucose")
x.variables<-c(x.category.variables,x.continuous.variables)
```

将因变量名称 TenYearCHD 储存在向量 y 中，将分类自变量名称 male、education、currentSmoker、BPMeds、prevalentStroke、prevalentHyp、diabetes 储存在向量 x.category.variables 中，将连续性自变量名称 age、cigsPerDay、totChol、sysBP、diaBP、BMI、heartRate、glucose 储存在向量 x.continuous.variables 中。将所有自变量名称储存在向量 x.variables 中。

使用 for{} 循环对 x.category.variables 中变量进行遍历，依次利用 factor() 函数将其处理成因子型变量。R 程序代码如下：

```
for (x.cat in x.category.variables) {
```

```
    prostate[,colnames(prostate)==x.cat]<-factor(prostate[,colnames(prostate)==x.cat])
}
```

注意：如果难以理解 for 循环，手动操作也可以。

上述代码中的 colnames() 函数用于提取数据集 prostate 中的变量名称，然后判断其是否等于 x.category.variables 中的变量名称，若等于，则将其取出； factor() 函数将取出的变量处理成因子型变量。

t 检验及卡方检验的 R 程序代码如下：

```
library(tableone)
table <- CreateTableOne(vars =x.variables,
                        factorVars =x.category.variables,
                        argsApprox = list(correct = FALSE),
                        strata = y,
                        data =framingham)
print(table,showAllLevels = TRUE)
```

利用 library() 函数加载 tableone 包，使用 tableone 包中的 CreateTableOne() 函数进行批量 t 检验及卡方检验。

在 CreateTableOne() 函数中，选项 var 指定待检验的自变量名称为向量 x.variables，选项 factorVars 指定分类自变量名称为向量 x.category.variables，选项 argsApprox 指定是否进行校正卡方检验（FALSE 表示不进行，TRUE 表示进行），选项 strata 指定分组变量名称，即因变量名称 y，选项 data 指定针对数据集 framingham 进行分析。将结果储存在 table 中，利用 print() 函数查看 table 的结果，并通过选项 showAllLevels 显示分类自变量的所有水平，如设置为 FALSE，则不显示所有水平。

输出结果：

	level	Stratified by TenYe arCHD		p	test
		0	1		
n		3596	644		
male (%)	0	2119 (58.9)	301 (46.7)	<0.001	
	1	1477 (41.1)	343 (53.3)		
education (%)	1	1397 (39.8)	323 (51.4)	<0.001	
	2	1106 (31.5)	147 (23.4)		
	3	601 (17.1)	88 (14.0)		
	4	403 (11.5)	70 (11.1)		
currentSmoker (%)	0	1834 (51.0)	311 (48.3)	0.205	
	1	1762 (49.0)	333 (51.7)		
BPMeds (%)	0	3471 (97.7)	592 (93.5)	<0.001	
	1	83 (2.3)	41 (6.5)		
prevalentStroke (%)	0	3582 (99.6)	633 (98.3)	<0.001	
	1	14 (0.4)	11 (1.7)		
prevalentHyp (%)	0	2604 (72.4)	319 (49.5)	<0.001	
	1	992 (27.6)	325 (50.5)		

diabetes (%)	0	3527 (98.1)	604 (93.8)	<0.001
	1	69 (1.9)	40 (6.2)	
age (mean (SD))		48.76 (8.41)	54.15 (8.01)	<0.001
cigsPerDay (mean (SD))		8.71 (11.69)	10.63 (13.01)	<0.001
totChol (mean (SD))		235.15 (43.77)	245.39 (48.08)	<0.001
sysBP (mean (SD))		130.34 (20.45)	143.62 (26.69)	<0.001
diaBP (mean (SD))		82.17 (11.34)	86.98 (14.03)	<0.001
BMI (mean (SD))		25.67 (3.98)	26.53 (4.52)	<0.001
heartRate (mean (SD))		75.76 (11.99)	76.53 (12.22)	0.136
glucose (mean (SD))		80.68 (18.96)	89.01 (41.14)	<0.001

在输出结果中，对于分类自变量，罗列了其各水平（level）在 TenYearCHD 两组间的频数及构成比，并对其进行卡方检验，输出其 p 值。对于连续性自变量，罗列了其在 TenYearCHD 两组间的均数与标准差，并对其进行 t 检验，输出其 p 值。

以变量 male 为例，在 TenYearCHD=0 组中，共有 2119 人为 male=0，1477 人为 male=1，构成比分别为 58.9%、41.1%；在 TenYearCHD=1 组中，共有 301 人为 male=0，343 人为 male=1，构成比分别为 46.7%、53.3%。卡方检验的结果显示 $p<0.001$，认为两组间的性别分布存在统计学差异。其他分类自变量解读方法同此。

以变量 age 为例，在 TenYearCHD=0 组中，age 的均数（标准差）为 48.76 (8.41)；在 TenYearCHD=0 组中，age 的均数（标准差）为 54.15 (8.01)；t 检验的结果显示 $p<0.001$，认为两组间的年龄分布存在统计学差异。其他连续性自变量解读方法同此。

若连续性变量不符合正态，需对其进行非参数秩和检验。方便起见，我们假设所有连续性自变量均不符合正态分布，对其进行秩和检验。然而，在实际工作中，应视变量的正态性及方差齐性如何再决定是否对其进行秩和检验。

R 程序代码如下：

```
print(table,
    showAllLevels = TRUE,
    nonnormal =x.continuous.variables)
```

函数 print() 用于查看拟合 table 的结果，选项 showAllLevels 显示分类自变量的所有水平，选项 nonnormal 设置进行秩和检验的自变量名称。

输出结果：

		Stratified by TenYearCHD			
	level	0	1	p	test
n		3596	644		
male (%)	0	2119 (58.9)	301 (46.7)	<0.001	
	1	1477 (41.1)	343 (53.3)		
education (%)	1	1397 (39.8)	323 (51.4)	<0.001	
	2	1106 (31.5)	147 (23.4)		
	3	601 (17.1)	88 (14.0)		

	4	403 (11.5)	70 (11.1)	
currentSmoker (%)	0	1834 (51.0)	311 (48.3)	0.205
	1	1762 (49.0)	333 (51.7)	
BPMeds (%)	0	3471 (97.7)	592 (93.5)	<0.001
	1	83 (2.3)	41 (6.5)	
prevalentStroke (%)	0	3582 (99.6)	633 (98.3)	<0.001
	1	14 (0.4)	11 (1.7)	
prevalentHyp (%)	0	2604 (72.4)	319 (49.5)	<0.001
	1	992 (27.6)	325 (50.5)	
diabetes (%)	0	3527 (98.1)	604 (93.8)	<0.001
	1	69 (1.9)	40 (6.2)	
age (median [IQR])		48.00 [42.00, 55.00]	55.00 [48.00, 61.00]	<0.001 nonnorm
cigsPerDay(median [IQR])		0.00 [0.00, 20.00]	2.50 [0.00, 20.00]	0.005 nonnorm
totChol (median [IQR])		232.00 [205.00, 261.00]	241.00 [213.50, 272.00]	<0.001 nonnorm
sysBP (median [IQR])		127.00 [116.00, 141.00]	139.00 [125.00, 158.00]	<0.001 nonnorm
diaBP (median [IQR])		81.00 [74.00, 88.00]	85.50 [78.00, 95.00]	<0.001 nonnorm
BMI (median [IQR])		25.25 [23.01, 27.87]	26.16 [23.50, 28.89]	<0.001 nonnorm
heartRate (median [IQR])		75.00 [68.00, 83.00]	75.00 [68.00, 85.00]	0.241 nonnorm
glucose (median [IQR])		78.00 [71.00, 86.00]	79.00 [72.00, 90.00]	0.001 nonnorm

在输出结果中，对于连续性自变量，罗列的是其在 TenYearCHD 两组间的中位数、四分位数，以及对其进行秩和检验所得 p 值。可以发现，连续性自变量末尾均出现 nonnorm，即表示对其进行的是秩和检验。

以变量 age 为例，在 TenYearCHD=0 组中，中位数及其四分位数为 48.00 [42.00, 55.00]；在 TenYearCHD=1 组中，中位数及其四分位数为 55.00 [48.00, 61.00]；对其进行秩和检验得 $p<0.001$，认为两组间的年龄分布存在统计学差异。其他连续性自变量解释方法同此。

除此之外，对于分类自变量，还可以考虑使用确切概率法或者四格表校正卡方检验法。

R 程序代码如下：

```
#对分类变量进行确切概率检验
print(table,
      showAllLevels = TRUE,
      nonnormal =x.continuous.variables,
      exact = x.category.variables)
```

在 print() 函数中，选项 exact 指定进行确切概率法检验的分类自变量名称。方便起见，这里对所有分类自变量均进行确切概率法。

输出结果：

		Stratified by TenYearCHD			
	level	0	1	p	test
n		3596	644		
male (%)	0	2119 (58.9)	301 (46.7)	<0.001	exact
	1	1477 (41.1)	343 (53.3)		
education (%)	1	1397 (39.8)	323 (51.4)	<0.001	exact

	2	1106 (31.5)	147 (23.4)		
	3	601 (17.1)	88 (14.0)		
	4	403 (11.5)	70 (11.1)		
currentSmoker (%)	0	1834 (51.0)	311 (48.3)	0.215	exact
	1	1762 (49.0)	333 (51.7)		
BPMeds (%)	0	3471 (97.7)	592 (93.5)	<0.001	exact
	1	83 (2.3)	41 (6.5)		
prevalentStroke (%)	0	3582 (99.6)	633 (98.3)	0.001	exact
	1	14 (0.4)	11 (1.7)		
prevalentHyp (%)	0	2604 (72.4)	319 (49.5)	<0.001	exact
	1	992 (27.6)	325 (50.5)		
diabetes (%)	0	3527 (98.1)	604 (93.8)	<0.001	exact
	1	69 (1.9)	40 (6.2)		
age (median [IQR])		48.00 [42.00, 55.00]	55.00 [48.00, 61.00]	<0.001	nonnorm
cigsPerDay(median [IQR])		0.00 [0.00, 20.00]	2.50 [0.00, 20.00]	0.005	nonnorm
totChol (median [IQR])		232.00 [205.00, 261.00]	241.00 [213.50, 272.00]	<0.001	nonnorm
sysBP (median [IQR])		127.00 [116.00, 141.00]	139.00 [125.00, 158.00]	<0.001	nonnorm
diaBP (median [IQR])		81.00 [74.00, 88.00]	85.50 [78.00, 95.00]	<0.001	nonnorm
BMI (median [IQR])		25.25 [23.01, 27.87]	26.16 [23.50, 28.89]	<0.001	nonnorm
heartRate (median [IQR])		75.00 [68.00, 83.00]	75.00 [68.00, 85.00]	0.241	nonnorm
glucose (median [IQR])		78.00 [71.00, 86.00]	79.00 [72.00, 90.00]	0.001	nonnorm

可以发现，分类自变量末尾均出现 exact，表示对这些变量进行的是确切概率法检验。

我们以最后一个表格为例，其中存在统计学意义的变量（$p<0.05$）分别为 male、education、BPMeds、prevalentStroke、prevalentHyp、diabetes、age、cigsPerDay、totChol、sysBP、diaBP、BMI、glucose。

对单因素有意义的变量进行多因素拟合，R 程序代码如下：

```
uni.significant<-c("male","education","BPMeds","prevalentStroke","prevalentHyp",
    "diabetes","age","cigsPerDay","totChol","sysBP","diaBP","BMI","glucose")
form<-formula(paste0(y,"~",paste0(uni.significant,collapse = "+")))
```

先将单因素有意义的变量名称 male、education、BPMeds、prevalentStroke、prevalentHyp、diabetes、age、cigsPerDay、totChol、sysBP、diaBP、BMI、glucose 取出，将其传递给向量 uni.significant；使用 formula() 函数，将因变量与自变量连接起来，形成公式 form。

对公式 form 进行多因素模型拟合，并计算其 OR 值及其可信区间。

R 程序代码如下：

```
framinghamLog<-glm(formula = form,family = binomial(),data=framingham)
summary(framinghamLog)
coef<-coef(framinghamLog)
coef_CI<-confint(framinghamLog)
OR_Results<-exp(cbind("OR"=coef,"LL"=coef_CI[,1],"UL"=coef_CI[,2]))
round(OR_Results,3)
```

在 glm() 函数中，首先通过选项 formula 指定模型的表达式。选项 formula 设置完成之后，输入逗号，继续设置选项 data，通过选项 data 指定针对 framingham 数据集进行分析。

选项 family 指定因变量 TenYearCHD 是二分类变量（binomial）。若 binomial 的链接函数未被指定，则其默认为 Logit 链接函数。如果在 glm() 函数中未通过选项 family 指定因变量的类型，则其将会使用默认类型，也就是正态分布，也即高斯分布（gaussian distribution），这时拟合的就不再是 Logistic 回归模型，读者需要注意。

模型拟合完成之后，将结果储存在 framinghamLog 中，可以通过 summary() 函数查看拟合模型 framinghamLog 的结果。

先利用 coef() 函数将 framinghamLog 模型中各个自变量的偏回归系数提取出来，将其传递给向量 coef；再利用 confint() 函数将 framinghamLog 模型中各个自变量偏回归系数的 95% 可信区间提取出来，将其赋值给矩阵 coef_CI。矩阵 coef_CI 包含两列数据，第一列数据为偏回归系数 95% 可信区间的下限，第二列数据为 95% 可信区间的上限。

之后，通过 cbind() 函数将偏回归系数、偏回归系数 95% 可信区间的下限、偏回归系数 95% 可信区间的上限组合起来，并通过 exp() 函数计算三者的以自然常数 e 为底数的指数函数，也即计算 OR 及其 95% 可信区间的上下限，将其分别命名成 OR、LL、UL，将计算结果储存在矩阵 OR_Results 中。

最后通过 round() 函数对矩阵 OR_Results 中的 OR 及其 95% 可信区间保留 3 位小数。

输出结果略，可参考 3.2.1 节。

除上述单因素分析方法外，亦可对二分类因变量进行单因素 Logistic 回归。

R 程序代码如下：

```
for (x in x.variables) {
    form=formula(paste0(y,"~",x))
    uniLog<-glm(formula = form,data=framingham,family = binomial())
    print(summary(uniLog))
}
```

使用 for{} 循环对 x.variables 中的自变量名称进行遍历，依次对各自变量通过 formula() 函数形成公式，利用 glm() 函数对其进行单因素 Logistic 回归，将结果保存在 uniLog 中，通过 print(summary(uniLog)) 查看结果。

部分输出结果（部分）：

```
Call:
glm(formula = form, family = binomial(), data = framingham)

Deviance Residuals:
    Min          1Q        Median          3Q          Max
 -0.6463      -0.6463      -0.5154      -0.5154       2.0418
```

```
Coefficients:
              Estimate     Std. Error    z value      Pr(>|z|)
(Intercept)   -1.95159     0.06160       -31.683      < 2e-16 ***
male           0.49155     0.08595         5.719      1.07e-08 ***
---
Signif. codes: 0'***'0.001'**'0.01'*'0.05'.'0.1' '1

(Dispersion parameter for binomial family taken to be 1)

   Null deviance: 3612.2  on 4239  degrees of freedom
Residual deviance: 3579.4  on 4238  degrees of freedom
AIC: 3583.4

Number of Fisher Scoring iterations: 4


Call:
glm(formula = form, family = binomial(), data = framingham)

Deviance Residuals:
   Min           1Q          Median        3Q          Max
-1.8310       -0.5794      -0.5547       -0.5309      2.1308

Coefficients:
              Estimate     Std. Error    z value      Pr(>|z|)
(Intercept)   -2.580799    0.140526      -18.36       < 2e-16 ***
glucose        0.010492    0.001571        6.68       2.39e-11 ***
---
Signif. codes: 0'***'0.001'**'0.01'*'0.05'.'0.1' '1

(Dispersion parameter for binomial family taken to be 1)

   Null deviance: 3312.2  on 3851  degrees of freedom
Residual deviance: 3265.9  on 3850  degrees of freedom
   (388 observations deleted due to missingness)
AIC: 3269.9

Number of Fisher Scoring iterations: 4
```

由于 for{} 循环输出结果较多，这里只罗列 for{} 循环中的部分结果。

以变量 male 为例，其偏回归系数为 0.49155，偏回归系数的标准误差为 0.08595，对回归系数进行统计学检验所得 z 值为 5.719，p 值为 1.07×10^{-8}，存在统计学意义。

其他自变量解读方法同此。

除此外，还可以计算单因素 Logistic 的 OR 值及其可信区间，代码可参考 3.2.1 节，此处不再过多罗列。

6.1.3　基于生存资料

案例：数据来自 North Central Cancer Treatment Group，数据见 lung.Rdata。

数据相关信息见第 4 章，这里不再重复罗列。

```
load("lung.Rdata")
head(lung)
```

利用 load() 函数加载数据集 lung.Rdata。使用 head() 函数输出数据集 lung 的前 6 行。

输出结果：

	inst	time	status	age	sex	ph.ecog	p h.karno	pat.karno	meal.cal	wt.loss
1	3	306	2	74	1	1	90	100	1175	NA
2	3	455	2	68	1	0	90	90	1225	15
3	3	1010	1	56	1	0	90	90	NA	15
4	5	210	2	57	1	1	90	60	1150	11
5	1	883	2	60	1	0	100	90	NA	0
6	12	1022	1	74	1	1	50	80	513	0

注意：输出结果中的 NA 表示缺失值。在数据分析过程中，尽量不要存在缺失值；可以通过缺失值的多重插补填补缺失值。

将其中的因变量、分类自变量、连续性自变量名称取出。

R 程序代码如下：

```
y1<-"time"
y2<-"status"
x.category.variables<-c("sex")
x.continuous.variables<-c("age","ph.ecog", "ph.karno","pat.karno","meal.
cal","wt.loss")
x.variables<-c(x.category.variables,x.continuous.variables)
```

将因变量名称 time 储存在向量 y1 中，将因变量名称 status 储存在向量 y2 中。

将分类自变量名称 sex 储存在向量 x.category.variables 中，将连续性自变量名称 age、ph.ecog、ph.karno、pat.karno、meal.cal、wt.loss 储存在向量 x.continuous.variables 中。将所有自变量名称储存在向量 x.variables 中。

使用 for{} 循环对 x.category.variables 中的变量进行遍历，依次利用 factor() 函数将其处理成因子型变量。

R 程序代码如下：

```
for (x.cat in x.category.variables) {
   lung[,colnames(lung)==x.category.variables]
                        <-factor(lung[,colnames(lung)==x.category.variables])
}
```

在上述代码中，colnames() 函数用于提取数据集 lung 中的变量名称，然后判断其是否等于 x.category.variables 中的变量名称，若等于，则将其取出； factor() 函数将取出的变量处理成因子型变量。

由于分类自变量只有变量 sex，for{} 循环没显示出优势。若分类自变量有数十个，for 循环代码就显得非常简洁。

t 检验及卡方检验的 R 程序代码如下：

```
library(tableone)
table <- CreateTableOne(vars =x.variables,
                        data =lung,
                        factorVars =x.category.variables,
                        argsApprox = list(correct = FALSE),
                        strata = y2)
print(table,showAllLevels = TRUE)
```

利用 library() 函数加载 tableone 包，使用 tableone 包中的 CreateTableOne() 函数进行批量 t 检验及卡方检验。

在 CreateTableOne() 函数中，选项 vars 指定待检验的自变量名称为向量 x.variables；选项 data 指定针对数据集 lung 进行分析；选项 factorVars 指定分类自变量名称为向量 x.category. variables；选项 argsApprox 指定是否进行校正卡方检验（FALSE 表示不进行，TRUE 表示进行）；选项 strata 指定分组变量名称，即因变量名称 y2。将结果储存在 table 中，利用 print() 函数查看 table 的结果，并通过选项 showAllLevels 显示分类自变量的所有水平，如设置为 FALSE，则不显示所有水平。

输出结果：

```
                  Stratified by status
                  level   1              2                 p       test
n                         63             165
sex (%)           1       26 (41.3)      112 (67.9)        <0.001
                  2       37 (58.7)      53 (32.1)
age (mean (SD))           60.25 (9.74)   63.28 (8.69)      0.024
ph.ecog (mean (SD))       0.68 (0.64)    1.05 (0.72)       <0.001
ph.karno (mean (SD))      85.56 (10.89)  80.55 (12.59)     0.006
pat.karno (mean (SD))     83.97 (14.54)  78.40 (14.40)     0.010
meal.cal (mean (SD))      912.77 (453.41) 934.40 (384.29)  0.752
wt.loss (mean (SD))       9.11 (12.95)   10.12 (13.25)     0.610
```

输出结果罗列了变量 status 两组间各变量的统计描述及统计检验结果。

以变量 sex 为例，在 status=1 组中，sex=1 有 26 人，sex=2 有 37 人，分别占比 41.3%、58.7%；在 status=2 组中，sex=1 有 112 人，sex=2 有 53 人，分别占比 67.9%、32.1%。对其进行统计学检验，得 $p<0.001$，认为两组间的性别分布存在统计学差异。

以变量 age 为例，在 status=1 组中，age 的平均值（标准差）为 60.25 (9.74)；在 status=2

组中，age 的平均值（标准差）为 63.28 (8.69)。对其进行统计学检验，得 $p =0.024$，认为两组间的年龄分布存在统计学差异。

其他变量描述方法同此。

在上述结果中，存在统计学意义的变量分别是 sex、age、ph.ecog、ph.karno、pat. karno。其 p 值均小于 0.05。

秩和检验及卡方检验的 R 程序代码如下：

```
print(table,
      showAllLevels = TRUE,
      nonnormal =x.continuous.variables)
```

函数 print() 用于查看拟合 table 的结果，选项 showAllLevels 显示分类自变量的所有水平，选项 nonnormal 指定进行秩和检验的自变量名称为 x.continuous.variables。为方便起见，这里对所有连续性自变量均进行秩和检验。

输出结果略。

秩和检验及确切概率法检验的 R 程序代码如下：

```
print(table,
      showAllLevels = TRUE,
      nonnormal =x.continuous.variables,
      exact = x.category.variables)
```

在 print() 函数中，选项 exact 指定进行确切概率法检验的分类自变量名称 x.category. variables。为方便起见，这里对所有分类自变量均进行确切概率法检验。

输出结果略。

对于上述单因素有意义的变量（以 t 检验及卡方检验结果为例），可对其拟合多因素 Cox 比例风险模型。

R 程序代码如下：

```
uni.significant<-c("sex","age","ph.ecog","ph.karno","pat.karno")
form<-formula(paste0("Surv(",y1,",",y2,"==2)~",paste0(uni.
significant,collapse = "+")))
```

先将 t 检验及卡方检验单因素有意义的变量名称 sex、age、ph.ecog、ph.karno、pat.karno 取出，将其传递给向量 uni.significant；使用 formula() 函数，将因变量与自变量连接起来，形成公式 form。

注意：在 cox 回归中，因变量有两个，一个是生存时间 time，一个是生存结局 status。

使用 survival 包中的 coxph() 函数拟合模型，并通过 summary() 函数查看结果。

R 程序代码如下：

```
library(survival)
```

```
lungCox<-coxph(formula=form,data=lung)
summary(lungCox)
```

利用 library() 函数加载 survival 包。在 coxph() 函数中，选项 formula 指定模型公式，选项 data 指定针对数据集 lung 进行分析。将结果储存在 lungCox 中。

通过 summary() 函数查看模型 lungCox 结果。

输出结果略。

注意：除了可对自变量进行上述 t 检验、卡方检验等单因素分析外，我们也可以对其进行 Kaplan-Meier 曲线分析。Kaplan-Meier 曲线仅针对分类自变量，相应代码见 4.2.1 节。

单因素 Cox 分析既可用于分析分类自变量，亦可用于分析连续性自变量。

R 程序代码如下：

```
for (x in x.variables) {
    form=formula(paste0("Surv(",y1,",",y2,"==2)~",x))
    uniCox<-coxph(formula=form,data=lung)
    print(summary(uniCox))
}
```

使用 for{} 循环对 x.variables 中的自变量名称进行遍历，依次建立模型公式 form，进行单因素 Cox 回归，将结果保存在 uniCox 中，通过 print(summary(uniCox)) 查看结果。

输出结果（部分）：

```
Call:
coxph(formula = form, data = lung)

  n= 228, number of events= 165

          coef      exp(coef)   se(coef)       z        Pr(>|z|)
sex2     -0.5310    0.5880      0.1672      -3.176      0.00149 **
---
Signif. codes:       0'***'0.001'**'0.01'*'0.05'.'0.1' 1

          exp(coef)  exp(-coef)  lower .95   upper .95
sex2      0.588      1.701       0.4237      0.816

Concordance= 0.579 (se = 0.021 )
Likelihood ratio test = 10.63  on 1 df,  p=0.001
Wald test        = 10.09  on 1 df,  p=0.001
Score (logrank) test = 10.33 on 1 df,      p=0.001


Call:
coxph(formula = form, data = lung)

  n= 214, number of events= 152
```

```
(14 observations deleted due to missingness)

          coef        exp(coef)    se(coef)     z            Pr(>|z|)
wt.loss   0.001319    1.001320     0.006079     0.217        0.828

          exp(coef)   exp(-coef)   lower .95    upper .95
wt.loss   1.001       0.9987       0.9895       1.013

Concordance= 0.525    (se = 0.027 )
Likelihood ratio test= 0.05  on 1 df,   p=0.8
Wald test             = 0.05  on 1 df,   p=0.8
Score (logrank) test = 0.05  on 1 df,   p=0.8
```

由于 for{} 循环输出结果较多，这里只罗列 for{} 循环中的部分结果。

以变量 wt.loss 为例，其偏回归系数为 0.001319，对应的 HR 值为 1.001320，偏回归系数的标准误差为 0.006079，对偏回归系数进行统计学检验所得 z 值为 0.217，p 值为 0.828，无统计学意义。

其他自变量解读方法同此。

单因素 Cox 分析筛选出来存在统计学意义得变量分别是 sex、age、ph.ecog、ph.karno、pat.karno，对其拟合多因素模型即可。

6.2　逐步法

如果在建立回归模型时，遗漏了对因变量 Y 有重要作用的自变量 X，那么所建立的模型必然与实际有较大的偏离。另外，如果使用的自变量越多，那么残差平方和（sum squared residual，SSR）的自由度将减小，从而使均方误差（mean-square eror，MSE）增大，最终影响回归的预测精度。因此，适当的选择一个"最优"模型十分重要。

可以简单地用以下两条准则判断一个模型的"好坏"：

（1）模型能够反映自变量与因变量的真实联系；

（2）模型所使用的自变量数目要尽可能地少。

在建立多因素回归模型时，经常会从可能影响因变量 Y 的众多因素中，挑选部分作为自变量 X 以建立"最优"模型，这时可以通过逐步回归的方法，挑选出合适的自变量。

逐步回归的基本思想较容易被理解，即将自变量一个一个地引入模型中或从模型中删除。自变量的引入条件是其偏回归平方和经统计学假设检验是存在统计学意义的。同时每引入一个"新"自变量，对已入选回归模型中的"旧"逐个进行上述检验，将无统计学意义的自变量剔除，以保证回归模型中的每一个自变量都存在统计学意义。此过程经过若干步直到不再引入"新"自变量或剔除"旧"自变量为止。

注意：

（1）从多因素回归模型中删除一个自变量 X_i 后，回归平方和减少的部分，称为 X_i 对 Y 的偏回归平方和；

（2）筛选变量的检验是对其偏回归平方和进行检验，并不是对回归系数 β 进行检验。

采用逐步回归法，模型会一次添加或剔除一个自变量，直到达到某个判停准则为止。逐步回归法可分为三种。

（1）向前法：每次添加一个自变量到模型中，直到增加的变量不会使模型有所改进为止。

（2）向后法：从模型包含所有自变量开始，每次删除一个自变量，直到会降低模型的质量为止。

（3）向前向后法：每次添加一个变量，但是在每一步中，变量都会被重新评价，对模型没有贡献的变量将会被剔除，同一个自变量可能会被添加、剔除几次，直到获得"最优"模型为止。

在 R 语言中，MASS 包中的 stepAIC() 函数可以实现逐步回归模型（向后法、向前向后法），依据是 AIC 准则（akaike information criterion）。AIC 准则考虑了模型的统计拟合度及用来拟合的自变量数目。AIC 值较小的模型被优先选择，它说明模型用较少的自变量获得了足够的拟合度。

逐步回归存在一定争议，虽然可能得到一个"好的"模型，但是不能保证模型是最佳模型，因为不是每一个可能的模型都被评价了。

6.2.1　基于连续性资料

案例：来自斯坦福大学医疗中心，数据见 prostate.Rdata。

数据相关信息见第 2 章，这里不再重复罗列。

```
load("prostate.Rdata")
multifit<-lm(formula=lpsa~lcavol+lweight+age+lbph+svi+lcp+gleason+pgg45,data=prostate)
```

利用 load() 函数导入数据 prostate.Rdata，之后使用所有自变量拟合模型。在 lm() 函数中，选项 formula 指定模型公式，选项 data 指定针对数据集 prostate 进行分析。将结果存储在 multifit 中。

利用 MASS 包中的 stepAIC() 函数进行逐步回归。

R 程序代码如下：

```
library(MASS)
stepAIC(object=multifit,direction = "backward")
```

利用 library() 函数加载 MASS 包。在 stepAIC() 函数中，选项 object 指定待逐步回归的对象为模型 multifit，选项 direction 指定进行向后法逐步回归。

注意：虽然 rms 包中 ols() 函数也可拟合多重线性回归，但其拟合模型不可用于逐步回归的 stepAIC() 函数。

输出结果：

```
Start:  AIC=-60.78
lpsa ~ lcavol + lweight + age + lbph + svi + lcp + gleason + pgg45

            Df      Sum of Sq       RSS         AIC
- gleason   1       0.0491          43.108      -62.668
- pgg45     1       0.5102          43.569      -61.636
- lcp       1       0.6814          43.740      -61.256
<none>                              43.058      -60.779
- lbph      1       1.3646          44.423      -59.753
- age       1       1.7981          44.857      -58.810
- lweight   1       4.6907          47.749      -52.749
- svi       1       4.8803          47.939      -52.364
- lcavol    1       20.1994         63.258      -25.467

Step:  AIC=-62.67
lpsa ~ lcavol + lweight + age + lbph + svi + lcp + pgg45

            Df      Sum of Sq       RSS         AIC
- lcp       1       0.6684          43.776      -63.176
<none>                              43.108      -62.668
- pgg45     1       1.1987          44.306      -62.008
- lbph      1       1.3844          44.492      -61.602
- age       1       1.7579          44.865      -60.791
- lweight   1       4.6429          47.751      -54.746
- svi       1       4.8333          47.941      -54.360
- lcavol    1       21.3191         64.427      -25.691

Step:  AIC=-63.18
lpsa ~ lcavol + lweight + age + lbph + svi + pgg45

            Df      Sum of Sq       RSS         AIC
- pgg45     1       0.6607          44.437      -63.723
<none>                              43.776      -63.176
- lbph      1       1.3329          45.109      -62.266
- age       1       1.4878          45.264      -61.934
- svi       1       4.1766          47.953      -56.336
- lweight   1       4.6553          48.431      -55.373
- lcavol    1       22.7555         66.531      -24.572

Step:  AIC=-63.72
lpsa ~ lcavol + lweight + age + lbph + svi
```

```
              Df       Sum of Sq        RSS           AIC
<none>                                44.437       -63.723
- age          1        1.1588        45.595       -63.226
- lbph         1        1.5087        45.945       -62.484
- lweight      1        4.3140        48.751       -56.735
- svi          1        5.8509        50.288       -53.724
- lcavol       1       25.9427        70.379       -21.119

Call:
lm(formula = lpsa ~ lcavol + lweight + age + lbph + svi, data =
prostate)

Coefficients:
(Intercept) lcavol     lweight      age         lbph       svi
0.49473     0.54400    0.58821      -0.01644    0.10122    0.71490
```

输出结果详细展示了逐步回归的迭代过程。Df 表示模型自由度，Sum of Sq 表示模型的平方和，RSS 表示模型的残差平方和，AIC 表示模型的赤池信息准则大小。

在每一步迭代过程中，根据 AIC 的大小判定变量是否应被剔除，若剔除某变量，其模型 AIC 升高，说明该变量不应被剔除；若剔除该变量，其模型 AIC 降低，说明该变量应被剔除。

经过几轮迭代，最终共有 5 个自变量被成功筛选，分别为 age、lbph、lweight、svi、lcavol，其模型的 AIC 为 -63.72。

在最后一次迭代过程中，可发现剔除这 5 个变量中的任何一个，AIC 均升高，提示已无变量可剔除，此为最终模型。例如，剔除 age，AIC 上升为 -63.226；剔除 lbph，AIC 上升为 -62.484。

同时，输出结果的最后呈现了最终模型的偏回归系数结果。lcavol 的偏回归系数为 0.54400l，weight 的偏回归系数为 0.58821，age 的偏回归系数为 -0.01644，lbph 的偏回归系数为 0.10122，svi 的偏回归系数为 0.71490，截距为 0.49473。

注意：若不想显示迭代过程，可在 stepAIC() 函数中加入选项 trace=0。

```
stepAIC(object=multifit,direction = "backward",trace=0)
```

输出结果仅输出最终模型。

向前向后法的 R 程序代码如下：

```
stepAIC(object=multifit,direction = "both")
```

只需将 stepAIC() 函数中的选项 direction 指定为 both 即可。

输出结果：

```
Start:  AIC=-60.78
lpsa ~ lcavol + lweight + age + lbph + svi + lcp + gleason + pgg45
```

```
               Df    Sum of Sq      RSS          AIC
- gleason      1      0.0491      43.108      -62.668
- pgg45        1      0.5102      43.569      -61.636
- lcp          1      0.6814      43.740      -61.256
<none>                            43.058      -60.779
- lbph         1      1.3646      44.423      -59.753
- age          1      1.7981      44.857      -58.810
- lweight      1      4.6907      47.749      -52.749
- svi          1      4.8803      47.939      -52.364
- lcavol       1     20.1994      63.258      -25.467

Step:  AIC=-62.67
lpsa ~ lcavol + lweight + age + lbph + svi + lcp + pgg45

               Df    Sum of Sq      RSS          AIC
- lcp          1      0.6684      43.776      -63.176
<none>                            43.108      -62.668
- pgg45        1      1.1987      44.306      -62.008
- lbph         1      1.3844      44.492      -61.602
- age          1      1.7579      44.865      -60.791
+ gleason      1      0.0491      43.058      -60.779
- lweight      1      4.6429      47.751      -54.746
- svi          1      4.8333      47.941      -54.360
- lcavol       1     21.3191      64.427      -25.691

Step:  AIC=-63.18
lpsa ~ lcavol + lweight + age + lbph + svi + pgg45

               Df    Sum of Sq      RSS          AIC
- pgg45        1      0.6607      44.437      -63.723
<none>                            43.776      -63.176
+ lcp          1      0.6684      43.108      -62.668
- lbph         1      1.3329      45.109      -62.266
- age          1      1.4878      45.264      -61.934
+ gleason      1      0.0362      43.740      -61.256
- svi          1      4.1766      47.953      -56.336
- lweight      1      4.6553      48.431      -55.373
- lcavol       1     22.7555      66.531      -24.572

Step:  AIC=-63.72
lpsa ~ lcavol + lweight + age + lbph + svi

               Df    Sum of Sq      RSS          AIC
<none>                            44.437      -63.723
- age          1      1.1588      45.595      -63.226
+ pgg45        1      0.6607      43.776      -63.176
+ gleason      1      0.4767      43.960      -62.769
- lbph         1      1.5087      45.945      -62.484
+ lcp          1      0.1304      44.306      -62.008
```

```
- lweight    1      4.3140    48.751    -56.735
- svi        1      5.8509    50.288    -53.724
- lcavol     1     25.9427    70.379    -21.119

Call:
lm(formula = lpsa ~ lcavol + lweight + age + lbph + svi, data =
prostate)

Coefficients:
(Intercept)  lcavol    lweight      age        lbph       svi
  0.49473    0.54400    0.58821    -0.01644    0.10122    0.71490
```

输出结果同样展示了逐步回归的迭代过程。与向后法不同的是，在向前向后法中，某变量可能被剔除或被纳入多次。例如，－gleason 即表示剔除变量 gleason，＋gleason 即表示纳入变量 gleason。变量被剔除或被纳入的标准是模型的 AIC 是否会降低。

输出结果中的 *df* 表示模型自由度，Sum of Sq 表示模型的平方和，RSS 表示模型的残差平方和，AIC 表示模型的赤池信息准则大小。

在最后一次迭代中，其 AIC＝－63.72，无论此时剔除或纳入任何变量，其 AIC 都将升高，说明此为最终模型，共纳入 5 个自变量，与向后法结果相同，均是 age、lbph、lweight、svi、lcavol。例如，剔除 age，其 AIC 上升为 63.226；纳入 pgg45，其 AIC 上升为 －63.176。

同样，输出结果的最后也给了最终稿模型的偏回归系数结果，解释同前，略。

6.2.2 基于二分类资料

案例：来自 framingham 心脏研究，数据见 framingham.Rdata。
数据相关信息见第 3 章，这里不再重复罗列。

```
load("framingham.Rdata")
framingham$male<-factor(framingham$male,
                        levels = c(0,1),
                        labels = c("女性","男性"))
framingham$education<-factor(framingham$education,
                             levels = c(1,2,3,4),
                             labels = c("高中以下","高中","大学","大学以上"))
framingham$currentSmoker<-factor(framingham$currentSmoker,
                                 levels = c(0,1),
                                 labels = c("不吸烟","吸烟"))
framingham$BPMeds<-factor(framingham$BPMeds,
                          levels = c(0,1),
                          labels = c("不服用","服用"))
framingham$prevalentStroke<-factor(framingham$prevalentStroke,
                                   levels = c(0,1),
                                   labels = c("无脑卒中家族史","有脑卒中家族史"))
framingham$prevalentHyp<-factor(framingham$prevalentHyp,
```

```
                                 levels = c(0,1),
                                 labels = c("无高血压家族史","有高血压家族史"))
framingham$diabetes<-factor(framingham$diabetes,
                            levels = c(0,1),
                            labels = c("不患糖尿病","患糖尿病"))
framingham$TenYearCHD<-factor(framingham$TenYearCHD,
                         levels = c(0,1),
                         labels = c("未来10年无冠心病风险","未来10年有冠心病风险"))
```

利用 load() 函数导入数据集 framingham.Rdata。

将数据集中的分类变量通过 factor() 函数处理成因子型变量，并使用选项 levels 指定其水平顺序，使用选项 labels 按 levels 指定的顺序给变量各水平添加标签。

由于数据集 framingham 中存在缺失值，故先删除存在缺失值的行。

注意： 利用 stepAIC() 函数进行逐步回归时，数据集中不能存在缺失值。

R 程序代码如下：

```
framingham<-na.omit(framingham)
```

在 na.omit() 函数中直接输入数据集 framingham，即可完成对其缺失值行的删除，其后将处理后的新数据集传递给 framingham。

拟合所有自变量模型的 R 程序代码如下：

```
framinghamLog <- glm(formula=TenYearCHD -., data = framingham, family = binomial)
```

在 glm() 函数中，选项 formula 指定模型公式，选项 data 指定针对数据集 framingham 进行分析，选项 family 指定因变量的类型为二分类。将结果储存在 framinghamLog 中。

逐步回归的 R 程序代码如下：

```
library(MASS)
stepAIC(framinghamLog,direction = "backward")
stepAIC(framinghamLog,direction = "both")
```

注意： 在 stepAIC() 函数中，设置选项 trace=0，将不显示迭代过程。

利用 library() 函数加载 MASS 包。在 stepAIC() 函数中输入待处理的模型 framinghamLog，选项 direction 指定进行逐步回归的方法，backward 表示向后法，both 表示向前向后法。

这里向后法的结果与向前向后法的结果也相同，我们仅罗列向前向后法的部分输出结果：

```
Start:  AIC=2788.17
TenYearCHD ~ male + age + education + currentSmoker + cigsPerDay +
   BPMeds + prevalentStroke + prevalentHyp + diabetes + totChol +
   sysBP + diaBP + BMI + heartRate + glucose

                 Df         Deviance         AIC
```

```
-  education                3           2755.4            2785.4
-  diabetes                 1           2752.2            2786.2
-  BMI                      1           2752.3            2786.3
-  currentSmoker            1           2752.4            2786.4
-  diaBP                    1           2752.6            2786.6
-  BPMeds                   1           2752.7            2786.7
-  heartRate                1           2752.7            2786.7
-  prevalentStroke          1           2754.1            2788.1
<none>                                  2752.2            2788.2
-  prevalentHyp             1           2755.0            2789.0
-  totChol                  1           2756.6            2790.6
-  cigsPerDay               1           2760.4            2794.4
-  glucose                  1           2763.0            2797.0
-  sysBP                    1           2768.6            2802.6
-  male                     1           2776.0            2810.0
-  age                      1           2839.6            2873.6
   .
   .
   .
   .
   .
   .

Step:   AIC=2775.5
TenYearCHD ~ male + age + cigsPerDay + prevalentStroke + prevalentHyp +
    totChol + sysBP + glucose

                        Df          Deviance            AIC
<none>                              2757.5            2775.5
-  prevalentStroke          1       2759.8            2775.8
-  prevalentHyp             1       2760.3            2776.3
+  heartRate                1       2756.9            2776.9
+  BPMeds                   1       2757.0            2777.0
+  diaBP                    1       2757.0            2777.0
+  BMI                      1       2757.3            2777.3
+  currentSmoker            1       2757.3            2777.3
+  diabetes                 1       2757.5            2777.5
-  totChol                  1       2761.5            2777.5
+  education                3       2754.0            2778.0
-  glucose                  1       2776.7            2792.7
-  cigsPerDay               1       2779.0            2795.0
-  sysBP                    1       2782.3            2798.3
-  male                     1       2784.4            2800.4
-  age                      1       2864.5            2880.5

Call:  glm(formula = TenYearCHD ~ male + age + cigsPerDay + prevalentStroke +
          prevalentHyp + totChol + sysBP + glucose, family = binomial,
          data = framingham)

Coefficients:
```

```
(Intercept)  male      age       cigsPerDay  prevalentStroke  prevalentHyp
-8.745885    0.553297  0.065411  0.019579    0.751698         0.225762
totChol      sysBP     glucose
0.002257     0.014218  0.007317

Degrees of Freedom: 3657 Total (i.e. Null);  3649 Residual
Null Deviance:     3121
Residual Deviance: 2757   AIC: 2775
```

输出结果仅罗列部分迭代过程。其中，Df 表示模型自由度，Deviance 表示模型偏差，AIC 表示模型赤池信息准则大小。这里同样利用 AIC 来选择最终模型。

模型最终共纳入 8 个自变量，分别为 male、age、cigsPerDay、prevalentStroke、prevalentHyp、totChol、sysBP、glucosemale。其 AIC 为 2775。此时再剔除或纳入变量，均会使 AIC 升高。例如，剔除 prevalentStroke，其 AIC 上升为 2775.8；纳入 heartRate，其 AIC 上升为 2776.9。

同样，输出结果的最后也给出了最终模型中各变量的偏回归系数。例如，变量 age 的偏回归系数是 0.065411，变量 cigsPerDay 的偏回归系数是 0.019579，依次类推。Intercept 为 -8.745885 表示截距。

6.2.3　基于多分类资料

案例：研究某疾病轻重程度的影响因素。数据见 multinom.Rdata。

数据相关信息见第 3 章，这里不再重复罗列

```
load("multinom.Rdata")
```

利用 load() 函数导入数据集 multinom.Rdata。

将分类变量统一处理成因子型变量。

```
multinom$group<-factor(multinom$group,
                  levels = c(1,2,3),
                  labels = c("轻度","中度","重度"))
multinom$gender<-factor(multinom$gender,
                  levels = c(0,1),
                  labels = c("male","female"))
multinom$drink<-factor(multinom$drink,
                  levels = c(0,1),
                  labels = c("No","Yes"))
multinom$LVEF<-factor(multinom$LVEF,
                  levels = c(0,1),
                  labels = c("<60.9","≥60.9"))
multinom$CTNT<-factor(multinom$CTNT,
                  levels = c(0,1),
                  labels = c("<37.08","≥37.08"))
```

```
multinom$ALT<-factor(multinom$ALT,
                     levels = c(0,1),
                     labels = c("<28.05","≥28.05"))
multinom$LDH<-factor(multinom$LDH,
                     levels = c(1,2,3,4),
                     labels = c("<164","164-199","199-279","≥279"))
```

在 factor() 函数中输入待处理变量，选项 levels 指定变量水平的顺序，选项 labels 按照选项 levels 指定的顺序给变量各水平添加标签。

对于多分类 Logistic 回归，利用 nnet 包中的 multinom() 函数进行模型拟合。

R 程序代码如下：

```
multinom<-na.omit(multinom)
library(nnet)
multinomLog<-multinom(formula=group-gender+drink+LVEF+CTNT+ALT+age+LDH,
    data=multinom)
```

模型拟合之前，使用 na.omit() 函数将数据集 multinom 中存在缺失值的行删除，并处理之后的新数据集传递给 multinom。

利用 library() 函数加载 nnet 包。在 multinom() 函数中，选项 formula 指定模型公式，选项 data 指定针对数据集 multinom 进行分析。将模型结果储存在 multinomLog 中。

R 程序代码如下：

```
library(MASS)
stepAIC(multinomLog,direction = "backward")
stepAIC(multinomLog,direction = "both")
```

利用 library() 函数加载 MASS 包。在 stepAIC() 函数中输入待处理的模型 multinomLog，选项 direction 指定进行逐步回归的方法，backward 表示向后法，both 表示向前向后法。

这里向后法的结果与向前向后法的结果也相同，我们仅罗列向前向后法的部分输出结果：

```
Start:  AIC=458.67
group ~ gender + drink + LVEF + CTNT + ALT + age + LDH

          Df       AIC
- LDH      6      455.27
- age      2      458.38
<none>            458.67
- gender   2      459.80
- drink    2      465.13
- ALT      2      476.22
- CTNT     2      491.70
- LVEF     2      497.99
# weights:  24 (14 variable)
initial  value  329.583687
```

```
iter   10 value   217.768864
iter   20 value   213.637002
final      value   213.636708
converged
.
.
.
.
.
.
Step:  AIC=454.77
group ~ gender + drink + LVEF + CTNT + ALT

            Df        AIC
<none>                454.77
+ age        2        455.27
- gender     2        456.90
+ LDH        6        458.38
- drink      2        459.53
- ALT        2        474.38
- LVEF       2        496.96
- CTNT       2        505.44
Call:
multinom(formula = group ~ gender + drink + LVEF + CTNT + ALT,
   data = multinom)

Coefficients:
      (Intercept) genderfemale  drinkYes  LVEF≥60.9  CTNT≥37.08  ALT≥28.05
中度  -0.2939407   0.76458440   1.1963511  -2.423634   1.703457   1.949375
重度  -0.1649647   0.02403993   0.6866593  -2.980941   3.203662   1.410131

Residual Deviance: 430.772
AIC: 454.772
```

输出结果中的 Df、AIC 分别表示模型的自由度、赤池信息准则。

在最后一次迭代中，模型共纳入 gender、drink、LVEF、CTNT、ALT，此时 AIC 为 454.77。在此基础上剔除或纳入变量，均会使模型的 AIC 升高。例如，纳入 age，其 AIC 上升为 455.27；剔除 gender，其 AIC 上升为 456.90。

输出结果的最后输出了 gender、drink、LVEF、CTNT、ALT 的偏回归系数。例如，中度 vs. 轻度，变量 gender 的偏回归系数是 0.76458440；重度 vs. 轻度，变量 gender 的偏回归系数是 0.02403993。

6.2.4　基于有序资料

案例：研究患者满意度的影响因素。初步确定的自变量包括性别、年龄、医疗费用和治疗方案。数据见 polr2.Rdata。

数据相关信息见第 3 章，这里不再重复罗列。

```
load("polr2.Rdata")
```

利用 load() 函数导入数据集 polr2.Rdata。

将数据集中的分类变量处理成因子型变量，R 程序代码如下：

```
polr2$性别<-factor(polr2$性别,
                 levels = c(0,1),
                 labels = c("男性","女性"))
polr2$治疗方案<-factor(polr2$治疗方案,
                 levels = c(1,2,3),
                 labels = c("治疗方案药物1","治疗方案药物2","治疗方案药物3"))
polr2$满意度<-factor(polr2$满意度,
                 levels = c(0,1,2,3),
                 labels = c("不满意","一般","满意","非常满意"))
polr2$满意度 <- ordered(polr2$满意度)
```

在 factor() 函数中输入待处理变量，选项 levels 指定变量水平的顺序，选项 labels 按照选项 levels 指定的顺序给变量各水平添加标签。利用 ordered() 函数将因变量满意度处理成有序分类变量。

注意： 在有序 Logistic 回归中，因变量必须被处理成因子型变量。

利用 MASS 包中的 polr() 函数进行模型拟合。

R 程序代码如下：

```
library(MASS)
polr2Log<-polr(formula=满意度~性别+年龄+医疗费用+治疗方案,data=polr2)
```

利用 library() 函数加载 MASS 包。在 polr() 函数中，选项 formula 指定模型表达式，选项 data 指定针对数据集 polr2 进行分析。将模型结果传递给 polr2Log。

逐步回归的 R 程序代码如下：

```
stepAIC(polr2Log,direction = "backward")
stepAIC(polr2Log,direction = "both")
```

在 stepAIC() 函数中输入待处理的模型 polr2Log，选项 direction 指定进行逐步回归的方法，backward 表示向后法，both 表示向前向后法。

这里向后法的结果与向前向后法的结果也相同，我们仅罗列向前向后法的输出结果：

```
Start:  AIC=399.38
满意度 ~ 性别 + 年龄 + 医疗费用 + 治疗方案

            Df     AIC
<none>             399.38
- 性别      1      402.87
```

```
- 医疗费用    1          409.23
- 治疗方案    2          409.90
- 年龄       1          452.57
Call:
polr(formula = 满意度 ~ 性别 + 年龄 + 医疗费用 + 治疗方案, data = polr2)

Coefficients:
  性别女性        年龄          医疗费用      治疗方案药物2   治疗方案药物3
  -0.68115268    0.23083630    0.00668041    1.10971211    -0.03203168

Intercepts:
  不满意|一般     一般|满意      满意|非常满意
  8.461503       10.284334     13.271027

Residual Deviance: 383.3782
AIC: 399.3782
```

在输出结果中，Df 表示自由度，AIC 表示赤池信息准则。

可以发现，本案例并未剔除任何一个自变量。起始模型的 AIC 为 399.38。此时剔除性别，AIC 上升为 402.87；剔除医疗费用，AIC 上升为 409.23；剔除治疗方案，AIC 上升为409.90；剔除年龄，AIC 上升为 452.57。

输出结果的最后给出了各变量的偏回归系数。例如，性别的偏回归系数为 −0.68115268，年龄的偏回归系数为 0.23083630。Intercepts 表示截距，这里共有 3 个截距。

6.2.5 基于 1：*m* 匹配资料

案例：基于匹配的病例对照，研究吸烟与肺癌的关系。该研究为每一位肺癌患者根据年龄、性别等匹配 2 名对照，考虑的自变量是吸烟、收入水平。

```
load("clogit1.Rdata")
```

利用 load() 函数导入数据集 clogit1.Rdata。

对于分类变量，将其处理成因子型变量。

```
clogit1$吸烟<-factor(clogit1$吸烟,
                    levels=c(0,1),
                    labels=c("No","Yes"))
clogit1$收入水平<-factor(clogit1$收入水平,
                     levels=c(0,1),
                     labels=c("Low","High"))
```

在 factor() 函数中输入待处理变量，选项 levels 指定变量水平的顺序，选项 labels 按照选项 levels 指定的顺序给变量各水平添加标签。

模型拟合的 R 程序代码如下：

```
library(survival)
clogit1Log <-clogit(formula=肺癌 ~ 吸烟+收入水平+ strata(配对号),data=clogit1)
```

在 clogit() 函数中，选项 formula 指定表达式，因变量、自变量设置同前。在表达式中，通过 strata() 指定配对号。选项 data 指定针对数据集 clogit1 进行分析。将拟合的结果储存在 clogit1Log 中

逐步回归的 R 程序代码如下：

```
library(MASS)
stepAIC(clogit1Log,direction = "backward")
stepAIC(clogit1Log,direction = "both")
```

利用 library() 函数加载 MASS 包。在 stepAIC() 函数中输入待处理的模型，选项 direction 指定进行逐步回归的方法，backward 表示向后法，both 表示向前向后法。

这里向后法的结果与向前向后法结果的也相同，我们仅罗列向前向后法的输出结果：

```
Start:  AIC=86.77
Surv(rep(1, 135L), 肺癌) ~ 吸烟 + 收入水平 + strata(配对号)


           Df       AIC
- 收入水平   1      85.412
<none>              86.772
- 吸烟       1     100.369


Step:  AIC=85.41
Surv(rep(1, 135L), 肺癌) ~ 吸烟 + strata(配对号)


           Df       AIC
<none>              85.412
+ 收入水平   1      86.772
- 吸烟       1      98.875
Call:
coxph(formula = Surv(rep(1, 135L), 肺癌) ~ 吸烟 + strata(配对号),
   data = clogit1, method = "exact")


           coef     exp(coef)     se(coef)       z         p
吸烟Yes    1.460     4.304         0.410       3.56     0.00037

Likelihood ratio test=15.46  on 1 df, p=8.414e-05
n= 135, number of events= 45
```

在输出结果中，Df 表示自由度，AIC 表示赤池信息准则。

本案例共进行了两次迭代。在第一次迭代中，其 AIC 为 86.77，在此基础上，剔除收入水平，其 AIC 降低为 85.412；剔除吸烟，其 AIC 上升为 100.369。根据 AIC 赤池信息准则，故收入水平应被剔除。

在第二次迭代中,其 AIC 为 85.412,此时若再次纳入收入水平,其 AIC 升高为 86.772;若剔除吸烟,其 AIC 升高为 98.875。

故最终模型纳入的变量为吸烟,模型的 AIC 为 85.412。

输出结果的最后也给出了偏回归系数的结果。变量吸烟的偏回归系数为 1.460,其 OR 值为 4.304,其标准误为 0.410,对偏回归系数进行统计学检验得 z 值为 3.56,p 值为 0.00037,变量吸烟存在统计学意义。

6.2.6 基于生存资料

案例:数据来自 North Central Cancer Treatment Group,数据见 lung.Rdata。

数据相关信息见第 4 章 cox 回归部分,这里不再重复罗列。

R 程序代码如下:

```
load("lung.Rdata")
lung$sex<-factor(lung$sex,
                 levels = c(1,2),
                 labels = c("男性","女性"))
```

利用 load() 函数加载数据集 lung.Rdata。通过 factor() 函数将数据集中的分类变量 sex 处理成因子型变量,选项 levels 指定其水平的顺序,选项 labels 给各变量水平增加标签。

需要注意的是,数据集 lung 不能含有缺失值,因此使用 na.omit() 函数进行缺失值的行删除。R 程序代码如下:

```
lung<-as.data.frame(lung[,c("time","status","age","sex","ph.ecog","wt.
loss")])
lung<-na.omit(lung)
```

先将数据集 lung 需要的变量 time、status、age、sex、ph.ecog、wt.loss 取出,将新数据集传递给 lung。使用 na.omit() 函数将有缺失值的行删除,将处理之后的新数据集传递给 lung。

利用 survival 包中的 coxph() 函数进行模型的拟合。R 程序代码如下:

```
library(survival)
lungCox<-coxph(formula=Surv(time,status==2) ~ sex+age+ph.ecog,data=lung)
```

利用 library() 函数加载 survival 包。在 coxph() 函数中,选项 formula 指定模型表达式,选项 data 指定针对数据集 data 进行分析。将模型结果储存在 lungCox 中。

逐步回归的 R 程序代码如下:

```
library(MASS)
stepAIC(lungCox,direction = "backward")
stepAIC(lungCox,direction = "both")
```

利用 library() 函数加载 MASS 包。在 stepAIC() 函数中输入待处理的模型 lungCox，选项 direction 指定进行逐步回归的方法，backward 表示向后法，both 表示向前向后法。

向后法、向前向后法的结果相同，此处仅展示向前向后法的输出结果：

```
Start:  AIC=1326.92
Surv(time, status == 2) ~ sex + age + ph.ecog

            Df       AIC
- age       1        1326.9
<none>               1326.9
- sex       1        1336.2
- ph.ecog   1        1339.6


Step:  AIC=1326.87
Surv(time, status == 2) ~ sex + ph.ecog

            Df       AIC
<none>               1326.9
+ age       1        1326.9
- sex       1        1336.3
- ph.ecog   1        1342.2
Call:
coxph(formula = Surv(time, status == 2) ~ sex + ph.ecog, data = lung)

            coef      exp(coef)    se(coef)         z        p
sex女性     -0.5733   0.5636       0.1746       -3.285   0.00102
ph.ecog     0.4891    1.6309       0.1171        4.179   2.93e-05

Likelihood ratio test=27.18  on 2 df, p=1.255e-06
n= 213, number of events= 151
```

输出结果同样显示了其迭代过程，输出结果中的 Df、AIC 表示模型的自由度及赤池信息准则。

最终模型共纳入 2 个自变量，分别为 sex、ph.ecog，此时 AIC 为 1326.9。在此基础上再剔除或纳入自变量，AIC 均升高（需要注意，由于这里只显示了 1 位小数，在最终模型中 +age 后，其 AIC 为 1326.9，其实小数点之后的几位与最终模型的 AIC（1326.9）是不同的，且大于最终模型的 AIC）。

6.2.7 基于竞争风险资料

案例：研究骨髓移植相较血液移植治疗白血病的疗效，结局事件定义为"复发"，某些患者移植后不幸因为移植不良反应死亡，那这些发生移植相关死亡的患者就无法观察到"复发"的终点，也就是说"移植相关死亡"与"复发"存在竞争风险，故采用竞争风险模型分析。

数据见 bmtcrr.csv。

数据相关信息见第 5 章，这里不再重复罗列。

```
bmt <-read.csv('bmtcrr.csv',stringsAsFactors = TRUE)
bmt<-na.omit(bmt)
bmt$ID<-1:nrow(bmt)
```

利用 read.csv() 函数导入 csv 格式数据，选项 stringsAsFactors = TRUE 表示，若在数据集中存在字符型变量则将其处理成因子型变量。

使用 na.omit() 函数对存在缺失值的行进行删除，生成新变量 ID，其为 1∶N（N 为样本量）。

重新处理数据的 R 程序代码如下：

```
library(mstate)
bmt.w<-crprep(Tstop="ftime",
              status="Status",
              trans=c(1,2),
              cens=0,
              id="ID",
              keep=c("Sex","D","Age","Source"),
              data=bmt)
```

利用 library() 函数加载 mstate 包，使用 mstate 包中的 crprep() 函数对数据集 bmt 进行加权，加权之后的数据集被命名为 bmt.w。

在 crprep() 函数中，选项 Tstop 指定每个个体随访"结束时间"为数据集 bmt 中的变量 ftime；选项 status 指定每个个体的随访结局为数据集 bmt 中的变量 Status；选项参数 trans 指定需要加权计算的终点事件与竞争风险事件，按照顺序填写，终点事件在前，竞争风险事件在后，在本案例中，1 表示终点事件，2 表示竞争风险事件；选项 cens 指定删失事件，即 0；选项 id 指定识别不同观测对象的变量，此变量要求不存在重复值；选项 keep 用来保留自变量；选项 data 指定针对数据集 bmt 进行操作，bmt 需要是数据框形式。

构建模型的 R 程序代码如下：

```
library(rms)
fit.crm<-cph(formula=Surv(Tstart,Tstop,status==1)~Sex+D+Age+Source,
             weights=weight.cens,
             subset=failcode==1,
             surv=TRUE,x=TRUE,y=TRUE,
             data=bmt.w)
```

使用 cph() 进行模型拟合，命名成 fit.crm。选项 formula 指定模型表达式；选项 weights 指定权重为变量 weight.cens；选项 subset=failcode==1 指定结局事件为 1；选项 surv=TRUE 表示构建生存函数，surv=FALSE 表示后续将无法绘制 nomogram；选项 x、y 设置成 TRUE；选项 data 指定针对数据集 bmt.w 进行分析。将结果储存在 fit.crm 中。

逐步回归的 R 程序代码如下：

```
library(MASS)
stepAIC(fit.crm,direction = "backward")
stepAIC(fit.crm,direction = "both")
```

利用 library() 函数加载 MASS 包。在 stepAIC() 函数中输入待处理的模型 fit.crm，选项 direction 指定进行逐步回归的方法，backward 表示向后法，both 表示向前向后法。

向后法、向前向后法的结果相同，此处仅展示向前向后法的输出结果：

```
Start:  AIC=555.43
Surv(Tstart, Tstop, status == 1) ~ Sex + D + Age + Source

          Df      AIC
- Sex      1      553.46
- D        1      555.15
<none>            555.43
- Age      1      556.89
- Source   1      557.98

Step:  AIC=553.46
Surv(Tstart, Tstop, status == 1) ~ D + Age + Source

          Df      AIC
- D        1      553.21
<none>            553.46
- Age      1      554.99
+ Sex      1      555.43
- Source   1      555.98

Step:  AIC=553.21
Surv(Tstart, Tstop, status == 1) ~ Age + Source

          Df      AIC
<none>            553.21
+ D        1      553.46
- Source   1      554.90
+ Sex      1      555.15
- Age      1      557.45
Cox Proportional Hazards Model


 cph(formula = Surv(Tstart, Tstop, status == 1) ~ Age + Source,
   data = bmt.w, weights = weight.cens, subset = failcode ==
   1, x = TRUE, y = TRUE, surv = TRUE)

  Model Tests  Discrimination
                                            Indexes
 Obs        686      LR chi2      8.16      R2      0.021
```

```
Events        56      d.f.        2         Dxy      0.213
Center -0.145         Pr(> chi2)  0.0169    g        0.477
                      Score chi2  7.78      gr       1.612
                      Pr(> chi2)  0.0204

              Coef    S.E.        Wald Z    Pr(>|Z|)
Age           -0.0276 0.0113      -2.44     0.0146
Source=PB     0.8989  0.5277      1.70      0.0885
```

在输出结果中，Df 表示自由度，AIC 表示赤池信息准则。

最终模型纳入的变量为 Age、Source，AIC 为 553.21。此时再剔除或纳入变量，均会使 AIC 升高。例如，剔除 Source，其 AIC 上升为 554.90；纳入 Sex，其 AIC 上升为 555.15。

同样，输出结果的最后给出了最终模型中各变量的偏回归系数。例如，变量 Age 的偏回归系数是 -0.0276，变量 Source 的偏回归系数是 0.8989。输出结果的最后也罗列了各变量的统计学检验结果，变量 Age 的 p 值为 0.0146，存在统计学意义，而变量 Source 的 p 值为 0.0885，不存在统计学意义。

▶ ▶ 6.3 Lasso 法

普通的变量筛选方法通常无法处理维度较高的数据，如基因组学、蛋白组学、影像组学数据，或者虽然可以处理，但可能需要消耗高昂的计算机算力成本（时间成本）。另外，对于高维数据，普通变量筛选方法也难以避免模型的过拟合，及多重共线性（multicollinearity）问题的存在。

通过正则化技术，我们会在残差平方和（residual sum of squares，RSS）最小化的过程中，加入一个正则化项，此正则化项被称为收缩惩罚。这个收缩惩罚项包含了一个希腊字母 λ 及对偏回归系数 β 和权重的规范化，最终的目标是使残差平方和与收缩惩罚之和最小化。因此，正则化技术对于高维度数据，可以对偏回归系数进行限制，避免多重共线性问题的出现，甚至将偏回归系数缩减至 0；同时由于增加了正则化项，可以有效避免过拟合的发生。

正则化技术包括岭回归（ridge regression）、Lasso、弹性网络（elastic network）。本节仅介绍较常使用的 Lasso。

在 Lasso 中，正则化项是变量系数的绝对值和，被称为 L1-norm，即 L1 范数。在我们的模型中试图使 $RSS + \lambda(sum|\beta_i|)$ 最小化。这个收缩惩罚项可以使偏回归系数 β_i 缩减至 0。因此，Lasso 具有筛选自变量的能力。

6.3.1　基于连续性资料

Lasso 可以分成普通 Lasso 与交叉 Lasso。交叉 Lasso 即在正则化的过程中，对数据集进行交叉验证，以进一步避免过拟合的发生。普通 Lasso 仅是单纯的正则化的过程，而没有交叉验证。

1. 普通 Lasso

案例：来自斯坦福大学医疗中心，数据见 prostate.Rdata。

数据相关信息见第 2 章多重线性回归部分，这里不再重复罗列。

```
load("prostate.Rdata")
head(prostate)
```

通过 load() 函数导入数据 prostate.Rdata，通过 head() 函数查看数据集 prostate 的前 6 行。

输出结果：

```
    lcavol   lweight  age    lbph    svi  lcp       gleason pgg45  lpsa        train
1 -0.5798185 2.769459 50 -1.386294  0 -1.386294    6         0    -0.4307829   TRUE
2 -0.9942523 3.319626 58 -1.386294  0 -1.386294    6         0    -0.1625189   TRUE
3 -0.5108256 2.691243 74 -1.386294  0 -1.386294    7        20    -0.1625189   TRUE
4 -1.2039728 3.282789 58 -1.386294  0 -1.386294    6         0    -0.1625189   TRUE
5  0.7514161 3.432373 62 -1.386294  0 -1.386294    6         0     0.3715636   TRUE
6 -1.0498221 3.228826 50 -1.386294  0 -1.386294    6         0     0.7654678   TRUE
```

进行 Lasso 之前，需将自变量与因变量分别取出组成矩阵。

R 程序代码如下：

```
X <- as.matrix(prostate[,1:8])
Y <- as.matrix(prostate[,9])
```

使用 as.matrix() 函数将自变量处理成矩阵，也就是将数据集 prostate 第 1~8 列储存在矩阵 X 中。使用 as.matrix() 函数将因变量处理成矩阵，即数据集的第 9 列。

注意：变量的类型不能是因子型，否则报错。对于分类自变量，只能将其处理成哑变量形式。本案例只有一个二分类变量 svi，其本身即哑变量形式。除此之外，待分析的变量不能含有缺失值。

可以利用 glmnet 包中的 glmnet() 函数进行 Lasso。

R 程序代码如下：

```
library(glmnet)
lm.Lasso <- glmnet(x=X,y=Y,alpha = 1,family="gaussian",nlambda = 1000)
print(lm.Lasso)
```

使用 library() 函数加载 glmet 包。在 glmnet() 函数中，选项 x 指定待分析自变量为矩阵 X，选项 y 指定待分析因变量为矩阵 Y。将 alpha 设置为 1 表示进行 Lasso，如果将 alpha 设置为 0，则进行的就是岭回归。选项 family 指定因变量的类型为 gaussian，即正态分布。选项 nlambda 设置最大迭代次数为 1000，需要注意的是，模型不一定迭代 1000 次，它会收敛于最优解，即若在 1000 次之前得到最优结果，将停止迭代。将结果储存在 lm.Lasso 中。

利用 print() 函数查看拟合的 lm.Lasso 的结果。输出结果：

```
     Df      %Dev      Lambda
1    0       0.00      0.8434
2    1       0.99      0.8357
3    1       1.95      0.8280
4    1       2.90      0.8204
5    1       3.84      0.8129
6    1       4.75      0.8054
.
.
.
560  8       66.3      0.004873
561  8       66.3      0.004828
562  8       66.3      0.004784
563  8       66.3      0.004740
564  8       66.3      0.004697
565  8       66.3      0.004654
```

输出结果共有 565 行，这里只展示前 6 行与后 6 行。结果中的第一列为自由度（Df），第二列为解释偏差百分比（%Dev），第三列为 lambda。最优结果为 565 行，自由度为 8，解释偏差百分比为 66.3%，对应的 lambda 为 0.004654。这时候若继续迭代，解释偏差百分比增加幅度微乎其微，故收敛于第 565 次。

我们可以根据第 565 行的 lambda 查看最优结果。

R 程序代码如下：

```
coef(object=lm.Lasso,s=0.004654)
```

在 coef() 函数中，选项 object 指定查看的模型为 lm.Lasso，选项 s 指定 lambda 为 0.004654。输出结果：

```
9 x 1 sparse Matrix of class "dgCMatrix"
                            1
(Intercept)        0.181720098
lcavol             0.553087776
lweight            0.612067872
age               -0.019404745
lbph               0.091997654
svi                0.729314465
lcp               -0.083374004
gleason            0.042616628
pgg45              0.004031141
```

可以发现，每一个自变量均存在非零系数，即本次 Lasso 并没有剔除任何一个自变量。

因为只有变量数目较多，其远远大于样本量，且变量间存在严重多重共线性时，Lasso 才有可能剔除自变量。目前 Lasso 误用很严重，对于一般的临床资料，不建议使用 Lasso。

本次 Lasso 得到的一个方程，即

Lasso_score1=0.181720098+0.553087776×lcavol+0.612067872×lweight-0.019404745×age
+0.091997654×lbph+0.729314465×svi-0.083374004×lcp+0.042616628×gleason+0.004031141×pgg45

可通过此方程计算 Lasso 评分，替代原有变量进行后续分析。如果不想手动列方程计算，也可以使用 predcit() 函数直接生成 Lasso 评分。

R 程序代码如下：

```
Lasso_score2<-predict(lm.Lasso,newx=X,type="response",s=0.004654)
```

在 predict() 函数中，输入模型 lm.Lasso，选项 newx 指定待预测的自变量矩阵 X，选项 type 指定预测值为 response 类型，选项 s 指定 lambda 的大小。将计算出的 Lasso 评分储存在 Lasso_score2 中。

注意：显然 Lasso_score1=Lasso_score2。

不过也有人习惯根据 Lasso 筛选出来的自变量直接进行后续分析，而不使用 Lasso 评分。

除此之外，我们还可以绘制 Lasso 相关图形。

R 程序代码如下：

```
par(mar=c(5,5,2,1))
plot(lm.Lasso,
     label = TRUE,
     xlab="L1 Norm",
     cex=1.5,
     cex.axis=1.5,
     cex.lab=1.5)
```

par() 函数用于设置图形边界，下、左、上、右依次为 5、5、2、1。

在 plot() 函数中输入模型 lm.Lasso，选项 label=TRUE 表示显示标签，选项 xlab 设置 x 轴名称，选项 cex、cex.axis、cex.lab 设置坐标轴刻度线及名称的字体相对大小。

输出结果如图 6.1 所示。

Y 轴是偏回归系数值，X 轴是 L1 范数。图 6.1 中显示了偏回归系数值与 L1 范数的关系。图 1.1 的上方有另一条 X 轴，其上的数值表示模型中的自变量数。随着 L1 范数的增大，偏回归系数绝对值是增大的。

除此之外，还可以绘制 lambda 与偏回归系数的关系图。

R 程序代码如下：

```
par(mar=c(5,5,2,1))
```

```
plot(lm.lasso,
     xvar = "lambda",
     label = TRUE,
     cex=1.5,
     cex.axis=1.5,
     cex.lab=1.5)
```

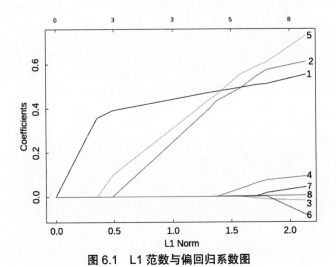

图 6.1　L1 范数与偏回归系数图

par() 函数用于设置图形边界，下、左、上、右依次为 5、5、2、1。

在 plot() 函数中输入模型 lm.Lasso，选项 xvar 设置横坐标为 lambda，选项 label=TRUE 表示显示标签，选项 cex、cex.axis、cex.lab 设置坐标轴刻度线及名称的字体相对大小。

输出结果如图 6.2 所示。

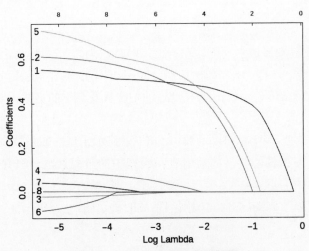

图 6.2　lambda 与偏回归系数图

图 6.2 的横坐标是 lambda 的对数值，纵坐标是偏回归系数。

这张图非常有价值。它表明，当 lambda 减小时，压缩参数随之减小，而偏回归系数绝对值随之增大；当 lambda 增大时，压缩参数随之增大，而偏回归系数绝对值随之减小，有可能减小为 0，从而被剔除。

另外，也可与绘制解释偏差百分比与偏回归系数的关系图。

R 程序代码如下：

```
par(mar=c(5,5,2,1))
plot(lm.lasso,
     xvar = "dev",
     label = TRUE,
     cex=1.5,
     cex.axis=1.5,
     cex.lab=1.5)
```

par() 函数设置图形边界，下、左、上、右、依次为 5、5、2、1。

在 plot() 函数中输入模型 lm.Lasso，选项 xvar 设置横坐标为解释偏差百分比，选项 label=TRUE 表示显示标签，选项 cex、cex.axis、cex.lab 设置坐标轴刻度线及名称的字体相对大小。

输出结果如图 6.3 所示。

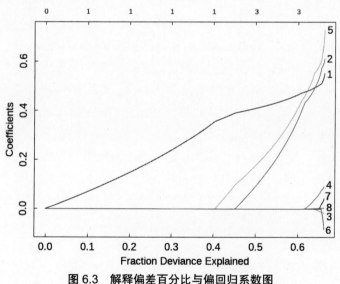

图 6.3　解释偏差百分比与偏回归系数图

图 6.3 所示的横坐标是解释偏差百分比，纵坐标是偏回归系数。

结合图 6.2 和图 6.3，我们可以看出，当 lambda 减小时，偏回归系数绝对值会增大，解释偏差百分比也会增大。

2. 交叉 Lasso

以 6.3.1 节中的普通 Lasso 案例为例，直接进行交叉 Lasso。

首先生成一串 lambdas，后续将会对此 lambdas 进行交叉验证，以寻找最佳 lambda。
R 程序代码如下：

```
lambdas <- seq(from=0,to=0.5, length.out = 200)
```

利用 seq() 函数，生成 0~0.5 之间的数值，共 200 个。在 seq() 函数中，选项 from 指定起始数值为 0，选项 to 指定截止数值为 0.5，选项 length.out 指定生成数值个数为 200。

交叉 Lasso 的 R 程序代码如下：

```
set.seed(123)
cv.Lasso <- cv.glmnet(x=X,
                      y=Y,
                      alpha = 1,
                      lambda =lambdas,
                      nfolds =3,
                      family="gaussian")
```

首先利用 set.seed() 函数设置种子数，以保证结果的重现性。

在 cv.glmnet() 函数中，选项 x 指定待分析自变量为矩阵 X，选项 y 指定待分析因变量为矩阵 Y。将 alpha 设置为 1 表示进行 Lasso。选项 nfolds 设置为 3，表示进行 3 折（3~folds）交叉验证。选项 family 指定因变量的类型为 gaussian，即正态分布。将结果储存在 cv.Lasso 中。

注意： 在 cv.glmnet() 函数中，选项 type.measure 也至关重要，其用于选择使用哪个统计指标进行最佳模型的选择。其可选参数为 "default"、"mse"、"deviance"、"class"、"auc"、"mae" 和 "C"。选项 type.measure 设置不同，其相应图形的纵坐标也不同。这里不对 type.measure 进行任何设置，则其将选择默认统计指标进行最佳模型的选择。

我们可以绘制 Lasso 相关图形。R 程序代码如下：

```
par(mar=c(5,5,2,1))
plot(cv.Lasso,cex=1.5,cex.axis=1.5,cex.lab=1.5)
```

par() 函数设置图形边界，下、左、上、右依次为 5、5、2、1。

在 plot() 函数中输入模型 cv.Lasso，选项 cex、cex.axis、cex.lab 设置坐标轴刻度线及名称的字体相对大小。

输出结果如图 6.4 所示。

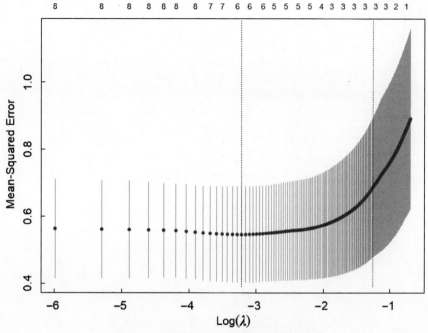

图 6.4 不同 lambda 下的模型均方误差

在图 6.4 中，横坐标是 lambda 的对数值，纵坐标是均方误差（MSE），图形上方的横坐标是自变量数量。随着 lambda 的增大，均方误差不断变化。两条竖虚线分别表示均方误差最小时对应的 lambda 对数值，以及距离最小均方误差一个标准误差时对应的 lambda 对数值。

我们还可以绘制其他图形。R 程序代码如下：

```
par(mar=c(5,5,2,1))
par(mfrow=c(1,2))
plot(cv.Lasso$glmnet.fit, xvar="lambda",label = TRUE,cex=1.5,cex.
axis=1.5,cex.lab=1.5)
plot(cv.Lasso$glmnet.fit, xvar="dev",label = TRUE,cex=1.5,cex.
axis=1.5,cex.lab=1.5)
```

在 par() 函数中，选项 mar 设置图形边界，下、左、上、右依次为 5、5、2、1；选项 mfrow 设置一页多图，为 1 行 2 列。

在 plot() 函数中输入待绘制模型 cv.Lasso$glmnet.fit，选项 cex、cex.axis、cex.lab 设置坐标轴刻度线及名称的字体相对大小，选项 xvar 指定横坐标分别为 lambda 的对数值、解释偏差百分比（dev）。

输出结果如图 6.5 所示。

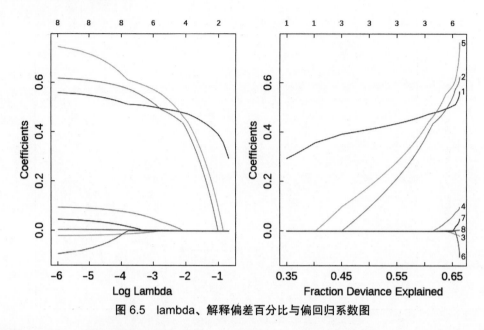

图 6.5　lambda、解释偏差百分比与偏回归系数图

在图 6.5 中，左图的横坐标是 lambda 的对数值，纵坐标是偏回归系数；右图的横坐标是解释偏差百分比，纵坐标是偏回归系数。

可以发现，当 lambda 减小时，压缩参数随之减小，而偏回归系数绝对值随之增大，解释偏差百分比增大。

在众多 lambda 中，哪一个是最优的呢？通常以距离最小均方误差一个标准误差所对应的 lambda 为最优。不过也有人直接使用最小均方误差所对应的 lambda（图 6.4）。

调用这两个 lambda 的 R 程序代码如下：

```
lambda_min<- cv.Lasso$lambda.min
lambda_min
```

在模型 cv.Lasso 后面，使用符号“$”调用其中的 lambda.min，即最小均方误差对应的 lambda，并将其传递给向量 lambda_min。

输出结果：

```
[1] 0.04020101
```

Lasso_min 为 0.04020101。

```
lambda_1se <- cv.Lasso$lambda.1se
lambda_1se
```

使用符号 $ 调用 cv.Lasso 中的 lambda.1se，即距离最小均方误差一个标准误差对应的 lambda，并将其传递给向量 lambda_1se。

输出结果：

```
[1] 0.2839196
```

lambda_lse 为 0.2839196。

然而，lambda_min、lambda_lse 究竟谁更优？一般认为 lambda_lse 更优，因为 lambda_1se 的收缩惩罚更加严格，同时又不至于使均方误差过大。

查看 lambda_min、lambda_lse 对应模型的偏回归系数。R 程序代码如下：

```
lambda_min.coef <- coef(cv.Lasso$glmnet.fit, s=lambda_min)
lambda_min.coef
```

在 coef() 函数中输入模型 cv.Lasso$glmnet.fit，选项 s 指定 lambda 为 lambda_min，即 0.04020101。

输出结果：

```
9 x 1 sparse Matrix of class "dgCMatrix"
                            1
(Intercept)         0.113542982
lcavol              0.505189982
lweight             0.536654473
age                -0.007046286
lbph                0.057551247
svi                 0.584155134
lcp                 .
gleason             .
pgg45               0.002178709
```

可以发现，变量 lcp、gleason 不存在偏回归系数，说明其被剔除。

查看 lambda_1se 对应模型的偏回归系数。R 程序代码如下：

```
lambda_1se.coef <- coef(cv.Lasso$glmnet.fit, s=Lasso_1se)
lambda_1se.coef
```

在 coef() 函数中输入模型 cv.Lasso$glmnet.fit，选项 s 指定 lambda 为 lambda_1se，即 0.2839196。

输出结果：

```
9 x 1 sparse Matrix of class "dgCMatrix"
                        1
(Intercept)       1.3417684
lcavol            0.4207612
lweight           0.1435057
age               .
lbph              .
svi               0.2208502
```

```
lcp                    .
gleason                .
pgg45                  .
```

可以发现，变量 age、lbph、lcp、gleason、pgg45 被剔除。

可根据上述的偏回归系数写出模型公式，计算 Lasso 评分，参见 6.3.1 节中的普通 Lasso 部分。

也可以使用代码计算 Lasso 评分。R 程序代码如下：

```
lambda_min_score<-predict(cv.Lasso$glmnet.fit,newx=X,type="response",s=lambda_min)
lambda_1se_score<-predict(cv.Lasso$glmnet.fit,newx=X,type="response",s=lambda_1se)
```

在 predict() 函数中输入模型 cv.Lasso$glmnet.fit，选项 newx 指定待预测的自变量为矩阵 **X**，选项 type 指定预测值为 response 类型，选项 s 指定 lambda 的大小。计算出的 Lasso 评分被储存在 lambda_min_score、lambda_1se_score 中，可用于后续建模分析。

注意：也有人习惯根据 Lasso 筛选出来的自变量直接进行后续分析，而不使用 Lasso 评分。另外，相对来说，交叉 Lasso 比普通 Lasso 更能达到筛选自变量的作用。

6.3.2 基于二分类资料

若因变量为二分类资料，则 Lasso 也可以分为普通 Lasso 与交叉 Lasso。交叉 Lasso 即在正则化的过程中，对数据集进行交叉验证，以进一步避免过拟合的发生。普通 Lasso 仅是单纯的正则化的过程，而没有交叉验证。

1. 普通 Lasso

案例：本案例共纳入 680 名研究对象，研究肺动脉栓塞的风险。数据见 data.xlsx。

```
library(readxl)
data <- read_excel("data.xlsx")
data<-na.omit(data)
data<-as.data.frame(data)
head(data)
```

使用 library() 函数加载 readxl 包，使用包中的 read_excel() 函数读取 xlsx 格式数据，使用 na.omit() 函数对数据集 data 中的缺失值进行行删除，使用 as.data.frame() 函数将数据集处理成数据框，使用 head() 函数输出数据集 data 的前 6 行。

输出结果：

	group	age	BMI	ToS	BL	DDimer	CA153	CDU	EKG	PF	thoracotomy	lobectomy	transfusion	stage
1	0	72	24.4	224	50	263	10.0	0	0	0	0	0	0	0
2	0	28	26.5	130	50	97	5.2	0	0	1	0	0	0	0

3	0	64	21.9	145	50	110	7.3	0	0	0	0	1	0	1
4	0	64	18.9	60	20	148	17.6	0	0	0	0	0	0	1
5	0	50	19.8	130	50	45	16.7	0	0	0	0	0	0	1
6	0	58	28.4	140	50	179	7.3	0	0	0	0	0	0	0

变量 group 表示组别，2 个水平，1 表示发生肺动脉栓塞，0 表示未发生肺动脉栓塞。

变量 age 表示年龄，连续性变量。

变量 BMI 表示体质指数，连续性变量。

变量 ToS 表示手术时间，连续性变量。

变量 BL 表示术中失血，连续性变量。

变量 DDimer 表示术前 D- 二聚体，连续性变量。

变量 CA153 表示糖抗原 CA153，连续性变量。

变量 CDU 表示术前下肢静脉彩超，2 个水平，0 表示正常，1 表示异常。

变量 EKG 表示心电图结果，2 个水平，0 表示常，1 表示异常。

变量 PF 表示肺功能，2 个水平，0 表示正常，1 表示异常。

thoracotomy 表示是否开胸，2 个水平，0 表示否，1 表示是。

lobectomy 表示是否扩大叶切，2 个水平，0 表示否，1 表示是。

transfusion 表示是否输血，2 个水平，0 表示否，1 表示是。

stage 表示肿瘤分期，2 个水平，0 表示 IIb 以下，1 表示 IIb 以上。

进行 Lasso 之前，需将自变量与因变量分别取出组成矩阵。R 程序代码如下：

```
X <- as.matrix(data[,2:14])
Y <- as.matrix(data[,1])
```

将数据集 data 中的第 2~14 列取出，即自变量，通过 as.matrix() 函数将其处理成矩阵，传递给 **X**；将数据集 data 中的第 1 列取出，即因变量，通过 as.matrix() 函数将其处理成矩阵，传递给 **Y**。

之后利用 glmnet 包中的 glmnet() 函数进行 Lasso。R 程序代码如下：

```
library(glmnet)
Log.Lasso <- glmnet(x=X,y=Y,alpha = 1,family="binomial",nlambda = 1000)
print(Log.Lasso)
```

利用 library() 函数加载 glmnet 包。在 glmnet 函数中，选项 x 指定待分析自变量为矩阵 **X**，选项 y 指定待分析因变量为矩阵 **Y**。将 alpha 设置为 1 表示进行 Lasso。选项 family="binomial"，表示进行因变量为二分类变量的 Lasso。选项 nlambda 设置最大迭代次数为 1000。需要注意，模型不一定迭代 1000 次，它会收敛于最优解，即若在 1000 次之前得到最优结果，模型将停止迭代。将结果储存在 Log.Lasso 中。

利用 print() 函数查看拟合的 Log.Lasso 的结果。输出结果：

```
        Df      %Dev     Lambda
1       0       0.00     0.09076
2       1       0.12     0.08993
3       1       0.23     0.08910
4       1       0.34     0.08829
5       1       0.45     0.08748
6       1       0.55     0.08667
.
.
.
        Df      %Dev     Lambda
414     13      20.88    0.002015
415     13      20.88    0.001996
416     13      20.88    0.001978
417     13      20.88    0.001960
418     13      20.88    0.001942
419     13      20.88    0.001924
```

输出结果仅展示前 6 行和后 6 行，结果中的第一列为自由度（Df），第二列为解释偏差百分比（%Dev），第三列为 lambda。

结果收敛于第 419 次迭代。此时自由度为 13，解释偏差百分比为 20.88%，lambda 为 0.001924。

我们可以根据第 419 行的 lambda 查看最优结果。R 程序代码如下：

```
coef(object=Log.Lasso,s=0.001924)
```

在 coef() 函数中，选项 object 指定查看的模型为 Log.Lasso，选项 s 指定 lambda 为 0.001924。输出结果：

```
14 x 1 sparse Matrix of class "dgCMatrix"
                            1
(Intercept)        -10.920221
age                  0.047777
BMI                  0.187158
ToS                  0.004243
BL                   0.000925
DDimer               0.000120
CA153                0.054205
CDU                  1.679911
EKG                  0.183031
PF                  -0.053892
thoracotomy         -0.415675
lobectomy            0.205884
transfusion          0.573525
stage                0.436062
```

可以发现，每一个自变量系数均不为 0，即本次 Lasso 并没有剔除任何一个自变量。

本次 Lasso 得到一个方程，即

Lasso_score1=−10.920221+0.047777×age+0.187158×BMI+0.004243×ToS+0.000925×BL+0.000120×DDimer+0.054205×CA153+1.679911×CDU+0.183031×EKG−0.053892×PF−0.415675×thoracotomy+0.205884×lobectomy+0.573525×transfusion+0.436062×stage

通过此方程，可计算 Lasso 评分，替代原有变量进行后续分析。如果不想手动列方程计算 Lasso 评分，也可以使用 predcit() 函数直接生成 Lasso 评分。R 程序代码如下：

```
Lasso_score2<-predict(Log.Lasso,newx=X,type="response",s=0.001924)
```

在 predict() 函数中输入模型 Log.Lasso，选项 newx 指定待预测的自变量为矩阵 X，选项 type 指定预测值为 response 类型，选项 s 指定 lambda 的大小。

对手动计算的 Lasso_score1 做一个 Logit 转换即得 Lasso_score2，即

$$Lasso\_score2=1/(1+exp(−Lasso\_score1))$$

我们还可以绘制 Lasso 相关图形。R 程序代码如下：

```
par(mar=c(5,5,2,1))
par(mfrow=c(2,2))
plot(Log.Lasso,label = TRUE,xlab="L2 Norm",cex=1.5,cex.axis=1.5,cex.lab=1.5)
plot(Log.Lasso, xvar = "lambda", label = TRUE,cex=1.5,cex.axis=1.5,cex.lab=1.5)
plot(Log.Lasso, xvar = "dev", label = TRUE,cex=1.5,cex.axis=1.5,cex.lab=1.5)
```

在 par() 函数中，选项 mar 设置图形边界，下、左、上、右依次为 5、5、2、1；选项 mfrow 设置一页多图，为 2 行 2 列。

在 plot() 函数中输入模型 Log.Lasso，选项 label=TRUE 表示显示标签，选项 xlab 设置 x 轴名称，选项 cex、cex.axis、cex.lab 设置坐标轴刻度线及名称的字体相对大小，绘制 L1 范数与偏回归系数图。

在 plot() 函数中输入模型 Log.Lasso，选项 xvar 设置横坐标为 lambda，选项 cex、cex.axis、cex.lab 设置坐标轴刻度线及名称的字体相对大小，绘制 lambda 与偏回归系数图。

在 plot() 函数中输入模型 Log.Lasso，选项 xvar 设置横坐标为 dev，选项 cex、cex.axis、cex.lab 设置坐标轴刻度线及名称的字体相对大小，绘制 dev 与偏回归系数图。

输出结果如图 6.6 所示。

如图 6.6 所示，在左上角图中，随着 L1 范数的增大，偏回归系数绝对值不断增大；在右上角图中，随着 lambda 的增大，偏回归系数绝对值不断减小；在左下角图中，随着解释偏差百分比的增大，偏回归系数绝对值不断增大。

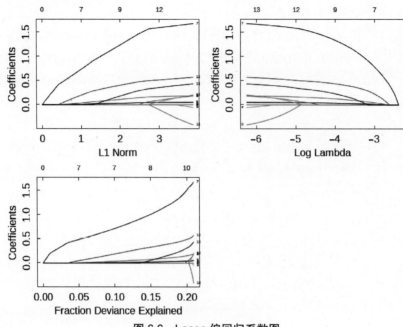

图 6.6　Lasso 偏回归系数图

2. 交叉 Lasso

以 6.3.2 节中的普通 Lasso 案例为例，直接进行交叉 Lasso。

首先生成一串 lambdas，后续将会对此 lambdas 进行交叉验证，以寻找最佳 lambda。

R 程序代码如下：

```
lambdas <- seq(from=0,to=0.5, length.out = 200)
```

利用 seq() 函数，生成 0~0.5 之间的数值，共 200 个。在 seq() 函数中，选项 from 指定起始数值为 0，选项 to 指定截止数值为 0.5，选项 length.out 指定生成数值个数为 200。

交叉 Lasso 的 R 程序代码如下：

```
set.seed(123)
cv.Lasso <- cv.glmnet(x=X,
                      y=Y,
                      alpha = 1,
                      lambda = lambdas,
                      nfolds =3,
                      family="binomial")
```

首先利用 set.seed() 函数设置种子数，以保证结果的重现性。

在 cv.glmnet() 函数中，选项 x 指定待分析自变量为矩阵 X，选项 y 指定待分析因变量为矩阵 Y。将 alpha 设置为 1 表示进行 Lasso。选项 nfolds 设置为 3，表示进行 3 折交叉验证。

选项 family 指定因变量的类型为 binomial，即二分类。将结果储存在 cv.Lasso 中。

注意： 这里不对 type.measure 进行任何设置，则其将选择默认统计指标进行最佳模型的选择。在因变量为二分类变量的研究中，将 type.measure 设置为 "auc" 或 "C" 也比较常见。

我们可以绘制 Lasso 相关图形。R 程序代码如下：

```
par(mar=c(5,5,2,1))
par(mfrow=c(2,2))
plot(cv.Lasso,cex=1.5,cex.axis=1.5,cex.lab=1.5)
plot(cv.Lasso$glmnet.fit, xvar="lambda", label = TRUE,cex=1.5,cex.axis=1.5,cex.lab=1.5)
plot(cv.Lasso$glmnet.fit, xvar="dev", label = TRUE,cex=1.5,cex.axis=1.5,cex.lab=1.5)
```

在 par() 函数中，选项 mar 设置图形边界，下、左、上、右依次为 5、5、2、1；选项 mfrow 设置一页多图，为 2 行 2 列。

在 plot() 函数中输入模型 cv.Lasso，选项 cex、cex.axis、cex.lab 设置坐标轴刻度线及名称的字体相对大小，绘制不同 lambda 下的偏差（Devivance）。

在 plot() 函数中输入模型 cv.Lasso$glmnet.fit，选项 xvar 设置横坐标为 lambda，其他选项设置同前，绘制 lambda 与偏回归系数图。

在 plot() 函数中输入模型 cv.Lasso$glmnet.fit，选项 xvar 设置横坐标为 dev，其他选项设置同前，绘制 dev 与偏回归系数图。

输出结果如图 6.7 所示。

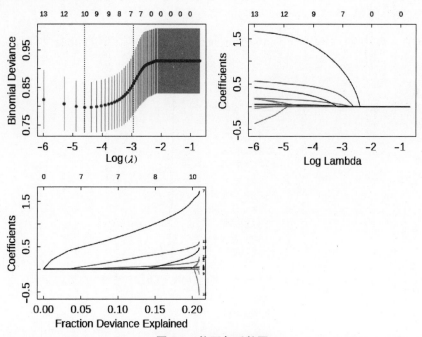

图 6.7　偏回归系数图

如图 6.7 所示，在左上角图中，横坐标是 lambda 的对数值，纵坐标是偏差，图形上方的横坐标是自变量数量。随着 lambda 的增加，偏差不断变化。两条竖虚线分别表示偏差最小时对应的 lambda 对数值，以及距离最小偏差一个标准误时对应的 lambda 对数值。

在右上角图中，随着 lambda 的增加，偏回归系数绝对值不断减小。

在左下角图中，随着解释偏差百分比的增大，偏回归系数绝对值不断增大。

在众多 lambda 中，哪一个是最优的呢？通常以距离最小偏差一个标准误差所对应的 lambda 为最优。

调用这个 lambda 的 R 程序代码如下：

```
lambda_1se <- cv.Lasso$lambda.1se
lambda_1se
```

使用符号 $ 调用 cv.Lasso 中的 lambda.1se，即距离最小偏差一个标准误差对应的 lambda，并将其传递给向量 lambda_1se。

输出结果：

```
[1] 0.05276382
```

lambda_1se 为 0.05276382。

查看 lambda_1se 对应模型的偏回归系数。R 程序代码如下：

```
lambda_1se.coef <- coef(cv.Lasso$glmnet.fit, s=Lasso_1se)
lambda_1se.coef
```

在 coef() 函数中输入模型 cv.Lasso$glmnet.fit，选项 s 指定 lambda 为 lambda_1se，即 0.05276382。

输出结果：

```
14 x 1 sparse Matrix of class "dgCMatrix"
                          1
(Intercept)      -3.6696305459
age               0.0097867476
BMI               0.0389063826
ToS               0.0020569934
BL                0.0003623368
DDimer            .
CA153             0.0138324388
CDU               0.7383331614
EKG               .
PF                .
thoracotomy       .
lobectomy         .
transfusion       0.1995769309
stage             .
```

可以发现，变量 DDimer、EKG、PF、thoracotomy、lobectomy、stage 被剔除。

可根据上述的偏回归系数写出模型公式，计算 Lasso 评分，参见 6.3.2 节中的普通 Lasso 部分。

也可以使用代码计算 Lasso 评分。R 程序代码如下：

```
lambda_1se_score<-predict(cv.Lasso$glmnet.fit,newx=X,type="response",s=lambda_1se)
```

在 predict() 函数中输入模型 cv.Lasso$glmnet.fit，选项 newx 指定待预测的自变量为矩阵 X，选项 type 指定预测值为 response 类型，选项 s 指定 lambda 的大小。计算出的 Lasso 评分被储存在 lambda_1se_score 中，可用于后续建模分析。另外，代码计算的 lambda_1se_score 与公式计算的 Lasso 评分存在数学转换关系，参见 6.3.2 节中的普通 Lasso 部分。

6.3.3 基于多分类资料

若因变量为多分类资料，Lasso 也可以分为普通 Lassogn 与交叉 Lasso。交叉 Lasso 即在正则化的过程中，对数据集进行交叉验证，以进一步避免过拟合的发生。普通 Lasso 仅是单纯的正则化的过程，而没有交叉验证。

首先看下普通 Lasso。

1. 普通 Lasso

案例：研究某疾病轻重程度的影响因素。数据见 multinom.Rdata。

数据相关信息见第 3 章，这里不再重复罗列。

利用 load() 函数导入数据集 multinom.Rdata：

```
load("multinom.Rdata")
```

将分类变量统一处理成哑变量形式：

```
multinom$LDH2<-ifelse(multinom$LDH==2,1,0)
multinom$LDH3<-ifelse(multinom$LDH==3,1,0)
multinom$LDH4<-ifelse(multinom$LDH==4,1,0)
```

由于二分类自变量本身即哑变量形式，故无须处理二分类变量，只需将多分类变量 LDH 处理成哑变量即可。LDH 为四分类变量，故将其处理成 3 个哑变量即可。

使用 na.omit() 函数对数据集 multinom 进行缺失值行删除。R 程序代码如下：

```
multinom<-na.omit(multinom)
```

进行 Lasso 之前，需将自变量与因变量分别取出组成矩阵。R 程序代码如下：

```
X <- as.matrix(multinom[,c(1:6,9:11)])
Y <- as.matrix(multinom[,8])
```

将数据集 multinom 中的第 1~6 列及第 9~11 列取出，即自变量，通过 as.matrix() 函数将其处理成矩阵，传递给 **X**；将数据集 data 中的第 8 列取出，即因变量，通过 as.matrix() 函数将其处理成矩阵，传递给 **Y**。

之后利用 glmnet 包中的 glmnet() 函数进行 Lasso。R 程序代码如下：

```
library(glmnet)
Multi.Lasso = glmnet(x=X,y=Y,
                     family = "multinomial",
                     alpha = 1,
                     type.multinomial = "grouped",
                     nlambda = 1000)
print(Multi.Lasso)
```

利用 library() 函数加载 glmnet 包。在 glmnet 函数中，选项 x 指定待分析自变量为矩阵 X，选项 y 指定待分析因变量为矩阵 Y。将 alpha 设置为 1 表示进行 Lasso。选项 family="multinomial"，表示进行因变量为多分类变量的 Lasso。选项 type.multinomial 设置为 "grouped"，以保证在多分类模型中，自变量同出同进。选项 nlambda 设置最大迭代次数为 1000。需要注意，模型不一定迭代 1000 次，它会收敛于最优解，即若在 1000 次之前得到最优结果，模型将停止迭代。将结果储存在 Multi.Lasso 中。

利用 print() 函数查看拟合的 Multi.Lasso 的结果。输出结果：

	Df	%Dev	Lambda
1	0	0.00	0.3612
2	1	0.32	0.3579
3	1	0.63	0.3546
4	1	0.93	0.3513
5	1	1.23	0.3481
6	1	1.53	0.3449
.			
.			
.			
	Df	%Dev	Lambda
491	9	36.23	0.003943
492	9	36.23	0.003906
493	9	36.24	0.003871
494	9	36.24	0.003835
495	9	36.24	0.003800
496	9	36.24	0.003765

输出结果仅展示前 6 行和后 6 行，结果中的第一列为自由度（Df），第二列为解释偏差百分比（%Dev），第三列为 lambda。

结果收敛于第 496 次迭代。此时自由度为 9，解释偏差百分比为 36.24%，lambda 为 0.003765。

我们可以根据第 496 行的 lambda 查看最优结果。R 程序代码如下：

```
coef(object=Multi.Lasso,s=0.003765)
```

在 coef() 函数中，选项 object 指定查看的模型为 Multi.Lasso，选项 s 指定 lambda 为 0.003765。

输出结果：

```
$'1'
10 x 1 sparse Matrix of class "dgCMatrix"
                             1
(Intercept)          1.78999915
gender              -0.07952901
drink               -0.65441728
LVEF                 1.71303169
CTNT                -1.38107001
ALT                 -1.04465951
age                 -0.02056625
LDH2                -0.56339505
LDH3                -0.53277629
LDH4                -0.86110031


$'2'
10 x 1 sparse Matrix of class "dgCMatrix"
                             1
(Intercept)         -0.894986034
gender               0.401867501
drink                0.579204866
LVEF                -0.587461424
CTNT                -0.011962588
ALT                  0.816044689
age                  0.008593337
LDH2                 0.301495471
LDH3                 0.365198268
LDH4                 0.336292567


$'3'
10 x 1 sparse Matrix of class "dgCMatrix"
                             1
(Intercept)         -0.89501312
gender              -0.32233849
drink                0.07521242
LVEF                -1.12557026
CTNT                 1.39303260
ALT                  0.22861482
age                  0.01197292
```

```
LDH2                    0.26189958
LDH3                    0.16757803
LDH4                    0.52480774
```

可以发现，每一个自变量系数均不为 0，即本次 Lasso 并没有剔除任何一个自变量。

本次 Lasso 得到 3 个方程，即因变量轻度、中度、重度方程，方程略。

如果不想手动列方程计算 Lasso 评分，也可以使用 predcit() 函数直接生成 Lasso 评分。
R 程序代码如下：

```
Lasso_score<-predict(Multi.Lasso,newx=X,type="response",s=0.003765)
head(Lasso_score)
```

在 predict() 函数中输入模型 Multi.Lasso，选项 newx 指定待预测的自变量为矩阵 X，选项 type 指定预测值为 response 类型，选项 s 指定 lambda 的大小。利用 head() 函数查看前 6 行结果：

```
, , 1

         1              2              3
1    0.9069291    0.06875266    0.02431822
2    0.8193647    0.13515094    0.04548433
3    0.2801251    0.41196054    0.30791432
4    0.9165872    0.06183503    0.02157774
5    0.6681084    0.23381704    0.09807458
6    0.1166874    0.57220111    0.31111153
```

在输出结果中，第一列表示轻度的概率，第二列表示中度的概率，第三列表示重度的概率。可以发现，每名研究对象，即每一行，其三列之和为 1。

对手动计算的 Lasso 评分做一个 Logit 转换即得 Lasso_score（由公式计算得出）。参考 6.3.2 节中的普通 Lasso 部分。

我们还可以绘制 Lasso 相关图形。R 程序代码如下：

```
par(mar=c(5,5,2,1))
par(mfrow=c(2,2))
plot(Multi.Lasso,label = TRUE,xlab="L2 Norm",cex=1.5,cex.axis=1.5,cex.
lab=1.5)
```

在 par() 函数中，选项 mar 设置图形边界，下、左、上、右依次为 5、5、2、1；选项 mfrow 设置一页多图，为 2 行 2 列。

在 plot() 函数中输入模型 Multi.Lasso，选项 label=TRUE 表示显示标签，选项 xlab 设置 x 轴名称，选项 cex、cex.axis、cex.lab 设置坐标轴刻度线及名称的字体相对大小，绘制 L1 范数与偏回归系数图。

输出结果如图 6.8 所示。

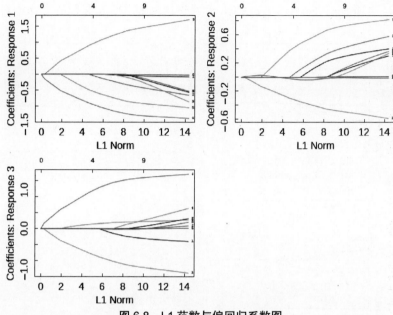

图 6.8　L1 范数与偏回归系数图

图 6.8 中有 3 幅 L1 范数与偏回归系数图，对应因变量的 3 个水平，即轻度、中度、重度。在这 3 幅图中，随着 L1 范数的增大，偏回归系数绝对值不断增大。

还可以绘制 lambda 值与偏回归系数图。R 程序代码如下：

```
par(mar=c(5,5,2,1))
par(mfrow=c(2,2))
plot(Multi.Lasso, xvar = "lambda", label = TRUE,cex=1.5,cex.
axis=1.5,cex.lab=1.5)
```

在 par() 函数中，选项 mar 设置图形边界，下、左、上、右依次为 5、5、2、1；选项 mfrow 设置一页多图，为 2 行 2 列。

在 plot() 函数中输入模型 Multi.Lasso，选项 xvar 设置横坐标为 lambda，选项 label=TRUE 表示显示标签，选项 cex、cex.axis、cex.lab 设置坐标轴刻度线及名称的字体相对大小。

输出结果如图 6.9 所示。

图 6.9 中同样有 3 幅图，对应因变量的 3 个水平。随着 lambda 的增大，偏回归系数绝对值不断减小。

绘制 dev 与偏回归系数图的 R 程序代码如下：

```
par(mar=c(5,5,2,1))
par(mfrow=c(2,2))
plot(Multi.Lasso, xvar = "dev", label = TRUE,cex=1.5,cex.axis=1.5,cex.lab=1.5)
```

在 plot() 函数中输入模型 Multi.Lasso，选项 xvar 设置横坐标为 dev，选项 label=TRUE

表示显示标签，选项 cex、cex.axis、cex.lab 设置坐标轴刻度线及名称的字体相对大小。

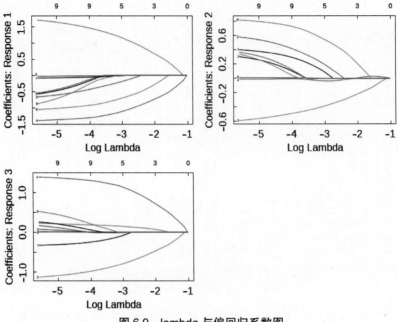

图 6.9　lambda 与偏回归系数图

输出结果如图 6.10 所示。

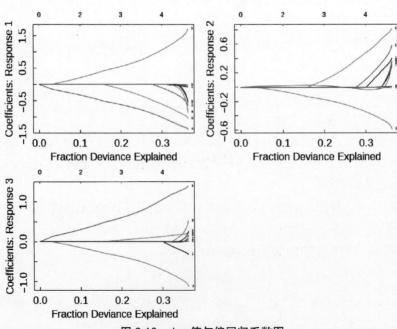

图 6.10　dev 值与偏回归系数图

图 6.10 中同样有 3 幅图，对应因变量的 3 个水平。随着解释偏差百分比的增大，偏回归系数绝对值不断增大。

2. 交叉 Lasso

以 6.3.3 节中的普通 Lasso 案例为例。直接进行交叉 Lasso。

首先生成一串 lambdas，后续将会对此 lambdas 进行交叉验证，以寻找最佳 lambda。

R 程序代码如下：

```
lambdas <- seq(from=0,to=0.5, length.out = 200)
```

利用 seq() 函数，生成 0~0.5 之间的数值，共 200 个。在 seq() 函数中，选项 from 指定起始数值为 0，选项 to 指定截止数值为 0.5，选项 length.out 指定生成数值个数为 200。

交叉 Lasso 的 R 程序代码如下：

```
set.seed(123)
cv.Lasso <- cv.glmnet(x=X,
                      y=Y,
                      alpha = 1,
                      lambda = lambdas,
                      nfolds =3,
                      family="multinomial",
                      type.multinomial = "grouped")
```

首先利用 set.seed() 函数设置种子数，以保证结果的重现性。

在 cv.glmnet() 函数中，选项 x 指定待分析自变量为矩阵 X，选项 y 指定待分析因变量为矩阵 Y。将 alpha 设置为 1 表示进行 Lasso。选项 nfolds 设置为 3，表示进行 3 折交叉验证。选项 family 指定因变量的类型为 multinomial，即多分类。选项 type.multinomial = "grouped"，表示自变量同出同进。将结果储存在 cv.Lasso 中。

注意：这里不对 type.measure 进行任何设置，则其将选择默认统计指标进行最佳模型的选择。

我们可以绘制 Lasso 相关图形。R 程序代码如下：

```
par(mar=c(5,5,2,1))
layout(matrix(c(1,1,1,2,3,4,5,6,7), 3, 3,byrow = TRUE))
plot(cv.Lasso,cex=1.5,cex.axis=1.5,cex.lab=1.5)
plot(cv.Lasso$glmnet.fit, xvar="lambda", label = TRUE,cex=1.5,cex.axis=1.5,cex.lab=1.5)
plot(cv.Lasso$glmnet.fit, xvar="dev", label = TRUE,cex=1.5,cex.axis=1.5,cex.lab=1.5)
```

在 par() 函数中，选项 mar 设置图形边界，下、左、上、右依次为 5、5、2、1。

layout() 函数设置图形为 3 行 3 列。其中，第一个图形单独占据第一行，第二至第四个图形占据第二行，第五至第七个图形占据第三行。

在 plot() 函数中输入模型 cv.Lasso，选项 cex、cex.axis、cex.lab 设置坐标轴刻度线及名称的字体相对大小，绘制不同 lambda 下的偏差（Devivance）。

在 plot() 函数中输入模型 cv.Lasso\$glmnet.fit，选项 xvar 设置横坐标为 lambda，选项 label=TRUE 表示显示标签，选项 cex、cex.axis、cex.lab 表示设置坐标轴刻度线及名称的字体相对大小，绘制 lambda 与偏回归系数图。

在 plot() 函数中输入模型 cv.Lasso\$glmnet.fit，选项 xvar 设置横坐标为 dev，选项 label=TRUE 表示显示标签，选项 cex、cex.axis、cex.lab 设置坐标轴刻度线及名称的字体相对大小，绘制 dev 与偏回归系数图。

输出结果如图 6.11 所示。

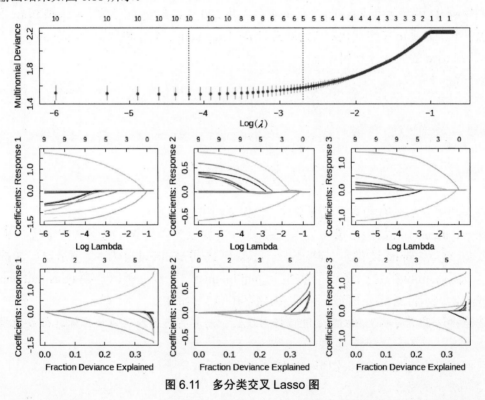

图 6.11　多分类交叉 Lasso 图

如图 6.11 所示，在第一行的图形中，横坐标是 lambda 的对数值，纵坐标是偏差，图形上方的横坐标是自变量数量。随着 lambda 的增大，偏差不断变化。两条竖虚线分别表示偏差最小时对应的 lambda 对数值，以及距离最小偏差一个标准误时对应的 lambda 对数值。

第二行的 3 个图形对应因变量的 3 个水平。随 lambda 的增大，偏回归系数绝对值不断减小。

第三行的 3 个图形对应因变量的 3 个水平。随着解释偏差百分比的增大，偏回归系数绝对值不断增大。

在众多 lambda 中，哪一个是最优的呢？通常以距离最小偏差一个标准误差所对应的 lambda 为最优。

调用这个 lambda 的 R 程序代码如下：

```
lambda_1se <- cv.Lasso$lambda.1se
lambda_1se
```

使用符号 $ 调用 cv.Lasso 中的 lambda.1se，即距离最小偏差一个标准误差对应的 lambda，并将其传递给向量 lambda_1se。

输出结果：

```
[1] 0.0678392
```

lambda_1se 为 0.0678392。

查看 lambda_1se 对应模型的偏回归系数。R 程序代码如下：

```
lambda_1se.coef <- coef(cv.Lasso$glmnet.fit, s=lambda_1se)
lambda_1se.coef
```

在 coef() 函数中输入模型 cv.Lasso$glmnet.fit，选项 s 指定 lambda 为 lambda_1se，即 0.0678392。

输出结果：

```
$'1'
10 x 1 sparse Matrix of class "dgCMatrix"
                            1
(Intercept)      0.04746970
gender           .
drink           -0.09103568
LVEF             1.04074619
CTNT            -1.00418451
ALT             -0.59432545
age              .
LDH2             .
LDH3             .
LDH4             .

$'2'
10 x 1 sparse Matrix of class "dgCMatrix"
                            1
(Intercept)      0.05487536
gender           .
drink            0.09388148
LVEF            -0.34106720
CTNT            -0.03448222
ALT              0.46530766
age              .
```

```
LDH2                    .
LDH3                    .
LDH4                    .

$'3'
10 x 1 sparse Matrix of class "dgCMatrix"
                                1
(Intercept)        -0.102345057
gender                  .
drink              -0.002845797
LVEF               -0.699678994
CTNT                1.038666733
ALT                 0.129017786
age                     .
LDH2                    .
LDH3                    .
LDH4                    .
```

可以发现，变量 gender、age、LDH2、LDH3、LDH4 在因变量的 3 个水平模型中均被剔除。若在拟合模型时，未设置选项 type.multinomial="grouped"，则在 3 个水平模型中，被剔除的变量会不同。

可根据上述的偏回归系数写出模型公式，计算 Lasso 评分。公式略。

也可以使用代码计算 Lasso 评分。R 程序代码如下：

```
lambda_1se_score<-predict(cv.Lasso$glmnet.fit,newx=X,type="response",s=lambda_1se)
```

在 predict() 函数中输入模型 cv.Lasso$glmnet.fit，选项 newx 指定待预测的自变量为矩阵 X，选项 type 指定预测值为 response 类型，选项 s 指定 lambda 的大小。计算出的 Lasso 评分被储存在 lambda_1se_score 中，可用于后续建模分析。另外，代码计算的 lambda_1se_score 与公式计算的 Lasso 评分存在数学转换关系，参见 6.3.2 节中的普通 Lasso 部分。

lambda_1se_score 的输出结果略，可参考 6.3.3 节普通 Lasso 中的 Lasso_score 输出结果。

注意： 由于笔者并未分析过因变量为有序资料的 Lasso，无法提供相应的代码。读者可退而求其次，将有序资料视为无序多分类资料，利用本节代码对其进行分析。

6.3.4　基于生存资料

若因变量为生存资料，Lasso 也可以分为普通 Lasso 与交叉 Lasso。交叉 Lasso 即在正则化的过程中，对数据集进行交叉验证，以进一步避免过拟合的发生。普通 Lasso 仅是单纯的正则化的过程，而没有交叉验证。

1. 普通 Lasso

案例：数据来自 North Central Cancer Treatment Group，数据见 lung.Rdata。

数据相关信息见第 4 章，这里不再重复罗列。

R 语言程序代码如下：

```
load("lung.Rdata")
head(lung)
```

利用 load() 函数导入数据集 lung.Rdata，通过 head() 函数查看数据集 lung 的前 6 行。

输出结果：

```
  inst  time  status  age  sex  ph.ecog  ph.karno  pat.karno  meal.cal  wt.loss
1    3   306       2   74    1        1        90        100      1175       NA
2    3   455       2   68    1        0        90         90      1225       15
3    3  1010       1   56    1        0        90         90        NA       15
4    5   210       2   57    1        1        90         60      1150       11
5    1   883       2   60    1        0       100         90        NA        0
6   12  1022       1   74    1        1        50         80       513        0
```

可以发现，数据集中存在缺失值，而进行 Lasso 分析时，数据集中不能存在缺失值，故使用 na.omit() 函数对数据集进行缺失值的行删除。

R 程序代码如下：

```
lung<-na.omit(lung)
```

进行 Lasso 之前，需将自变量与因变量分别取出组成矩阵。R 程序代码如下：

```
X <- as.matrix(lung[,3:9])
Y <- cbind(time=lung$time,status=lung$status-1)
```

将数据集 lung 中的第 3~9 列取出，通过 as.matrix() 函数将其处理成矩阵，传递给 **X**。

将数据集 lung 中的变量 time、status 取出，通过 as.matrix() 函数将其处理成矩阵，传递给 **Y**。

注意：生存资料的因变量包括生存时间和生存结局，二者共同构成矩阵 **Y**，同时生存结局必须是 1（表示发生结局事件），0 表示删失。故对变量 status 减去 1。

之后利用 glmnet 包中的 glmnet() 函数进行 Lasso。R 程序代码如下：

```
library(glmnet)
cox.Lasso<- glmnet(x=X,y=Y, family = "cox",alpha = 1,nlambda = 1000)
print(cox.Lasso)
```

利用 library() 函数加载 glmnet 包。在 glmnet 函数中，选项 x 指定待分析自变量为矩阵 **X**，选项 y 指定待分析因变量为矩阵 **Y**。将 alpha 设置为 1 表示进行 Lasso。设置选项 family="cox"，表示因变量为生存资料。选项 nlambda 设置最大迭代次数为 1000。需要注意，模型不一定迭代 1000 次，它会收敛于最优解，即若在 1000 次之前得到最优结果，模型将停止迭代。将结果储存在 cox.Lasso 中。

利用 print() 函数查看拟合的 cox.Lasso 的结果。

输出结果：

	Df	%Dev	Lambda
1	0	0.00	0.5353
2	1	0.12	0.5304
3	1	0.23	0.5255
4	1	0.34	0.5207
5	1	0.45	0.5159
6	1	0.56	0.5112

.
.
.

	Df	%Dev	Lambda
373	5	10.85	0.01734
374	5	10.85	0.01718
375	5	10.85	0.01702
376	5	10.86	0.01687
377	5	10.86	0.01671
378	5	10.86	0.01656

输出结果仅展示前 6 行和后 6 行，结果中的第一列为自由度（Df），第二列为解释偏差百分比（%Dev），第三列为 lambda。

结果收敛于第 378 次迭代。此时自由度为 5，解释偏差百分比为 10.86%，lambda 为 0.01656。

我们可以根据第 378 行的 lambda 查看最优结果。R 程序代码如下：

```
coef(object=cox.Lasso,s=0.01656)
```

在 coef() 函数中，选项 object 指定查看的模型为 cox.Lasso，选项 s 指定 lambda 为 0.001924。

输出结果：

```
7 x 1 sparse Matrix of class "dgCMatrix"
                          1
status          3.8657232076
age                     .
sex            -0.1544623548
ph.ecog         0.1562103243
ph.karno                .
pat.karno      -0.0078825845
meal.cal       -0.0002848707
```

可以发现，变量 age、ph.karno 的系数缩减为 0，其他变量系数不为 0，即 Lasso 剔除了变量 age、ph.karno。

本次 Lasso 得到一个方程，即

$$Lasso\_score1=3.8657232076×status-0.1544623548×se×+0.1562103243×ph.ecog-$$
$$0.0078825845×pat.karno-0.0002848707×meal.cal$$

通过此方程，可计算 Lasso 评分，替代原有变量进行后续分析。如果不想手动列方程计算 Lasso 评分，也可以使用 predict() 函数直接生成 Lasso 评分。R 程序代码如下：

```
Lasso_score2<-predict(cox.Lasso,newx=X,type="response",s=0.01656)
```

在 predict() 函数中输入模型 cox.Lasso，选项 newx 指定待预测的自变量为矩阵 **X**，选项 type 指定预测值为 response 类型，选项 s 指定 lambda 的大小。对公式计算的 Lasso_score2 做一个 log 转换即得手动计算的 Lasso_score1。

我们还可以绘制 Lasso 相关图形。R 程序代码如下：

```
par(mar=c(5,5,2,1))
par(mfrow=c(2,2))
plot(cox.Lasso,label = TRUE,xlab="L2 Norm",cex=1.5,cex.axis=1.5,cex.
lab=1.5)
plot(cox.Lasso, xvar = "lambda", label = TRUE,cex=1.5,cex.axis=1.5,cex.
lab=1.5)
plot(cox.Lasso, xvar = "dev", label = TRUE,cex=1.5,cex.axis=1.5,cex.
lab=1.5)
```

在 par() 函数中，选项 mar 设置图形边界，下、左、上、右依次为 5、5、2、1；选项 mfrow 设置一页多图，为 2 行 2 列。

在 plot() 函数中输入模型 cox.Lasso，选项 label=TRUE 表示显示标签，选项 xlab 设置 *x* 轴名称，选项 cex、cex.axis、cex.lab 设置坐标轴刻度线及名称的字体相对大小，绘制 L1 范数与偏回归系数图。

在 plot() 函数中输入模型 cox.Lasso，选项 xvar 设置横坐标为 lambda，选项 label=TRUE 表示显示标签，选项 cex、cex.axis、cex.lab 设置坐标轴刻度线及名称的字体相对大小，绘制 lambda 与偏回归系数图。

在 plot() 函数中输入模型 cox.Lasso，选项 xvar 设置横坐标为 dev，选项 label=TRUE 表示显示标签，选项 cex、cex.axis、cex.lab 设置坐标轴刻度线及名称的字体相对大小，绘制 dev 与偏回归系数图。

输出结果如图 6.12 所示。

如图 6.12 所示，在左上角图中，随着 L1 范数的增大，偏回归系数绝对值不断增大；在右上角图中，随 lambda 的增大，偏回归系数绝对值不断减小；在左下角图中，随着解释偏差百分比的增大，偏回归系数绝对值不断增大。

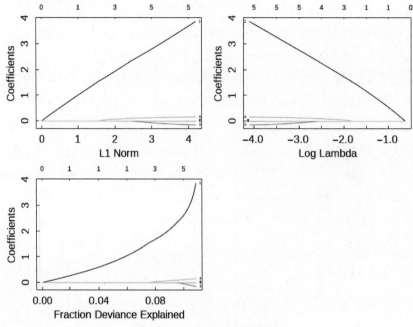

图 6.12　Lasso 偏回归系数图

2. 交叉 Lasso

以 6.3.4 节中的普通 Lasso 案例为例，直接进行交叉 Lasso。

首先生成一串 lambdas，后续将会对此 lambdas 进行交叉验证，以寻找最佳 lambda。

R 程序代码如下：

```
lambdas <- seq(from=0,to=0.5, length.out = 200)
```

利用 seq() 函数，生成 0~0.5 之间的数值，共 200 个。在 seq() 函数中，选项 from 指定起始数值为 0，选项 to 指定截止数值为 0.5，选项 length.out 指定生成数值个数为 200。

交叉 Lasso 的 R 程序代码如下：

```
set.seed(123)
cv.Lasso <- cv.glmnet(x=X,
                      y=Y,
                      alpha = 1,
                      lambda = lambdas,
                      nfolds =3,
                      family="cox")
```

首先利用 set.seed() 函数设置种子数，以保证结果的重现性。

在 cv.glmnet() 函数中，选项 x 指定待分析自变量为矩阵 X，选项 y 指定待分析因变量为矩阵 Y。将 alpha 设置为 1 表示进行 Lasso。选项 nfolds 设置为 3，表示进行 3 折交叉验证。

选项 family 指定因变量的类型为 cox，即生存模型。将结果储存在 cv.Lasso 中。

我们可以绘制 Lasso 相关图形。R 程序代码如下：

```
par(mar=c(5,5,2,1))
layout(matrix(c(1,1,2,3), 2, 2,byrow = TRUE))
plot(cv.Lasso,cex=1.5,cex.axis=1.5,cex.lab=1.5)
plot(cv.Lasso$glmnet.fit, xvar="lambda", label = TRUE,cex=1.5,cex.axis=1.5,cex.lab=1.5)
plot(cv.Lasso$glmnet.fit, xvar="dev", label = TRUE,cex=1.5,cex.axis=1.5,cex.lab=1.5)
```

在 par() 函数中，选项 mar 设置图形边界，下、左、上、右依次为 5、5、2、1。

layout() 函数设置图形为 2 行 2 列。其中第一个图形单独占据第一行，第二、三个图形占据第二行。

在 plot() 函数中输入模型 cv.Lasso，选项 cex、cex.axis、cex.lab 设置坐标轴刻度线及名称的字体相对大小，绘制不同 lambda 下的偏差（Devivance）。

在 plot() 函数中输入模型 cv.Lasso$glmnet.fit，选项 xvar 设置横坐标为 lambda，选项 cex、cex.axis、cex.lab 设置坐标轴刻度线及名称的字体相对大小，绘制 lambda 与偏回归系数图。

在 plot() 函数中输入模型 cv.Lasso$glmnet.fit，选项 xvar 设置横坐标为 dev，选项 cex、cex.axis、cex.lab 设置坐标轴刻度线及名称的字体相对大小，绘制 dev 与偏回归系数图。

输出结果如图 6.13 所示。

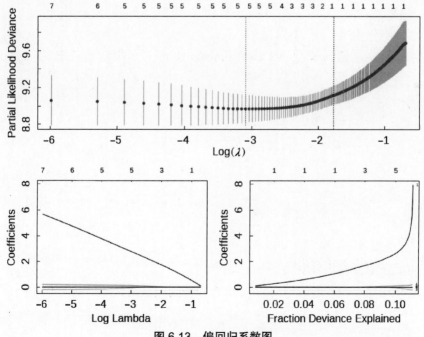

图 6.13　偏回归系数图

如图 6.13 所示，在第一行的图形中，横坐标是 lambda 对数值，纵坐标是偏差，图形上方的横坐标是自变量数量。随着 lambda 的增大，偏差不断变化。两条竖虚线分别表示偏差最小时对应的 lambda 对数值，以及距离最小偏差一个标准误时对应的 lambda 对数值。

在左下角图中，随着 lambda 的增大，偏回归系数绝对值不断减小。

在右下角图中，随着解释偏差百分比的增大，偏回归系数绝对值不断增大。

在众多 lambda 中，哪一个是最优的呢？通常以距离最小偏差一个标准误差所对应的 lambda 为优。

调用这个 lambda 的 R 程序代码如下：

```
lambda_1se <- cv.Lasso$lambda.1se
lambda_1se
```

使用符号 $ 调用 cv.Lasso 中的 lambda.1se，即距离最小偏差一个标准误差对应的 lambda，并将其传递给向量 lambda_1se。

输出结果：

```
[1] 0.1708543
```

lambda_1se 为 0.1708543。

查看 lambda_1se 对应模型的偏回归系数。R 程序代码如下：

```
lambda_1se.coef <- coef(cv.Lasso$glmnet.fit, s=Lasso_1se)
lambda_1se.coef
```

在 coef() 函数中，输入模型 cv.Lasso$glmnet.fit，选项 s 指定 lambda 为 lambda_1se，即 0.17085432。

输出结果：

```
7 x 1 sparse Matrix of class "dgCMatrix"
                              1
status             0.8715155
age                .
sex                .
ph.ecog            .
ph.karno           .
pat.karno          .
meal.cal           .
```

可以发现，所有变量均被剔除。

那我们再使用最小偏差对应的 lambda 来查看偏回归系数。R 程序代码如下：

```
lambda_min <- cv.Lasso$lambda.min
lambda_min
```

```
lambda_min.coef <- coef(cv.Lasso$glmnet.fit, s=Lasso_min)
lambda_min.coef
```

使用符号 $ 调用 cv.Lasso 中的 lambda.min，即最小偏差对应的 lambda，并将其传递给向量 lambda_min。

查看 lambda_min 对应模型的偏回归系数。在 coef() 函数中，输入模型 cv.Lasso$glmnet.fit，选项 s 指定 lambda 为 lambda_min。

输出结果：

```
[1] 0.04522613
7 x 1 sparse Matrix of class "dgCMatrix"
                          1
status        2.9799772921
age           .
sex          -0.0924314753
ph.ecog       0.1333412272
ph.karno      .
pat.karno    -0.0068850296
meal.cal     -0.0001803172
```

lambda_min 为 0.04522613，此时变量 age、ph.karno 被剔除。

可根据上述的偏回归系数写出模型公式，计算 Lasso 评分。

也可以使用代码计算 Lasso 评分。R 程序代码如下：

```
lambda_min_score<-predict(cv.Lasso$glmnet.fit,newx=X,type="response",s=lambda_min)
```

在 predict() 函数中输入模型 cv.Lasso$glmnet.fit，选项 newx 指定待预测的自变量为矩阵 X，选项 type 指定预测值为 response 类型，选项 s 指定 lambda 的大小。计算出的 Lasso 评分被储存在 lambda_min_score 中，可用于后续建模分析。另外，代码计算的 lambda_min_score 与公式计算的 Lasso 评分存在数学转换关系，参见 6.3.4 节中的普通 Lasso 部分。

注意： 由于笔者并未分析过竞争风险模型的 Lasso，无法提供相应的代码。

▶ ▶ 6.4 随机森林法

随机森林模型（random forest model）是一种常见的机器学习方法，其不仅涉及对样本的重抽样（resampling），还可以对自变量进行随机选取，从而生成众多决策树。对于病患 A 来说，所有决策树依次对其进行预测，得到 N 个预测结果。这些预测结果的众数（因变量为分类变量）或者平均数（因变量为连续性变量）作为病患 A 的最终预测结果。生成决策树时，未用到的样本的类别也可由决策树估计，其预测结果由所有决策树估计的众数或平均值决定。与其真实结果比较，即可得袋外错误率（out-of-bag error，OOB error)。当没有外部验证数据时，这是随机森林模型的一大优势。

假设数据集中共有 N 个样本、M 个自变量，则随机森林算法如下。

（1）从数据集中随机有 / 无放回地抽取 N 个样本，生成众多决策树。

（2）在每一节点随机抽取 m（$m<M$）个自变量，将其作为分割该节点的候选变量。每个节点处的变量数应一致。

（3）完整生成所有决策树。

（4）终端节点所属类别由节点对应的众数或平均数决定。

（5）对于新的观测点，用所有决策树对其进行预测，其结果遵从多数原则。

随机森林的优势如下。

（1）可以处理自变量较多的研究。

（2）可以评估自变量的相对重要性。

（3）建模时使用了无偏估计，模型外推能力强。

（4）当数据存在较多缺失值时，其结果仍可以维持一定的稳健性。

（5）可以处理混合数据（数值型变量和因子型变量）。

6.4.1 基于连续性资料

案例：来自斯坦福大学医疗中心，数据见 prostate.Rdata。

数据相关信息见第 2 章，这里不再重复罗列。

利用 load() 函数导入数据集 prostate.Rdata。R 程序代码如下：

```
load("prostate.Rdata")
```

使用 randomForest 包中的 randomForest() 函数进行随机森林模型分析。R 程序代码如下：

```
library(randomForest)
set.seed(1)
lm.rf<-randomForest(formula=lpsa~lcavol+lweight+age+lbph+svi+lcp+gleason+pgg45,
                    mtry=3,
                    nodesize=5,
                    replace=TRUE,
                    localImp=TRUE,
                    nPerm=1000,
                    data=prostate)
lm.rf
```

利用 library() 函数加载 randomForest 包，利用 set.seed 设置种子数。种子数不同，后续模型的结果会有稍微差异。

在 randomForest() 函数中，选项 formula 设置模型公式；选项 mtry 指定每次树分裂时随机选择自变量的个数，线性回归默认为自变量个数除以 3；选项 nodesize 设置终端节点最小样本，对于线性回归默认为 5；选项 replace=TURE 表示有放回抽样，若设置为 FALSE 则表示无放回抽样；选项 localImp 设置为 TRUE，则结果显示 %IncMSE。选项 nPerm=1000 表示在评估自变量重要性时，带外数据排列的次数；选项 data 指定针对数据集 prostate 分析。

将拟合结果储存在 lm.rf 中，输入 lm.rf 查看结果。

输出结果：

```
Call:
 randomForest(formula = lpsa ~ lcavol + lweight + age + lbph + svi +
            lcp + gleason + pgg45,
            data = prostate, mtry = 3,
            nodesize = 5,replace = TRUE, localImp = TRUE, nPerm = 1000)
            Type of random forest: regression
                    Number of trees: 500
        No. of variables tried at each split: 3
          Mean of squared residuals: 0.6001493
                    % Var explained: 54.49
```

在 lm.rf 模型中，生成了 500 棵树，每次树分裂随机选择 3 个自变量。均方误差为 0.60，解释了 54.49% 的变异来源。

还可以绘制图形。R 程序代码如下：

```
plot(lm.rf,main = "Random Forest")
```

在 plot() 函数中输入模型名称 lm.rf 即可。

输出结果如图 6.14 所示。

在图 6.14 中，纵坐标为 MSE，横坐标为树的数量。可以发现，在模型 lm.rf 中，不同的树的数量，其 MSE 也是不同。我们需要寻找找到最小 MSE 所对应的树的数量。

R 程序代码如下：

```
which.min(lm.rf$mse)
```

输出结果显示最小 MSE 所对应的树的数量为 457。将树的数量设置为 457，重新拟合模型。R 程序代码如下：

```
lm.rf2<-randomForest(formula=lpsa~lcavol+lweight+age+lbph+svi+lcp+gleason+pgg45,
                ntree=457,
                mtry=3,
                nodesize=5,
                replace=TRUE,
                localImp=TRUE,
                nPerm=1000,
                data=prostate)
```

```
lm.rf2
```

在 randomForest() 函数中，选项 ntree 设置树的数量。其他选项设置同前。

输出结果：

```
Call:
 randomForest(formula = lpsa ~ lcavol + lweight + age + lbph +svi + lcp
            + gleason + pgg45, data = prostate, ntree = 457,mtry = 3,
            nodesize = 5, replace = TRUE, localImp = TRUE,nPerm = 1000)
        Type of random forest: regression
              Number of trees: 457
No. of variables tried at each split: 3
        Mean of squared residuals: 0.592874
              % Var explained: 55.04
```

结果显示均方误差为 0.59，解释了 55.04% 的变异来源。

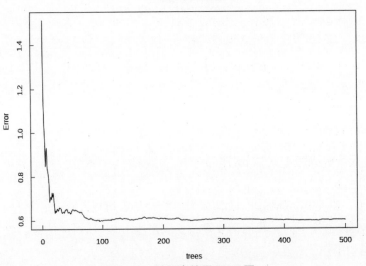

图 6.14　随机森林图 MSE 图

变量重要性评分的 R 程序代码如下：

```
varImpPlot(lm.rf2,main="Variable Importance Plot")
```

在 varImpPlot() 函数中，输入模型名称 lm.rf2，选项 main 设置图片标题。

输出结果如图 6.15 所示。

图 6.16 中使用了两个指标分别评价变量的重要性。第一个是 %IncMSE，即 increase in MSE，就是对某一个变量的随机赋值，如果该变量重要的话，MSE（均方误差）将增大。%IncMSE 越大，说明该变量越重要。

第二个是 IncNodePurity。IncNodePurity 其实就是 RSS（残差平方和）的减少。

IncNodePurity 越大，说明该变量越重要。

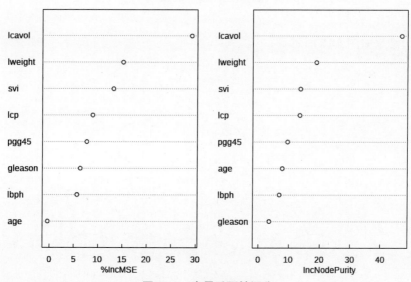

图 6.15   变量重要性评分

我们可以发现，两种方法在变量重要性排序方面不完全相同。

除此，我们还可以查看 %IncMSE、IncNodePurity 的具体数值。R 程序代码如下：

```
importance(lm.rf2)
```

在 importance() 函数中直接输入模型名称 lm.rf2 即可。

输出结果：

```
          %IncMSE       IncNodePurity
lcavol    29.255161     44.758657
lweight   16.433626     19.327115
age        1.884693      8.276624
lbph       6.066740      6.919424
svi       13.117986     12.114715
lcp        8.953266     13.592838
gleason    6.438736      4.585126
pgg45      7.762838     10.489040
```

注意：可以使用 randomForestSRC 包中的 rfsrc() 函数进行连续性变量的随机森林模型分析，且结果输出更加完善。这里简要罗列其代码，感兴趣的读者可参考 6.4.3 节、6.4.4 节、6.4.5 节自行尝试完善。

```
library(randomForestSRC)
lm.rf3<- rfsrc(formula=lpsa~lcavol+lweight+age+lbph+svi+lcp+gleason+pgg45,
               data = prostate,
```

```
                        na.action = "na.impute")
lm.rf3
plot.variable(lm.rf3, partial = TRUE, smooth.lines = TRUE)
plot(get.tree(lm.rf3, 10))
```

部分输出结果如图 6.16 所示。

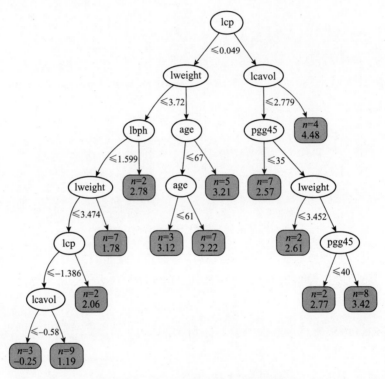

图 6.16　rfsrc() 函数的部分可视化图形

6.4.2　基于二分类资料

案例：数据来自 the University of Wisconsin Hospitals，见 biobsy.Rdata。

```
load("biopsy.Rdata")
head(biopsy)
```
利用 load() 函数导入数据集 biopsy.Rdata，使用 head() 函数查看数据前 6 行。

输出结果：

	ID	V1	V2	V3	V4	V5	V6	V7	V8	V9	class
1	1000025	5	1	1	1	2	1	3	1	1	benign
2	1002945	5	4	4	5	7	10	3	2	1	benign
3	1015425	3	1	1	1	2	2	3	1	1	benign
4	1016277	6	8	8	1	3	4	3	7	1	benign

```
5  1017023  4   1    1    3   2    1    3   1   1   benign
6  1017122  8   10   10   8   7    10   9   7   1   malignant
```

变量 class 表示乳腺癌的良恶性，2 个水平，良性或恶行。

变量 V1 表示细胞浓度，连续性变量。

变量 V2 表示细胞大小规则度，连续性变量。

变量 V3 表示细胞形状规则度，连续性变量。

变量 V4 表示边缘黏着度，连续性变量。

变量 V5 表示上皮细胞大小，连续性变量。

变量 V6 表示裸核细胞，连续性变量。

变量 V7 表示平和染色质，连续性变量。

变量 V8 表示正常核仁，连续性变量。

变量 V9 表示有丝分裂状态，连续性变量。

使用 randomForest 包中的 randomForest() 函数进行随机森林模型分析。R 程序代码如下：

```
set.seed(1)
Log.rf<-randomForest(formula=class~V1+V2+V3+V4+V5+V6+V7+V8+V9,
                     mtry=3,
                     nodesize=1,
                     replace=TRUE,
                     localImp=TRUE,
                     nPerm=1000,
                     data=biopsy)
Log.rf
```

利用 library() 函数加载 randomForest 包，利用 set.seed 设置种子数。种子数不同，后续模型的结果会有稍微差异。

在 randomForest() 函数中，选项 formula 设置模型公式；选项 mtry 指定每次树分裂时随机选择自变量的个数，分类回归默认为自变量个数的平方根；选项 nodesize 设置终端节点最小样本，对于分类回归默认为 1；选项 replace=TURE 表示有放回抽样，若设置为 FALSE 则是无放回抽样；选项 localImp 设置为 TRUE，则结果显示 %IncMSE。选项 nPerm=1000 表示在评估变量重要性时，带外数据排列的次数；选项 data 指定针对数据集 biopsy 分析。

输出结果：

```
Call:
 randomForest(formula = class ~ V1 + V2 + V3 + V4 + V5 + V6 +V7 + V8 + V9,
          data = biopsy,
          mtry = 3, nodesize = 1, replace = TRUE,
          localImp = TRUE, nPerm = 1000)
              Type of random forest: classification
                  Number of trees: 500
  No. of variables tried at each split: 3
```

```
        OOB estimate of  error rate: 2.78%
Confusion matrix:
              benign    malignant   class.error
benign        431         13        0.02927928
malignant     6           233       0.02510460
```

结果显示袋外错误率为 2.78%，良性（benign）错误率约为 2.93%，恶性（malignant）错误率约为 2.51%。

绘制图形的 R 程序代码如下：

```
plot(Log.rf,main="Random Forest")
```

输出结果如图 6.17 所示。

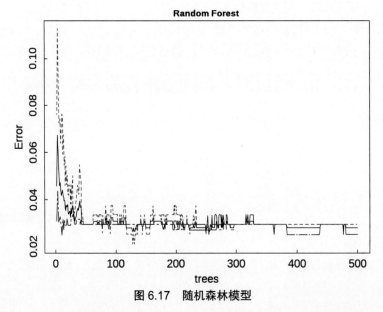

图 6.17　随机森林模型

在图 6.17 中，"------"表示恶性（malignant）的错误率随树的数量的变化情况，"–·–·"表示良性（benign）的错误率随树的数量的变化情况，"——"是整体的错误率随树的数量的变化情况。

我们需要找到最小误差率所对应的树的数量。R 程序代码如下：

```
which.min(Log.rf$err.rate[,1])
```

输出结果显示最小误差率所对应的树的数量为 127。将树的数量设置为 127，重新拟合模型，R 程序代码如下：

```
set.seed(1)
Log.rf2<-randomForest(formula=class~V1+V2+V3+V4+V5+V6+V7+V8+V9,
```

```
                           ntree=127,
                           mtry=3,
                           nodesize=1,
                           replace=TRUE,
                           localImp=TRUE,
                           nPerm=1000,
                           data=biopsy)
Log.rf2
```

输出结果：

```
Call:
 randomForest(formula = class ~V1 + V2 + V3 + V4 + V5 + V6 +V7 + V8 + V9,
              data = biopsy,
              ntree = 127, mtry = 3, nodesize = 1,
              replace = TRUE, localImp = TRUE, nPerm = 1000)
                    Type of random forest: classification
                          Number of trees: 127
    No. of variables tried at each split: 3

        OOB estimate of  error rate: 2.64%
Confusion matrix:
            benign    malignant    class.error
benign       431         13        0.02927928
malignant     5          234       0.02092050
```

结果显示袋外错误率为 2.64%，良性（benign）错误率约为 2.93%，恶性（malignant）错误率约为 2.09%。

变量重要性评分的 R 程序代码如下：

```
varImpPlot(Log.rf2,main="Variable Importance Plot")
```

在 varImpPlot() 函数中输入模型名称 Log.rf2，选项 main 设置图片标题。

输出结果如图 6.18 所示。

图 6.18 中使用了两个指标分别评价变量的重要性，一个是 MeanDecreaseAccuracy，就是对某一个变量的随机赋值，随机森林预测准确性降低的程度。MeanDecreaseAccuracy 越大，说明该变量越重要。

第二个是 MeanDecreaseGini，表示每个变量对每个节点上异质性的影响。MeanDecreaseGini 越大，说明该变量越重要。

我们可以发现，两种方法在变量重要性排序方面不完全相同。

除此，我们还可以查看 MeanDecreaseAccuracy、MeanDecreaseGini 的具体数值。R 程序代码如下：

```
importance(Log.rf2)
```

输出结果：

	Benign	malignant	MeanDecreaseAccuracy	MeanDecreaseGini
V1	7.432006	10.005094	9.838892	14.155056
V2	8.701314	8.257233	11.150194	94.471362
V3	4.619525	8.239029	9.761599	68.656570
V4	3.209292	7.013499	6.724351	6.566642
V5	5.052640	3.658092	6.174557	25.856517
V6	11.196448	13.680160	1 4.590184	48.573377
V7	3.603121	7.316212	7.499428	27.329274
V8	5.773856	5.665178	6.803205	22.340269
V9	3.296012	1.029259	3.500689	1.944844

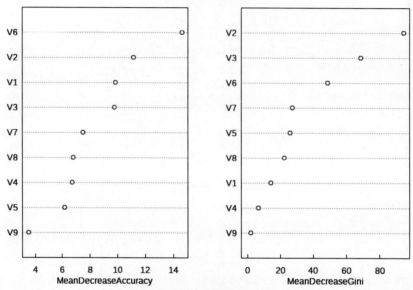

图 6.18　变量重要性评分

注意：也可以使用 randomForestSRC 包中的 rfsrc() 函数进行二分类变量的随机森林分析。这里简要罗列其代码，感兴趣的读者可参考 6.4.3、6.4.4、6.4.5 节自行尝试完善。

```
library(randomForestSRC)
Log.rf3 <- rfsrc(formula=class~V1+V2+V3+V4+V5+V6+V7+V8+V9,
                 data = biopsy)
Log.rf3
plot.variable(Log.rf3, partial = TRUE, smooth.lines = TRUE)
plot(get.tree(Log.rf3, 25))
plot(get.tree(Log.rf3, 1, class.type = "rfq", ensemble = TRUE))
plot(get.tree(Log.rf3, 1, class.type = "bayes", ensemble = TRUE))
```

部分输出结果如图 6.19 所示。

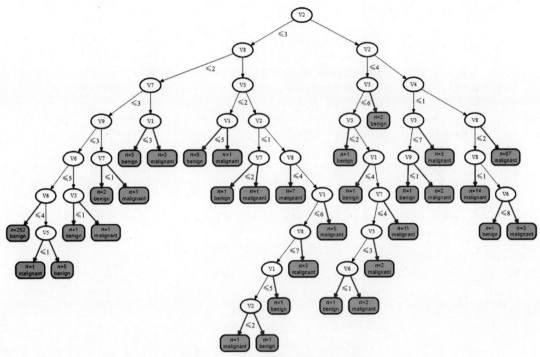

图 6.19　rfsrc() 函数的部分可视化图形

6.4.3　基于多分类资料

案例：研究某疾病轻重程度的影响因素。数据见 multinom.Rdata。

数据相关信息见第 3 章，这里不再重复罗列。

利用 load() 函数导入数据集 multinom.Rdata。R 程序代码如下。

```
load("multinom.Rdata")
```

将分类变量统一处理成因子型。R 程序代码如下。

```
multinom$group<-factor(multinom$group,
                    levels = c(1,2,3),
                    labels = c("轻度","中度","重度"))
multinom$gender<-factor(multinom$gender,
                     levels = c(0,1),
                     labels = c("male","female"))
multinom$drink<-factor(multinom$drink,
                    levels = c(0,1),
                    labels = c("No","Yes"))
multinom$LVEF<-factor(multinom$LVEF,
```

```
                              levels = c(0,1),
                              labels = c("<60.9",">=60.9"))
multinom$CTNT<-factor(multinom$CTNT,
                              levels = c(0,1),
                              labels = c("<37.08",">=37.08"))
multinom$ALT<-factor(multinom$ALT,
                              levels = c(0,1),
                              labels = c("<28.05",">=28.05"))
multinom$LDH<-factor(multinom$LDH,
                              levels = c(1,2,3,4),
                              labels = c("<164","164-199","199-279",">=279"))
```

在 factor() 函数中输入待处理变量，选项 levels 指定变量水平的顺序，选项 labels 按照选项 levels 指定的顺序给变量各水平添加标签。

多分类随机森林的 R 程序代码如下：

```
library(randomForestSRC)
set.seed(1)
set.seed(1)
Multi.rf<-rfsrc(formula=group~gender+drink+LVEF+CTNT+ALT+age+LDH,
                data = multinom,
                block.size = 10,
                importance = TRUE)
Multi.rf
```

利用 library() 函数加载 randomForestSRC 包，利用 set.seed() 函数设置种子数，以保证结果的重现性。

在 rfsrc() 函数中，选项 formula 指定模型公式，选项 data 指定针对数据集 multinom 进行分析。选项 block.size 设置是否计算每棵树的累积错误率，当其为 null 时，它只会在最后一棵树上计算累积错误率，而累积错误率的绘图结果将是一条平坦的直线，要查看每 n 棵树的累积错误率，可将该值设置为介于 1 和 ntree 之间的整数，默认操作是使用 10 棵树。选项 importance 设置是否计算各个变量在模型中的重要性评分。将结果储存在 Multi.rf 中。

输入 Multi.rf，返回结果，如下所示：

```
Sample size: 300
Frequency of class labels: 97, 93, 110
Number of trees: 500
Forest terminal node size: 1
Average no. of terminal nodes: 88.294
No. of variables tried at each split: 3
Total no. of variables: 7
Resampling used to grow trees: swor
Resample size used to grow trees: 190
Analysis: RSF
Family: class
Splitting rule: gini *random*
```

```
Number of random split points: 10
(OOB) Normalized Brier score: 80.94511
(OOB) AUC: 76.90107
(OOB) Error rate: 0.42666667, 0.26804124, 0.61290323, 0.40909091

Confusion matrix:

          predicted
observed  轻度    中度    重度    class.error
  轻度     71     18      8      0.2680
  中度     14     36     43      0.6129
  重度      8     37     65      0.4091

  Overall (OOB) error rate: 42.666667%
```

结果显示，总样本量为 300，因变量的 3 个水平人数分别是 97、93、110；生成了 500 棵不同的树，终端节点数为 1，所有树的平均终点数目是 88.294；每次树分裂随机抽取 7 个变量，自变量总数是 7，抽样方法是 swor，无放回抽样，每次抽样数目是 190；分析方法是 RSF，默认；Family: class，说明该问题是分类问题，默认；随机拆分数是 10，如果某节点的观测值小于 10，就不再拆分。

Brier score 为 80.94511%，AUC 为 76.90107%，袋外误差率为 42.666667%。轻度的误差率为 0.2680，中度的误差率为 0.6129，重度的误差率为 0.4091。

绘制误差率图形，R 程序代码如下：

```
plot(Multi.rf,sorted=TRUE,verbose=TRUE)
```

输出图形略。输出图形展示了误差率随树的大小的变化，以及各变量的重要性评分的图形化。

查看最小误差率的树的数量，R 程序代码如下：

```
which.min(Multi.rf$err.rate[,1])
which.min(Multi.rf$err.rate[,2])
which.min(Multi.rf$err.rate[,3])
which.min(Multi.rf$err.rate[,4])
```

以上分别为寻找总体最小误差率的树数量、轻度最小误差率的树数量、中度最小误差率的树数量、重度最小误差率的树数量。结果略。

查看各变量重要性评分的 R 程序代码如下：

```
Multi.vimp<-vimp(Multi.rf,importance = "random",block.size = 10)
Multi.vimp$importance
```

利用 vimp() 函数进行重要性评分计算，在 vimp() 函数中输入模型 Multi.rf，设置选项 importance = "random"，block.size = 10，将结果储存在 Multi.vimp 中。

利用符号 $ 调用 Multi.vimp 中的 importance。

输出结果：

	all	轻度	中度	重度
gender	0.003910276	-0.01737458	0.025136800	0.02273472
drink	0.009719411	0.10761033	0.047935292	-0.06425030
LVEF	0.073595825	0.58064742	-0.050273599	0.07018109
CTNT	0.108588132	0.61651753	-0.102300929	0.33953811
ALT	0.016050659	0.26286066	0.006430344	-0.11960440
age	0.028988430	0.17430632	0.123930268	-0.04596367
LDH	0.011536591	0.11041268	-0.074825822	0.05041177

也可以使用下述代码，查看重要性评分：

```
Multi.rf$importance
```

输出结果与上述结果完全相同。

或者使用下述代码，查看重要性评分：

```
vs <- var.select(object = Multi.rf)
```

输出结果与上述结果略有不同。

还可以绘制相应的图形，R 程序代码如下：

```
plot.variable(Multi.rf, partial = TRUE, smooth.lines = TRUE)
plot(get.tree(Multi.rf , 25))
```

注意： 使用 rfsrc() 函数进行多分类随机森林模型分析，仍然有较多的参数需要设置，本节未设置的，均使用了默认模式，读者可认真研读 rfsrc() 函数，进行个性化的定制分析。除此，在寻找到最小误差率对应的树数量时，一般要重新拟合模型。为方便起见，本节未重新拟合。相关的设置在 6.4.4 节讲解较为熟悉，可触类旁通。

6.4.4 基于生存资料

案例：数据来自 the Mayo Clinic trial 的原发性胆汁性肝硬化研究，见 pbc.Rdata。

导入数据，R 程序代码如下：

```
load("pbc.Rdata")
str(pbc)
```

利用 load() 函数导入数据集 pbc.Rdata，使用 str() 函数查看数据集 pbc 中各变量类型信息。输出结果如下：

```
'data.frame'   : 418 obs. of  19 variables:
 $ days       : int  400 4500 1012 1925 1504 2503 1832 2466 2400 51 ...
 $ status     : int  1 0 1 1 0 1 0 1 1 1 ...
 $ treatment  : int  1 1 1 1 2 2 2 2 1 2 ...
 $ age        : int  21464 20617 25594 19994 13918 24201 20284 19379 15526 25772 ...
```

```
$ sex        : int  1 1 0 1 1 1 1 1 1 1 ...
$ ascites    : int  1 0 0 0 0 0 0 0 0 1 ...
$ hepatom    : int  1 1 0 1 1 1 1 0 0 0 ...
$ spiders    : int  1 1 0 1 1 0 0 0 1 1 ...
$ edema      : num  1 0 0.5 0.5 0 0 0 0 0 1 ...
$ bili       : num  14.5 1.1 1.4 1.8 3.4 0.8 1 0.3 3.2 12.6 ...
$ chol       : int  261 302 176 244 279 248 322 280 562 200 ...
$ albumin    : num  2.6 4.14 3.48 2.54 3.53 3.98 4.09 4 3.08 2.74 ...
$ copper     : int  156 54 210 64 143 50 52 52 79 140 ...
$ alk        : num  1718 7395 516 6122 671 ...
$ sgot       : num  137.9 113.5 96.1 60.6 113.2 ...
$ trig       : int  172 88 55 92 72 63 213 189 88 143 ...
$ platelet   : int  190 221 151 183 136 NA 204 373 251 302 ...
$ prothrombin: num  12.2 10.6 12 10.3 10.9 11 9.7 11 11 11.5 ...
$ stage      : int  4 3 4 4 3 3 3 3 2 4 ...
```

其中，数据形式为数据框（data.frame），总共有 19 个变量、418 个研究对象。

变量 days：随访时间（天数）。

变量 statu：0 表示删失，1 表示死亡。

变量 treatment：1 表示 D-penicillamine（D- 青霉胺），2 表示 placebo（安慰剂组）。

变量 age：年龄（天数）。

变量 sex：0 表示男性，1 表示女性。

变量 ascites：腹腔积水，0 表示否，1 表示是。

变量 hepatom：肝肿大，0 表示否，1 表示是。

变量 spiders：蜘蛛痣，0 表示否，1 表示是。

变量 edema：水肿，0 表示否，1 表示是。

变量 bili：血清胆红素，mg/dL。

变量 chol：血清胆固醇，mg/dL。

变量 albumin：白蛋白，mg/dL。

变量 copper：尿铜，μg/day。

变量 alk：碱性磷酸酶，U/L。

变量 sgot：谷草转氨酶，U/mL。

变量 trig：甘油三酯，mg/dL。

变量 platelet：血小板，10^9/L。

变量 prothrombin：血浆凝血酶原时间，s。

变量 stage：组织学分期，4 个水平。

进行随机森林分析的 R 程序代码如下：

```
library(randomForestSRC)
set.seed(1)
```

```
cox.rf<- rfsrc(Surv(days, status) ~ ., data = pbc,
               ntree = 200,
               mtry = 5,
               nodesize=15,
               samptype="swor",
               sampsize=175,
               block.size = 10,
               importance = "random",
               splitrule="logrank",
               nsplit = 10)
cox.rf
```

利用 library() 函数导入 randomForestSRC 包，set.seed() 函数设置种子树为 1。

在 rfsrc() 函数中，选项 ntree = 200 表示生成 200 棵树；选项 mtry 设置每次迭代时，随机选择的变量数量；选项 nodesize 决定决策树的终端节点数，生存模型默认值为 15；选项 samptype="swor" 表示无放回抽样；选项 sampsize 设置重抽样时样本大小，在 swor 默认情况下是样本大小的 0.632 倍。选项 block.size 设置是否计算每棵树的累积错误率，当其为 null 时，它只会在最后一棵树上计算累积错误率，而累积错误率的绘图结果将是一条平坦的直线，要查看每 n 棵树的累积错误率，可将该值设置为介于 1 和 ntree 之间的整数，默认操作是使用 10 棵树；选项 importance 设置是否计算各个变量在模型中的重要性评分。选项 nsplit = 10 表示随机拆分数为 10。将结果存储在 cox.rf 中。

输出结果：

```
Sample size: 276
Number of deaths: 111
Number of trees: 200
Forest terminal node size: 15
Average no. of terminal nodes: 14.36
No. of variables tried at each split: 5
Total no. of variables: 17
Resampling used to grow trees: swor
Resample size used to grow trees: 175
Analysis: RSF
Family: surv
Splitting rule: logrank *random*
Number of random split points: 10
Error rate: 17.3%
```

结果显示，总样本量为 276，发生结局事件，死亡的人数是 111；生成了 200 棵不同的树，终端节点数设置为 15，所有树的平均终点数目是 14.36；每次树分裂随机抽取 5 个变量，自变量总数是 17，抽样方法是 swor，无放回抽样，每次抽样数目是 175；分析方法是 RSF，默认；Family: surv，说明该问题是生存分析问题，默认；随机拆分数是 10，如果某节点的观测值小于 10，就不再拆分。错误率是 17.3%。

绘制相应的图形，R 程序代码如下：

```
plot(cox.rf,sorted=TRUE,verbose=TRUE)
```

在 **plot()** 函数中输入模型 cox.rf，选项 sorted=TRUE 表示对变量重要性进行排序，选项 verbose=TRUE 表示输出变量重要性评分。

输出结果如图 6.20 所示。

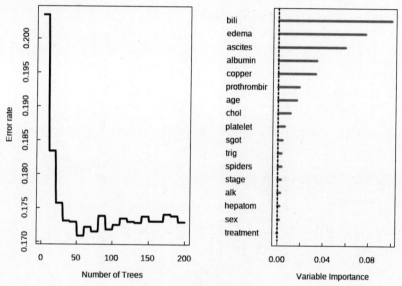

图 6.20 随机森林结果

可以发现，模型中树的数量不同，其错误率也在改变。我们可以查看最小错误率对应树的数量，R 程序代码如下：

```
which.min(cox.rf$err.rate)
```

结果显示，最小错误率对应的树的数量是 160，利用 160 重新拟合模型，R 程序代码如下：

```
set.seed(12)
cox.rf2<- rfsrc(Surv(days, status) ~ ., data = pbc,
                ntree = 160,
                mtry = 5,
                nodesize=15,
                samptype="swor",
                sampsize=175,
                block.size = 10,
                importance = "random",
                splitrule="logrank",
                nsplit = 10)

cox.rf2
```

输出结果为：

```
Sample size: 276
Number of deaths: 111
Number of trees: 160
Forest terminal node size: 15
Average no. of terminal nodes: 13.93125
No. of variables tried at each split: 5
Total no. of variables: 17
Resampling used to grow trees: swor
Resample size used to grow trees: 175
Analysis: RSF
Family: surv
Splitting rule: logrank *random*
Number of random split points: 10
Error rate: 16.95%
```

结果显示，此时错误率为16.95%。需要注意，重新拟合的结果在数值大小上不一定比之前的好。

可以查看自变量重要性评分，R程序代码如下：

```
vs <- var.select(object = cox.rf2)
```

在var.select()函数中输入模型cox.rf。输出结果：

```
minimal depth variable selection ...


-----------------------------------------------------------
family                : surv
var. selection        : Minimal Depth
conservativeness      : medium
x-weighting used?     : TRUE
dimension             : 17
sample size           : 276
ntree                 : 160
nsplit                : 10
mtry                  : 5
nodesize              : 15
refitted forest       : FALSE
model size            : 5
depth threshold       : 5.3977
PE (true OOB)         : 16.9522


Top variables:
          depth   vimp
bili      2.256   0.105
copper    3.638   0.033
albumin   4.219   0.039
```

```
ascites    4.275      0.066
edema      4.500      0.070
------------------------------------------------------------
```

输出结果只展示了 Top variables，即最重要的自变量，分别为 bili、copper、albumin、ascites、edema。vimp 即变量重要性评分，其值越大，变量越重要。

除此之外，还可以使用以下代码显示所有变量评分：

```
plot(cox.rf2,sorted=TRUE,verbose=TRUE)
```

图片略，输出结果：

	Importance	Relative Imp
bili	0.1054	1.0000
edema	0.0699	0.6631
ascites	0.0661	0.6272
albumin	0.0394	0.3737
copper	0.0333	0.3157
age	0.0169	0.1605
prothrombin	0.0161	0.1526
chol	0.0142	0.1350
stage	0.0062	0.0590
platelet	0.0055	0.0519
trig	0.0048	0.0455
sgot	0.0040	0.0382
alk	0.0034	0.0319
spiders	0.0012	0.0114
sex	0.0007	0.0071
treatment	-0.0002	-0.0024
hepatom	-0.0003	-0.0030

输出结果中的 Importance 即上述结果中的 vimp。

除此之外，显示变量重要性评分还可使用以下代码：

```
max.subtree(cox.rf2, conservative = TRUE)$topvars
```

或者：

```
vimp.obj<-vimp(cox.rf2,importance = "random",block.size = 10)
print(sort(vimp.obj$importance,decreasing = TRUE))
```

输出结果略有不同，略。

除此之外，还可以绘制一些图形：

```
plot.variable(cox.rf2, xvar.names = c("bili"),surv.type = "mort")
    #绘制变量bili的死亡
plot.variable(cox.rf2, xvar.names = c( "bili"),surv.type = "rel.freq")
    #绘制变量bili的相对死亡
plot.variable(cox.rf2, xvar.names = c("bili"),surv.type = "surv", time =1200)
    #绘制特定时点的生存
```

```
plot.variable(cox.rf2, xvar.names = c("bili"),surv.type = "surv", time =4200)
    #绘制特定时点的生存
plot.survival(cox.rf2, subset = c(220))    #绘制特定对象的生存
plot.survival(cox.rf2,plots.one.page=TRUE) #绘制所有对象的生存,共四幅图
```

输出图形略。

绘制随机森林分类结果的 R 程序代码如下:

```
plot(get.tree(cox.rf2,3))
```

输出结果如图 6.21 所示。

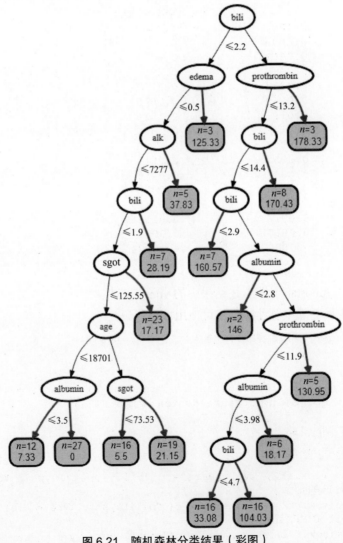

图 6.21　随机森林分类结果（彩图）

6.4.5　基于竞争风险资料

案例：探讨骨髓移植相较血液移植治疗白血病的疗效，结局事件定义为"复发"，某些患者移植后不幸因移植不良反应而死亡，那这些发生移植相关死亡的患者就无法观察到"复发"的终点，也就是说"移植相关死亡"与"复发"存在竞争风险。故这里采用竞争风险模型分析。数据见 bmtcrr.csv。

数据相关信息见第 5 章，这里不再重复罗列。

导入数据，并将其命名成 bmt。R 程序代码如下：

```
bmt <-read.csv('bmtcrr.csv',stringsAsFactors = TRUE)
```

进行随机森林模型分析，R 程序代码如下：

```
library(randomForestSRC)
set.seed(1)
crm.rf <- rfsrc(formula=Surv(ftime, Status) - Sex+D+Phase+Age+Source,
                data=bmt,
                nsplit = 3,
                block.size = 10,
                ntree = 100,
                importance = "random")
crm.rf
```

利用 library() 函数导入 randomForestSRC 包，set.seed() 函数设置种子数为 1。

在 rfsrc() 函数中，选项 formula 指定模型公式，选项 data 指定针对数据集 bmt 进行分析，选项 nsplit =3 表示随机拆分数为 3，选项 ntree =100 表示生成 100 棵树，选项 importance 设置是否计算各个变量在模型中的重要性评分。选项 block.size 设置是否应该计算每棵树的累积错误率，当其为 null 时，它只会在最后一棵树上计算累积错误率，而累积错误率的绘图结果将是一条平坦的直线，要查看每 n 棵树的累积错误率，可将该值设置为介于 1 和 ntree 之间的整数，默认操作是使用 10 棵树。将结果存储在 crm.rf 中。

输出结果：

```
Sample size: 177
Number of events: 56, 75
Number of trees: 100
Forest terminal node size: 15
Average no. of terminal nodes: 6.79
No. of variables tried at each split: 3
Total no. of variables: 5
Resampling used to grow trees: swor
Resample size used to grow trees: 112
Analysis: RSF
Family: surv-CR
Splitting rule: logrankCR *random*
```

```
Number of random split points: 3
(OOB) Error rate: 36.11796644%, 43.14405549%
```

结果显示 Status=1 的带外误差率为 36.11796644%，Status=2 的带外误差率为 43.14405549%。

同时可以绘制相应图形，R 程序代码如下：

```
plot(crm.rf ,sorted=TRUE,verbose=TRUE)
```

图形略，输出结果展示了不同树数量的误差率，以及变量的重要性评分。

下述代码可分别寻找 Status=1、Status=2 的最小误差率对应的树的数量。

```
which.min(crm.rf $err.rate[,1])
which.min(crm.rf $err.rate[,2])
```

输出结果略。

还可以绘制竞争风险模型相关图形，R 程序代码如下：

```
plot.competing.risk(crm.rf)
```

在 plot.competing.risk() 函数中输入模型 crm.rf 即可。

输出结果如图 6.22 所示。

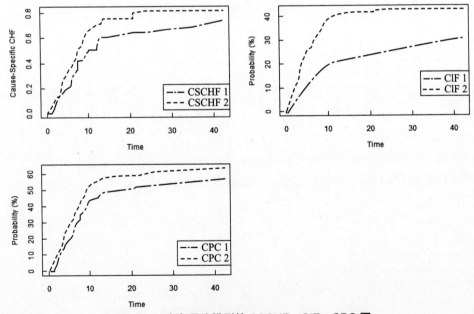

图 6.22　竞争风险模型的 CSCHF、CIF、CPC 图

在图 6.23 中，CSCHF 表示 cause-specific cumulative hazard function；CIF 表示 cumulative incidence function；CPC 表示 continuous probability curves。其中，CIF 图较为常用。

图例 1、图例 2 分别表示变量 Status 的复发、死亡。

针对 CIF 曲线，我们可以进一步对其进行设置。R 程序代码如下：

```
cif <- crm.rf$cif.oob
Time <- crm.rf$time.interest
Sex <- bmt$Sex
cif.relapse <- cbind(apply(cif[,,1][Sex == "M",], 2, mean),
                     apply(cif[,,1][Sex == "F",], 2, mean))
cif.dead <- cbind(apply(cif[,,2][Sex == "M",], 2, mean),
                  apply(cif[,,2][Sex == "F",], 2, mean))
matplot(x=Time,
        y=cbind(cif.relapse, cif.dead),
        type = "l",
        lty = c(1,2,1,2),
        col = c(4, 4, 2, 2),
        lwd = 3,
        ylab = "Cumulative Incidence")
legend("bottomright",
        legend = c("Relapse (Male)", "Relapse (Female)","Dead (Male)", "Dead (Female)"),
        lty = c(1,2,1,2),
        col = c(4, 4, 2, 2),
        lwd = 3, cex = 1.5)
```

将 crm.rf 模型中的 cif.oob（累积风险）取出，传递给 cif。将 crm.rf 模型中的 time.interest 取出传递给 Time。将数据集 bmt 中的变量 Sex 单处取出，传递给 Sex。

利用 apply() 函数将 cif 中的男性累积复发风险、女性累积复发风险取出，并通过 cbind() 函数连接，传递给 cif.relapse。用同样的方法将 cif 中的男性累积死亡风险、女性累积死亡风险取出，并通过 cbind() 函数连接，传递给 cif.dead。

通过 matplot() 函数进行图形的绘制，选项 x 指定坐标轴为 Time，选项 y 指定纵坐标为 cif.relapse、cif.dead，选项 type 设置曲线为 line，选项 lty 设置线段类型，选项 col 设置线段颜色，选项 lwd 设置线段宽度，选项 ylab 设置 y 轴名称。

legend() 函数设置图例，bottomright 指定图例位置在右下角，选项 legend 设置图例名称，选项 lty、col、lwd 设置需与 matplot() 函数中一致，选项 cex 设置字体相对大小。

输出结果如图 6.23 所示。

图 6.24 中，蓝色实线 Relapse(Male) 表示男性的复发情况，蓝色虚线 Relapse(Female) 表示女性的复发情况，而红色实线 Dead(Male) 表示男性的死亡情况，红色虚线 Dead(Female) 表示女性的死亡情况。

计算变量重要性评分可使用下述代码：

```
crm.rf$importance
```
输出结果：

```
        event.1         event.2
```

```
Sex         -0.0100256779    0.024187808
D            0.0001674087    0.001056811
Phase        0.1448276276    0.042419428
Age          0.0013172395    0.001704857
Source       0.0026968343    0.018504446
```

在输出结果中，event.1 表示变量 Status=1 的事件，event.2 表示变量 Status=2 的事件的变量重要性评分。

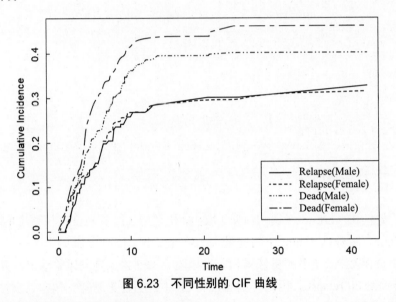

图 6.23　不同性别的 CIF 曲线

也可以使用下述代码计算变量重要性评分：

```
vs <- var.select(object = crm.rf)
vs$varselect
```

输出结果：

```
           depth    vimp.event.1      vimp.event.2
Phase       0.57    0.1448276276      0.042419428
Age         1.85    0.0013172395      0.001704857
Source      2.13    0.0026968343      0.018504446
Sex         2.25   -0.0100256779      0.024187808
D           2.87    0.0001674087      0.001056811
```

需要注意的是，上述两种方法的结果相同。

除此之外，下述代码也可以计算变量重要性评分：

```
vimp.obj<-vimp(crm.rf,importance = "random",block.size = 10)
vimp.obj$importance
```

输出结果略，其结果与代码 crm.rf$importance 相同。

另外，可以通过 plot.variable() 函数绘制图形：

```
plot.variable(crm.rf,surv.type = "years.lost",time = 12,target = 2)
plot.variable(crm.rf,surv.type = "cif",time = 24,target = 1)
plot.variable(crm.rf,surv.type = "chf",time = 36,target = 2)
```

在 plot.variable() 函数中输入模型 crm.rf，选项 surv.type 设置纵坐标类型，选项 time 设置时间点，选项 target 指定绘制 Status=1 的图还是 Status=2 的图。

第一行代码用于绘制 12 个月的死亡风险的 The expected number of life years lost 图。

第二行代码用于绘制 24 个月的复发风险的 The cumulative incidence function 图。

第三行代码用于绘制 36 个月的死亡风险的 The cumulative hazard function 图。

输出图形略。

最后就是绘制随机森林模型结果的图，R 程序代码如下：

```
plot(get.tree(crm.rf, 2))
```

输出结果如图 6.24 所示。

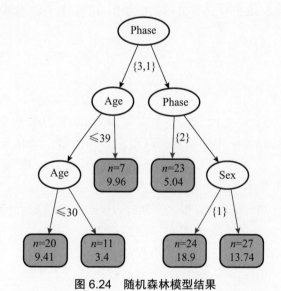

图 6.24　随机森林模型结果

6.5　最优子集法

当进行回归分析时，通常我们获取到的自变量并不全是有用的，这其中可能存在与因变量不相关或者相关性极小的变量。针对这种情况，一般可以人为根据经验判断筛选对因变量有影响的自变量。

然而，通常进行回归分析时，我们并不是该领域的专家，对可能影响因变量的自变量并不了解，于是我们需要运用算法获得最贴近真实数据模型的回归模型，如最优子集回归。

最优子集回归，即对 p 个预测变量的所有可能组合分别使用回归进行拟合。

若有 p 个解释变量，对含一个变量的模型，拟合 p 个模型；对含两个变量的模型，拟合 $p(p-1)/2$ 个模型，以此类推，总共存在 2^p 个可用于建模的变量子集，根据 RSS 和 R 方的改善情况，从中选择一个最优模型。

6.5.1 基于连续性资料

案例：来自斯坦福大学医疗中心，数据见 prostate.Rdata。

数据相关信息见第 2 章，这里不再重复罗列。

利用 load() 函数加载数据集 prostate.Rdata。R 程序代友如下：

```
load("prostate.Rdata")
```

使用 bestglm 包中的 bestglm() 函数进行最优子集分析。R 程序代码如下：

```
library(bestglm)
X<-prostate[,1:8]
y<-prostate[,9]
Xy<-cbind(X,y)
bestAIC <- bestglm(Xy=Xy,IC="AIC")
```

使用 library() 函数加载 bestglm 包，将数据集 prostate 中的第 1~8 列取出作为自变量，储存在 X 中；将数据集 prostate 中的第 9 列取出作为因变量，储存在 y 中；将 X 与 y 通过 cbind() 函数组合在一起，命名成 Xy，因为在 bestglm() 函数中，因变量必须位于最后一列，前面是自变量，整个数据集中不能含有其他无关变量。

在 bestglm() 函数中，通过选项 Xy 指定待分析的数据是 Xy，通过选项 IC 指定最优子集的判定标准是 "AIC"，除此之外，选项 IC 还可以设置成 "BIC" "BICg" "BICq" "LOOCV" "CV"。

将结果储存在 bestAIC 中，通过以下代码查看结果：

```
attr(bestAIC$BestModel$terms,"term.labels")
```

利用 attr() 函数查看 bestAIC$BestModel$terms 的 "term.labels"。输出结果：

```
[1]"lcavol"    "lweight" "age"     "lbph" "svi"
```

此即本次最优子集分析，筛选出的自变量是 lcavol、lweight、age、lbph、svi。

注意：bestglm() 函数还可以使用选项 CVArgs 进行交叉验证，此处略，感兴趣读者可自行摸索。

6.5.2 基于二分类资料

案例：本案例共纳入 680 名研究对象，研究肺动脉栓塞的风险。数据见 data.xlsx。

数据相关信息见 6.3.2 节，这里不再重复罗列。

```
library(readxl)
data <- read_excel("data.xlsx")
data<-na.omit(data)
data<-as.data.frame(data)
```

利用 library() 函数加载 readxl 包，利用包中的 read_excel() 函数读取 xlsx 格式数据，使用 na.omit() 函数对数据集 data 中的缺失值进行行删除，使用 as.data.frame() 函数将数据集处理成数据框。

使用 bestglm 包中的 bestglm() 函数进行最优子集分析，R 程序代码如下：

```
library(bestglm)
data2<-cbind(data[,2:14],data[,1])
names(data2)
bestAIC <- bestglm(Xy=data2, family =binomial() ,IC="AIC")
```

利用 library() 函数加载 bestglm 包，将数据集 data 中的第 2~14 列（自变量）取出，将数据集 data 中的第 1 列（因变量）取出，通过 cbind() 函数将其组合在一起，命名为 data2。在 data2 中，最后一列是因变量，前面的列是自变量。

在 bestglm() 函数中，选项 Xy 指定待分析的数据是 data2，选项 family 指定因变量的类型是二分类，即 binomial()，选项 IC 指定最优子集的判定标准是 "AIC"。将结果储存在 bestAIC 中。通过以下代码查看结果：

```
attr(bestAIC$BestModel$terms,"term.labels")
```

利用 attr() 函数查看 bestAIC$BestModel$terms 的 "term.labels"。输出结果：

```
[1]"age" "BMI" "ToS" "CA153"      "CDU" "transfusion""stage"
```

此即本次最优子集分析，筛选出的自变量是 age、BMI、ToS、CA153、CDU、transfusion、stage。

注意：bestglm() 函数还可以使用选项 CVArgs 进行交叉验证，此处略，感兴趣读者可自行摸索。

6.5.3 基于多分类资料

案例：探讨某疾病轻重程度的影响因素。数据见 multinom.Rdata。

数据相关信息见第 3 章，这里不再重复罗列。

利用 load() 函数导入数据集 multinom.Rdata。R 程序代码如下：

```
load("multinom.Rdata")
```

将分类变量统一处理成因子型。R 程序代码如下：

```
multinom$group<-factor(multinom$group,
                       levels = c(1,2,3),
                       labels = c("轻度","中度","重度"))
multinom$gender<-factor(multinom$gender,
                        levels = c(0,1),
                        labels = c("male","female"))
multinom$drink<-factor(multinom$drink,
                       levels = c(0,1),
                       labels = c("No","Yes"))
multinom$LVEF<-factor(multinom$LVEF,
                      levels = c(0,1),
                      labels = c("<60.9",">=60.9"))
multinom$CTNT<-factor(multinom$CTNT,
                      levels = c(0,1),
                      labels = c("<37.08",">=37.08"))
multinom$ALT<-factor(multinom$ALT,
                     levels = c(0,1),
                     labels = c("<28.05",">=28.05"))
multinom$LDH<-factor(multinom$LDH,
                     levels = c(1,2,3,4),
                     labels = c("<164","164-199","199-279","≥279"))
```

在 factor() 函数中输入待处理变量，选项 levels 指定变量水平的顺序，选项 labels 按照选项 levels 指定的顺序给变量各水平添加标签。

首先对所有自变量均进行模型拟合。R 程序代码如下：

```
multinom<-na.omit(multinom)
library(nnet)
multinomLog<-multinom(formula=group~gender+drink+LVEF+CTNT+ALT+age+LDH,
                      data=multinom)
```

进行模型拟合之前，需要将数据集 multinom 中存在缺失值的行删除，使用 na.omit() 函数即可。将处理之后的新数据集传递给 multinom。

利用 library() 函数加载 nnet 包。在 multinom() 函数中，选项 formula 指定模型公式，选项 data 指定针对数据集 multinom 进行分析。将模型结果储存在 multinomLog 中。

然后自建函数 get_allsubset()，此函数可将 7 个自变量所有的组合形式排列出来。R 程序代码如下：

```
get_allsubset<-function(fullmod){
    termlist<-attr(fullmod$terms,"term.labels")
    f.sets<-NULL
```

```
for (n_v in 1:length(termlist)) {
  indexlist<-combn(length(termlist),n_v,simplify = F)
  form<-NULL
  for (i in 1:length(indexlist)) {
    out.f<-NULL
    for (j in 1:n_v) {
      index<-indexlist[[i]][j]
      out.f<-paste(c(out.f,termlist[index]),collapse = "+")
    }
    form<-c(form,out.f)
  }
  f.sets<-c(f.sets,form)
}
form.list<-lapply(f.sets, FUN=function(x)as.formula(paste("group~",x)))
return(form.list)
}
```

函数 get_allsubset() 代码较为复杂，读者无须理解它，直接调用即可。

R 程序代码如下：

```
form.list<-get_allsubset(multinomLog)
```

在 get_allsubset() 函数中输入拟合的模型 multinomLog，将返回 7 个自变量的所有组合形式的公式储存在 form.list 中。理论上共有 $2^7-1=127$ 个公式。

查看 form.list 的长度，R 程序代码如下：

```
length(form.list)
```

输出结果：

```
[1] 127
```

输出结果显示 form.list 共有 127 个公式，与之前 2^7-1 计算相等，表明无误。

下面开始寻找最优模型，同样使用 AIC 准则，R 程序代码如下：

```
modelsets<-sapply(form.list, FUN=function(x){AIC(multinom(x,data = multinom))})
```

利用 sapply() 函数对 form.list 里面的所有公式进行建模，并计算 AIC。将结果储存在 modelsets。

寻找最小 AIC 对应的公式，R 程序代码如下：

```
best.sub<-form.list[which.min(modelsets)]
best.sub
```

使用 which.min() 函数寻找 modelsets 中最小的 AIC 所在的位置，并将 form.list 同位置的公式提取出来，传递给 best.sub。best.sub 即最优模型所对应的公式。

输出结果：

```
group ~ gender + drink + LVEF + CTNT + ALT
```

此即本次最优子集分析，筛选出的自变量是 gender、drink、LVEF、CTNT、ALT。

注意：还可以使用 AUC、MAE、MSE 等指标来寻找最优模型，自由操作性强，笔者强烈推荐。读者可利用自建函数，尝试针对 6.5.1、6.5.2 节以 AIC 为准则寻找最优模型，笔者操作的结果显示其是与 bestglm() 函数的结果完全一致的。

6.5.4　基于有序资料

接 6.5.3 节案例，我们将其因变量 group 当作有序资料进行分析。

利用 6.5.3 节中的 form.list 直接进行有序 Logistic 回归的最优模型的寻找，同样以 AIC 为选择依据。

R 程序代码如下：

```
library(MASS)
modelsets<-sapply(form.list, FUN=function(x){AIC(polr(x,data =
multinom))})
```

利用 sapply() 函数对 form.list 的所有公式进行建模，并计算 AIC。将结果储存在 modelsets。

寻找最小 AIC 对应的公式，R 程序代码如下：

```
best.sub<-form.list[which.min(modelsets)]
best.sub
```

使用 which.min() 函数寻找 modelsets 中最小的 AIC 所在的位置，并将 form.list 同位置的公式提取出来，传递给 best.sub。best.sub 即最优模型所对应的公式。

输出结果：

```
group ~ gender + LVEF + CTNT + ALT + age + LDH
```

此即本次最优子集分析，筛选出的自变量是 gender、LVEF、CTNT、ALT、age、LDH。

注意：1 : *m* 匹配资料同样可以使用自建函数分析，寻找最优模型。相关代码略，读者可自行尝试。

6.5.5　基于生存资料

案例：数据来自 the Mayo Clinic trial 的原发性胆汁性肝硬化研究，见 pbc.Rdata。

数据相关信息见 6.4.3 节，这里不再重复罗列。

导入数据，R 程序代码如下：

```
load("pbc.Rdata")
```

首先对所有自变量均进行模型拟合，共包含 17 个自变量，R 程序代码如下：

```
library(survival)
mod.full<-coxph(Surv(days, status) ~ ., data = pbc)
```

然后自建函数 get_allsubset()，此函数可将 17 个自变量所有的组合形式排列出来，R 程序代码如下：

```
get_allsubset<-function(fullmod){
  termlist<-attr(fullmod$terms,"term.labels")
  f.sets<-NULL
  for (n_v in 1:length(termlist)) {
    indexlist<-combn(length(termlist),n_v,simplify = F)
    form<-NULL
    for (i in 1:length(indexlist)) {
      out.f<-NULL
      for (j in 1:n_v) {
        index<-indexlist[[i]][j]
        out.f<-paste(c(out.f,termlist[index]),collapse = "+")
      }
      form<-c(form,out.f)
    }
    f.sets<-c(f.sets,form)
  }
  form.list<-lapply(f.sets, FUN=function(x)as.formula(paste("Surv(days, status)~",x)))
  return(form.list)
}
```

函数 get_allsubset() 代码较为复杂，读者无须理解它，直接调用即可。

R 程序代码如下：

```
form.list<-get_allsubset(mod.full)
```

在 get_allsubset() 函数中输入拟合的模型 mod.full，将返回 17 个自变量的所有组合形式的公式储存在 form.list 中。理论上共有 $2^{17}-1=131071$ 个公式。

查看 form.list 的长度，代码如下：

```
length(form.list)
```

输出结果：

```
[1] 131071
```

输出结果显示 form.list 共有 131071 个公式，与之前 $2^{17}-1$ 计算相等，表明无误。

下面开始寻找最优模型，同样使用 AIC 准则，R 程序代码如下：

```
modelsets<-sapply(form.list, FUN=function(x){AIC(coxph(x,data = pbc))})
```

利用 sapply() 函数对 form.list 里面的所有公式进行建模，并计算 AIC。将结果储存在 modelsets。

寻找最小 AIC 对应的公式，R 程序代码如下：

```
best.sub<-form.list[which.min(modelsets)]
best.sub
```

使用 which.min() 函数寻找 modelsets 中最小的 AIC 所在的位置，并将 form.list 同位置的公式提取出来，传递给 best.sub。best.sub 即最优模型所对应的公式。

输出结果：

```
Surv(days, status) ~ age + edema + bili + albumin + copper +
    sgot + trig + platelet + prothrombin + stage
```

此即本次最优子集分析，筛选出的自变量是 age、edema、bili、albumin、copper、sgot、trig、platelet、prothrombin、stage。

6.5.6 基于竞争风险资料

案例：探讨骨髓移植相较血液移植治疗白血病的疗效，结局事件定义为"复发"，某些患者移植后不幸因移植不良反应而死亡，那这些发生移植相关死亡的患者就无法观察到"复发"的终点，也就是说"移植相关死亡"与"复发"存在竞争风险，故这里采用竞争风险模型分析。数据见 bmtcrr.csv。

数据相关信息见第 5 章，这里不再重复罗列。R 程序代码如下：

```
bmt <-read.csv('bmtcrr.csv',stringsAsFactors = TRUE)
bmt<-na.omit(bmt)
bmt$ID<-1:nrow(bmt)
```

利用 read.csv() 函数导入 csv 格式数据，选项 stringsAsFactors = TRUE 表示若数据集中存在字符型变量，则将其处理成因子型变量。

使用 na.omit() 函数对存在缺失值的行进行删除；生成新变量 ID，其为 $1 : N$，N 为样本量。

重新处理数据，R 程序代码如下：

```
library(mstate)
bmt.w<-crprep(Tstop="ftime",
              status="Status",
              trans=c(1,2),
              cens=0,
              id="ID",
              keep=c("Sex","D","Age","Source"),
              data=bmt)
```

利用 library() 函数加载 mstate 包，使用 mstate 包中的 crprep() 函数对数据集 bmt 进行加权，并将加权之后的数据集命名为 bmt.w。

在 crprep() 函数中，选项 Tstop 指定每个个体随访"结束时间"为数据集 bmt 中的变量 ftime；选项 status 指定每个个体的随访结局为数据集 bmt 中的变量 Status；选项参数 trans 指定需要加权计算的终点事件与竞争风险事件，按照顺序填写，终点事件在前，竞争风险事件在后，在本案例中，1 表示终点事件，2 表示竞争风险事件；选项 cens 指定删失事件，即 0；选项 id 指定识别不同观测对象的变量，此变量要求不存在重复值；选项 keep 用来保留自变量；选项 data 指定针对数据集 bmt 进行操作，需要注意 bmt 是数据框形式。

构建模型，R 程序代码如下：

```
fit.crm<-cph(formula=Surv(Tstart,Tstop,status==1)~Sex+D+Age+Source,
            weights=weight.cens,
            subset=failcode==1,
            surv=TRUE,x=TRUE,y=TRUE,
            data=bmt.w)
```

使用 cph() 进行模型拟合，命名成 fit.crm。选项 formula 指定模型表达式；选项 weights 指定权重为变量 weight.cens；选项 subset=failcode==1 指定结局事件为 1；选项 surv=TRUE 表示构建生存函数，若 surv=FALSE 则后续将无法绘制 nomogram；选项 x、选项 y 设置成 TRUE；选项 data 指定针对数据集 bmt.w 进行分析。将结果储存在 fit.crm 中。

然后自建函数 get_allsubset()，此函数可将 4 个自变量所有的组合形式排列出来。R 程序代码如下：

```
get_allsubset<-function(fullmod){
  termlist<-attr(fullmod$terms,"term.labels")
  f.sets<-NULL
  for (n_v in 1:length(termlist)) {
    indexlist<-combn(length(termlist),n_v,simplify = F)
    form<-NULL
    for (i in 1:length(indexlist)) {
      out.f<-NULL
      for (j in 1:n_v) {
        index<-indexlist[[i]][j]
        out.f<-paste(c(out.f,termlist[index]),collapse = "+")
      }
      form<-c(form,out.f)
    }
    f.sets<-c(f.sets,form)
  }
  form.list<-lapply(f.sets, FUN=function(x)as.formula(paste("Surv(Tstart,T
stop,status==1)~",x)))
  return(form.list)
}
```

函数 get_allsubset() 代码较为复杂，读者无须理解它，直接调用即可。

R 程序代码如下：

```
form.list<-get_allsubset(fit.crm)
```

在 get_allsubset() 函数中输入拟合的模型 mod.full，将返回 17 个自变量的所有组合形式的公式储存在 form.list 中。理论上共有 $2^4 - 1 = 15$ 个公式。

查看 form.list 的长度，R 程序代码如下：

```
length(form.list)
```

输出结果：

```
[1] 15
```

输出结果显示 form.list 共有 15 个公式，与之前 $2^4 - 1$ 计算相等，表明无误。

下面开始寻找最优模型，同样使用 AIC 准则，R 程序代码如下：

```
modelsets<-sapply(form.list, FUN=function(x){AIC(cph(x,weights=weight.cens,
                                              subset=failcode==1,
                                              surv=TRUE,x=TRUE,y=TRUE,
                                              data=bmt.w))})
```

利用 sapply() 函数对 form.list 里面的所有公式进行建模，并计算 AIC。将结果储存在 modelsets。

寻找最小 AIC 对应的公式，R 程序代码如下：

```
best.sub<-form.list[which.min(modelsets)]
best.sub
```

使用 which.min() 函数寻找 modelsets 中最小的 AIC 所在的位置，并将 form.list 同位置的公式提取出来，传递给 best.sub。best.sub 即最优模型所对应的公式。

输出结果：

```
Surv(Tstart, Tstop, status == 1) ~ Age + Source
```

此即本次最优子集分析，筛选出的自变量是 Age、Source。

▶▶ 6.6 主成分分析法

主成分分析法用于高维数据的降维处理，其可以将存在相关的大量变量转换为不相关或者相关性极小的主成分。在转换之后，主成分包含原始变量的大量信息。

主成分分析法的数学原理较为复杂，这里不罗列其数学函数关系，直接开始案例的学习。

案例：来自影像组学资料，包含 828 个影像特征，因变量为 label，表示是否患病。数据见 PCA.xlsx。

```
library(readxl)
PCA <- read_excel("PCA.xlsx")
length(names(PCA))
dim(PCA)
```

利用 library() 函数加载 readxl 包，使用 read_excel() 函数读取数据集 PCA.xlsx。通过 dim() 函数查看数据集 PCA 的维度。

输出结果：

```
[1] 190   830
```

数据集 PCA 中共有 190 个研究对象、830 个变量。

可通过 str() 函数、summary() 函数、head() 函数、View() 函数查看数据集的基本情况。

R 程序代码如下：

```
str(PCA)
summary(PCA)
head(PCA)
View(PCA)
```

输出结果略。

将自变量名称及因变量名称取出，R 程序代码如下：

```
x.variables<-names(PCA )[3:830]
y<-names(PCA)[2]
```

数据集 PCA 中第 3~830 列为自变量，第 2 列为因变量。故在 names() 函数获取其变量名称后，将相应的变量名称分别传递给 x.variables、y。

在数据集 PCA 中，影像组学特征有 830 个，直接用于主成分分析稍显不合适。首先应对影像组学特征进行单因素筛选。考虑这些特征大多不符合正态性，因此使用非参数秩和检验。

R 程序代码如下：

```
unifunction<-function(x){
    form<-as.formula(paste0(x,"~label"))
    res <- wilcox.test(form, data = PCA,
                       exact = FALSE)
    Pvalue<-res$p.value
    return(Pvalue)
}
```

首先自建函数 unifunction()，其可以进行非参数 wilcox 检验，且仅返回 p 值。

利用自建函数 unifunction() 进行分析，R 程序代码如下：

```
reuslts<-sapply(x.variables, unifunction)
```

利用 sapply() 函数对 x.variables 中的所有影像学特征进行检验，将结果储存在 reuslts。

```
significant<-reuslts[reuslts<0.05/length(x.variables)]
significant.variables<-attr(significant, "names")
```

将 reuslts 中 p 值小于 0.05/830（涉及 Bonferroni 多重比较校正）的结果取出储存在 significant 中。通过 attr() 函数提取 significant 中的变量名称，存储在 significant.variables 中。

后续针对 significant.variables 进行主成分分析。

```
PCA.scale=scale(PCA[,significant.variables])
PCA.scale=as.data.frame(PCA.scale)
```

将数据集 PCA 中的 significant.variables 取出，并使用 scale() 函数对其进行标准化，结果储存在 PCA.scale 中，使用 as.data.frame() 函数将 PCA.scale 处理成数据框。

确定主成分分析的主成分数量，R 程序代码如下：

```
library(psych)
fa.parallel(PCA.scale,
            fa="pc",
            sim=FALSE
            n.iter = 100,
            show.legend = TRUE,
            main="Scree plot with parallel analysis")
```

利用 library() 函数加载 psych 包，使用包中的 fa.parallel() 函数。在 fa.parallel() 函数中输入数据集 PCA.scale，后续选项 fa、n.iter、show.legend、main 无须改动。

输出结果如图 6.25 所示。

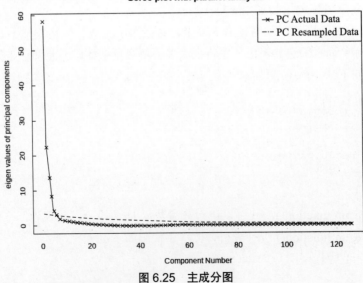

图 6.25　主成分图

在图 6.26 中，横坐标为主成分个数，纵坐标为特征根。图 6.26 显示提取 6 个主成分即可，即位于虚线上方的 × 号数目。

利用 principal() 函数进行主成分分析，R 程序代码如下：

```
pca<-principal(PCA.scale,nfactors = 6,rotate = "varimax",scores = TRUE)
pca
```

在 principal() 函数中输入数据集 PCA.scale，选项 nfactors 设定提取 6 个主成分，选项 rotate 指定进行最大方差旋转，选项 scores = TRUE 表示返回主成分得分。

输出结果（部分）：

	RC1	RC2	RC3	RC4	RC5	RC6
SS loadings	36.65	29.57	18.13	15.11	5.86	4.10
Proportion Var	0.29	0.23	0.14	0.12	0.05	0.03
Cumulative Var	0.29	0.53	0.67	0.79	0.84	0.87
Proportion Explained	0.33	0.27	0.17	0.14	0.05	0.04
Cumulative Proportion	0.33	0.61	0.77	0.91	0.96	1.00

在上述结果中，Proportion Var 表示主成分的方差解释程度，Cumulative Var 表示累积方差解释程度。可以发现，6 个主成分共解释了数据集中的 87% 的变异来源。

查看主成分得分，R 程序代码如下：

```
head(pca$scores)
```

结果 pca 中的 scores 即主成分得分，通过 head() 函数查看前 6 行。

输出结果：

	RC1	RC2	RC3	RC4	RC5	RC6
[1,]	-0.8497458	0.15138592	-2.45829937	0.47182310	-0.38244364	-1.55540115
[2,]	-0.3449247	-0.06283915	-2.08805120	0.31599718	-0.40730765	-1.41937444
[3,]	-0.2092204	-0.18626167	0.90392412	0.78564381	0.03254006	-0.16452653
[4,]	0.5681785	-0.39036619	0.09681358	-0.97039120	-0.53202181	0.93376148
[5,]	-1.6369229	-0.20716998	-0.17725178	-0.72957211	0.19643828	0.32568261
[6,]	0.8161621	-0.48591244	-0.24594656	-0.06891723	-0.34248686	-0.01943824

除此之外，也可以使用 predict() 函数计算主成分得分，结果完全相同。

```
score<-predict.psych(pca,PCA.scale)
```

我们来看下 6 个主成分的相关性如何，R 程序代码如下：

```
cor.score<-cor(x=pca$scores,method = c("pearson"))
round(cor.score,14)
```

在 cor() 函数中，选项 x 指定针对 pca$scores 进行相关性检验，选项 method 指定进行皮尔森相关性检验，将结果存储在 cor.score 中。通过 round() 函数对 cor.score 进行小数点后 14 位的四舍五入。

输出结果：

	RC1	RC2	RC3	RC4	RC5	RC6
RC1	1	0	0	0	0	0
RC2	0	1	0	0	0	0
RC3	0	0	1	0	0	0
RC4	0	0	0	1	0	0
RC5	0	0	0	0	1	0
RC6	0	0	0	0	0	1

可以发现，6 个主成分得分两两相关性系数均小于 10^{-14}，说明通过主成分将存在大量相关的影像学特征，成功降维成 6 个不存在相关的主成分得分，且其解释了方差 87% 的变异。之后即可以使用 6 个主成分得分替代原始影像学特征进行一系列的分析。

▶ ▸ 6.7 小结

变量筛选方法多样。每种方法各有其适用范围，一般对于普通的临床资料，使用传统方法即可，若传统方法的结果不甚理想，其他筛选方法的结果也不会呈现出"好"的结果。

本章仅罗列了常用的变量筛选方法，而对于支持向量机、梯度提升、弹性网络模型等方法未予讲解。感兴趣的读者可参考其他书籍。

第 7 章　列线图

　　在临床预测模型中，绘制列线图（alignment diagram）是预测模型可视化的第一步。众多预测模型均可以绘制列线图，如基于连续资料、二分类资料、有序资料、生存资料、竞争风险模型，均可以绘制相应列线图，但无序多分类资料目前尚无法绘制其列线图的方法。

　　绘制列线图的方式也比较多样，本章尽可能地将其罗列出来，以飨读者。

　　本章主要涉及的知识点：

- 列线图原理。
- 列线图绘制。
- 列线图解读。

　　注意： 本章内容较为简单。

▶ ▶ 7.1 列线图简介

列线图又称诺莫图（nomogram），建立在多因素模型基础之上，对多个自变量进行整合，采用带有标尺的线段，按照多因素模型中拟合的函数关系绘制在同一平面上，用以表达预测模型中各个自变量之间的相互关系及相对重要性。

列线图的基本原理：根据多因素模型中各个自变量偏回归系数的大小，给每个自变量进行赋分，然后将各个自变量评分相加得到总评分，根据总评分估计出个体结局事件的预测情况。

列线图将因变量与自变量间复杂的数学函数关系，转变为了可视化的图形，使预测模型的结果更具有可读性，也使列线图在医学研究和临床实践中得到了广泛的关注和应用。

列线图包括三个部分。

（1）用于预测模型的自变量：每一个自变量的线段上都有相应的标尺，表示该自变量的数值范围，而线段的长短则反映了该自变量对因变量的贡献大小。线段越长，贡献越大；线段越短，贡献越小。

（2）自变量相应的得分：列线图最上方的 Points，表示每个自变量取不同值时对应的得分，所有自变量得分加总，即总得分（Total Points）。

（3）总得分：用于可推算因变量的概率大小，即预测事件的发生风险。

▶ ▶ 7.2 基于连续资料

当因变量为连续性资料时，多种方法可用于拟合多重线性回归模型，如 lm() 函数、ols() 函数、glm() 函数，但并不是所有函数拟合的多重线性模型都可以绘制列线图。目前，主要使用 lm() 函数、ols() 函数拟合的多因素模型绘制列线图，而 glm() 函数拟合的模型不可以绘制列线图。

以下罗列了几种不同形式列线图的绘制代码，掌握其中一种即可。

7.2.1 普通静态列线图

案例：案例来自斯坦福大学医疗中心，数据见 prostate.Rdata。

数据相关信息见 2.2.2 节，这里不再重复罗列。

通过 load() 函数导入数据 prostate.Rdata。R 程序代码如下：

```
Load("prostate.Rdata")
```

将必要的分类自变量处理成因子型，R 程序代码如下：

```
prostate$svi<-factor(prostate$svi,levels = c(0,1),labels = c("No","Yes"))
```

对数据集 prostate 进行打包，R 程序代码如下：

```
library(rms)
dd=datadist(prostate)
options(datadist="dd")
```

打包数据集需要加载 rms 包，利用包中的 datadist() 函数完成对数据集 prostate 的打包，然后在 options() 函数中指定打包完的 dd，便于后续调用分析。

注意：如果不打包数据集，则后续将无法绘制列线图。

以 6.2.1 节中逐步法筛选出的 age、lbph、lweight、svi、lcavol 共 5 个自变量构建多因素模型，并绘制列线图。

绘制普通静态列线图，R 程序代码如下：

```
form.stepwise<-as.formula(lpsa~age+lbph+lweight+svi+lcavol)
fit.lm<-ols(formula=form.stepwise,data=prostate,x=TRUE,y=TRUE)
nom.lm <- nomogram(fit.lm,lp=TRUE)
```

利用 as.formula() 函数生成模型公式，将模型公式储存在 form.stepwise 中。

利用 ols() 函数拟合模型，选项 formula 指定模型公式为 form.stepwise，选项 data 指定针对数据集 prostatea 进行分析，将选项 x、选项 y 设置成 TRUE。将结果储存在 fit.lm 中。

在 nomogram() 函数中输入模型名称 fit.lm，选项 lp 设置是否显示线性概率值，此处设置成 TRUE，表示显示线性概率值。将结果储存在 nom.lm 中。

R 程序代码如下：

```
plot(nom.lm,lplabel = 'Predicted value of lpsa')
```

在 plot() 函数中输入 nom.lm，选项 lplabel 设置线性预测值坐标轴名称。

输出结果如图 7.1 所示。

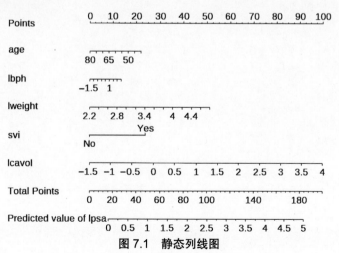

图 7.1 静态列线图

　　图 7.1 展示了 age、lbph、lweight、svi、lcavol 几个自变量取不同值时对应的 Points，Points标尺在图形最上方。通过读取各变量对应的 Points，可计算 Total Points。根据 Total Points 可读取 lpsa 预测值，即图形的最下方。

　　假设 Total Points 为 100，则 lpsa 预测值大概为 2.5。

　　输入以下代码可直接显示各自变量取不同值时所对应的准确 Points：

```
nom.lm
```

输出结果：

```
Points per unit of linear predictor: 33.42259
Linear predictor units per point    : 0.02991988


age             Points
40              22
45              19
50              16
55              14
60              11
65              8
70              5
75              3
80              0


lbph            Points
-1.5            0
-1.0            2
-0.5            3
0.0             5
0.5             7
1.0             8
1.5             10
2.0             12
2.5             14


lweight         Points
2.2             0
2.4             4
2.6             8
2.8             12
3.0             16
3.2             20
3.4             24
3.6             28
3.8             31
```

```
4.0                    35
4.2                    39
4.4                    43
4.6                    47
4.8                    51


svi                    Points
No                     0
Yes                    24


lcavol                 Points
-1.5                   0
-1.0                   9
-0.5                   18
0.0                    27
0.5                    36
1.0                    45
1.5                    55
2.0                    64
2.5                    73
3.0                    82
3.5                    91
4.0                    100
```

例如，当 age 为 60 时，当 Points 为 11；当 lbph 为 1.0 时，Points 为 8；当 lweight 为 3.2 时，Points 为 20；当 svi 为 Yes 时，Points 为 24；当 lcavol 为 1.5 时，Points 为 55；以此类推。

当我们把某个研究对象的这几个自变量的 Points 都计算出来时，便可加总计算 Total Points，而根据 Total Points，我们可以确定其线性预测值，即 Predicted value of lpsa。具体地，Total Points 每增加 1，Predicted value of lpsa 增加 0.02991988；而 Predicted value of lpsa 每增加 1，Total Points 增加 33.42259（在输出结果最上方）。

具体换算关系可通过以下代码确定：

```
library(nomogramEx)
nomogramEx(nom.lm,np=1)
```

加载 nomogramEx 包，在 nomogramEx() 函数中输入 nom.lm，选项 np=1 表示预测的因变量只有 1 个，即 lpsa。

输出结果：

```
$RESULT
[1]"The equation of each variable as follows:"

[[2]]
[1]"points = 0 * age ^3 + 0 * age ^2 + -0.549629388 * age + 43.97035102"
```

```
[[3]]
[1]"points = 3.383146139 * lbph + 5.074719209"

[[4]]
[1]"points = 0 * lweight ^2 + 19.659592926 * lweight + -43.251104436"

[[5]]
        svi
33   0.00000
34   23.89394

[[6]]
[1]"lp = 0 * points ^2 + 0.029919882 * points + -0.494622297"
```

输出结果显示了变量 agc、lbph、lweight、svi、lcavol 的 Points 计算公式，如 points = 0 * age ^3 + 0 * age ^2 + -0.549629388 * age + 43.97035102 表示，年龄每增加 1 岁，points 减少 0.549629388。若将 60 岁 Points 计算出来其为 10.99259，与上述结果 11 一致。

其他自变量公式解读同理，若将 lbph=1.0、lweight=32、svi=Yes、lcavol=1.5 的 Points 分别计算出来，其结果与上述也一致。

输出结果最后给出了 Total Points 与 lpsa 预测值关系的公式，即 lp = 0 * points ^2 + 0.029919882 * points + -0.494622297。可以发现，Total Points 每增加 1，lpsa 预测值增加 0.029919882，与上述结果一致。当 Total Points=100 时，计算出来的 lpsa 预测值为 2.497366。

7.2.2 网页动态列线图

接 7.2.1 节案例。绘制网页动态列线图的 R 程序代码如下：

```
fit2.lm <- lm(formula=form.stepwise,data=prostate)
library(DynNom)
DynNom(model=fit2.lm,
    DNtitle="Nomogram",
    DNxlab = "Predicted value of lpsa")
```

对于线性回归，制作网页动态列线图，必须使用 lm() 函数进行模型拟合。在 lm() 函数中，选项 formula 指定公式为 form.stepwise，选项 data 指定针对数据集 prostate 进行分析。将结果储存在 fit2.lm 中。

加载 DynNom 包，在 DynNom() 函数中，选项 model 指定针对 fit2.lm 进行图形绘制，选项 DNtitle 设置标题，选项 DNxlab 设置坐标轴名称。

输出结果如图 7.2 所示。

Nomogram

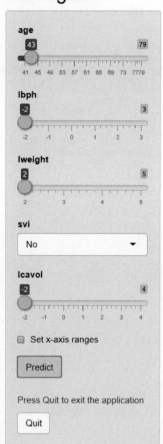

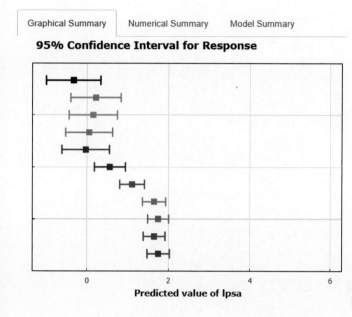

图 7.2　网页动态列线图 Graphical Summary 结果

在图 7.2 中，可自由选择自变量 age、lbph、lweight、svi、lcavol 的取值。单击 Predict 按钮进行预测，结果将以图形化方式呈现在 Graphical Summary 窗口中。图中每一条横线代表进行了一次预测。当鼠标指针靠近横线中的方块时，窗口将显示各变量取值及其预测值与可信区间的具体数值。

另外，Numerical Summary 窗口还展示了具体的数值结果，如图 7.3 所示。

图 7.3 详细展示了各变量的取值水平、对应的预测值及其 95% 可信区间。例如，当 age=64、lbph=0、lweight=4、svi=No、lcavol=1 时，其预测值 Prediction=2.339，95% 可信区间为 2.111~2.567。

Model Summary 窗口展现的是模型 fit2.lm 的拟合结果（略）。

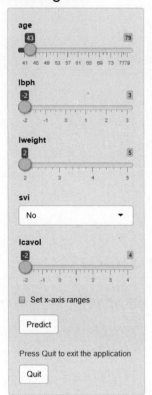

Nomogram

					Graphical Summary	**Numerical Summary**	Model Summary	

```
=================================================================
    age lbph lweight svi lcavol Prediction Lower.bound Upper.bound
-----------------------------------------------------------------
1   64   0      4     No    1      2.339       2.111       2.567
2   64   0      3     No    1      1.751       1.476       2.026
3   64  -1      3     No    1      1.650       1.379       1.920
4   58  -1      3     No    1      1.748       1.489       2.008
5   58  -2      3     No    1      1.647       1.359       1.935
6   58  -2      3     No    0      1.103       0.800       1.406
7   58  -2      3     No   -1      0.559       0.180       0.938
8   58  -2      2     No   -1     -0.029      -0.611       0.553
9   53  -2      2     No   -1      0.053      -0.521       0.628
10  47  -2      2     No   -1      0.152      -0.438       0.742
11  43  -2      2     No   -1      0.218      -0.397       0.832
12  43  -2      2     No   -2     -0.326      -0.988       0.336
-----------------------------------------------------------------
```

图 7.3　网页动态列线图 Numerical Summary 结果

7.2.3　花样列线图

接 7.2.1 节案例。绘制花样列线图的 R 程序代码如下：

```
library(regplot)
nom2.lm<-regplot(fit2.lm,
            observation = prostate[1,],
            interval = "confidence",
            center=TRUE,
            title="Nomogram",
            points=TRUE,
            showP=TRUE,
            rank="sd",
            clickable=FALSE)
```

利用 library() 函数加载 regplot 包，利用包中的 regplot() 函数进行花样列线图的绘制。

在 regplot() 函数中输入 7.2.2 节中 lm() 函数拟合的模型名称 fit2.lm；选项 observation

指定将数据集 prostate 中的第一个观测对象的具体情况在图形上显示出来；选项 interval 设置成 confidence 表示在图上显示预测值的可信区间；选项 center=TRUE 表示将每个变量的 Points 设置为不从 0 开始，若 center=FALSE，则每个变量 Points 从 0 开始；选项 title 设置标题；选项 points=TRUE 表示结果返回 Points 的具体情况；选项 showP=TRUE 表示显示各变量是否存在统计学意义，存在统计学意义，则以 * 标记；选项 rank="sd" 表示对各变量按照回归系数的 SD 数值大小排序；选项 clickable=FALSE 表示不进行图片的后续编辑，若选项 clickable=TRUE，则可以后续通过单击操作更改图片的展示方式。

　　输出结果如图 7.4 所示。

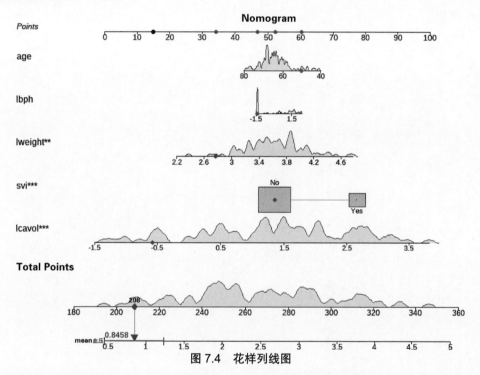

图 7.4　花样列线图

　　在图 7.4 中，变量 lweight、svi、lcavol 被"*"标记，表示其在最终模型中仍存在统计学意义，而变量 age、lbph 未被"*"标记，则其在模型中无统计学意义。

　　对于连续性变量，图 7.4 以频数分布曲线展现了其数值分布情况；对于分类变量，图 7.4 以方块大小展现了其分布情况，方块越大，该水平人数就越多。

　　同时，将数据集 prostate 中的第一个观测对象的情况显示在图上，即用红点标记，其对应的 Points 也用红点标记。age=50、lbph=-1.386294、lweight=2.769459、svi=No、lcavol=-0.5798185 时，Total Points=208，lpsa 的预测值为 0.8458，红色横线表示预测值的可信区间。

其可信区间输出结果如下：

```
Regression  fit2.lm lm formula:
lpsa '~' age + lbph + lweight + svi + lcavol
CI: 0.8458(0.4539,1.238)
```

数据集 prostate 中的第一个观测对象的预测值为 0.8458，其可信区间为 0.4539~1.238。

输入以下代码，可显示各变量取不同值时对应的 Points，以及 Total Points 对应的 lpsa 预测值：

```
nom2.lm
```

输出结果：

```
[[1]]
      lcavol         Points
1     0.5            36
2     1.5            55
3     2.5            74
4     3.5            94


[[2]]
      svi            Points
svi1  No             52
svi2  Yes            78


[[3]]
      lweight        Points
1     2.2            22
2     2.6            31
3     3.0            39
4     3.4            47
5     3.8            56
6     4.2            64
7     4.6            73


[[4]]
      lbph           Points
1     1.5            57


[[5]]
      age            Points
1     40             66
2     60             54
3     80             43


[[6]]
      Total Points   mean lpsa
```

1	180	0.04814
2	200	0.61040
3	220	1.17300
4	240	1.73500
5	260	2.29700
6	280	2.86000
7	300	3.42200
8	320	3.98400
9	340	4.54600
10	360	5.10900
11	380	5.67100

在输出结果中，lcavol=0.5 时，Points=36；svi=No 时，Points=52；lweight=2.2 时，Points=22；lbph=1.5 时，Points=57；age=40 时，Points=66；依此类推。

注意： 花样列线图各变量对应的 Points 规则与普通静态列线图不同。

将各自变量的 Points 加和即为 Total Points。通过 Total Points 即可读取 lpsa 预测值。

当 Total Points=200 时，对应的 lpsa 预测值为 0.61040；当 Total Points=300 时，对应的 lpsa 预测值为 3.42200；依此类推。

7.2.4 静态列线图的变种

接 7.2.1 节案例。绘制静态列线图变种的 R 程序代码如下：

```
nom3.lm <- nomogram(fit.lm,
                    lp=TRUE,
                    conf.int = c(0.1,0.9),
                    maxscale=100)
plot(nom3.lm,
     col.grid = c("blue","yellow"),
     col.conf = c('red','green'),
     conf.space = c(0.1,0.5))
```

在 nomogram() 函数中输入 7.2.1 节中 ols() 函数拟合的模型 fit.lm，选项 lp 设置显示线性预测值，选项 conf.int 设置 Points 的置信区间，这里设置了 10% 与 90% 的置信区间，选项 maxscale 设置 Points 的最大刻度为 100。将结果储存在 nom3.lm。

在 plot() 函数中输入 nom3.lm，选项 lplabel 设置线性概率坐标轴的名称；选项 col.grid 设置垂直参考线的颜色；选项 col.conf 设置置信区间的颜色，设置 10% 置信区间的颜色为 red，90% 置信区间的颜色为 green；选项 conf.space 设置置信区间条在两条坐标轴之间的位置。

输出结果如图 7.5 所示。

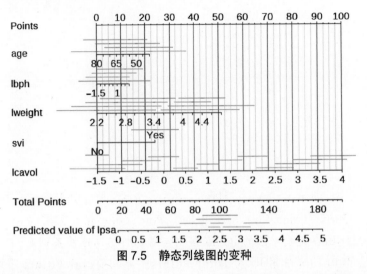

图 7.5　静态列线图的变种

图 7.5 展示了变量 age、lbph、lweight、svi、lcavol 取不同值时对应的 Points。通过读取各变量对应的 Points，可计算 Total Points。绿线表示 90% 可信区间，红线表示 10% 可信区间，此图为图 7.1 的变种，使用较少。

7.3　基于二分类资料

基于二分类 Logistic 模型绘制的列线图是临床研究中较为常见的。通过列线图可判断研究对象发生结局事件的概率，使复杂的数学方程可视化。不同函数拟合的多因素二分类 Logistic 模型，需要使用不同的代码进行列线图的绘制，且其形式有一定的区别。

以下罗列了几种不同列线图的绘制代码，掌握其中一种即可。

7.3.1　普通静态列线图

案例：本案例共纳入 680 名研究对象，研究肺动脉栓塞的风险。数据见 data.xlsx。

数据相关信息见 6.3.2 节，这里不再重复罗列。

```
library(readxl)
data <- read_excel("data.xlsx")
data<-na.omit(data)
data<-as.data.frame(data)
```

利用 library() 函数加载 readxl 包，利用包中的 read_excel() 函数读取 xlsx 格式数据，使用 na.omit() 函数对数据集 data 中的缺失值进行行删除，使用 as.data.frame() 函数将数据集处理成数据框。

将分类自变量处理成因子型，R 程序代码如下：

```
data$CDU<-factor(data$CDU,levels=c(0,1),labels=c("Normal","Abnormal"))
data$transfusion<-factor(data$transfusion,levels=c(0,1),labels=c("No","Yes"))
data$stage<-factor(data$stage,levels=c(0,1),labels=c("<IIb",">=IIb"))
```

在 factor() 函数中输入待处理变量，选项 levels 指定变量水平的顺序，选项 labels 按照选项 levels 指定的顺序给变量各水平添加标签。

对数据集 data 进行打包，R 程序代码如下：

```
library(rms)
dd=datadist(data)
options(datadist="dd")
```

数据打包需要加载 rms 包，利用包中的 datadist() 函数完成对数据集 data 的打包，然后在 options() 函数中指定打包完的 dd，便于后续调用分析。

注意：如果不打包，后续将无法绘制列线图。

我们以 6.5.2 节中最优子集筛选出的自变量构建多因素模型。R 程序代码如下：

```
form.bestglm<-as.formula(group~age+BMI+ToS+CA153+CDU+transfusion+stage)
fit.glm<- lrm(formula=form.bestglm,data=data)
```

利用 as.formula() 函数生成模型公式，将模型公式储存在 form.bestglm 中。

利用 lrm() 函数拟合模型，选项 formula 指定模型公式为 form.bestglm，选项 data 指定针对数据集 data 进行分析。将结果储存在 fit.glm 中。

绘制普通静态列线图的 R 程序代码如下：

```
nom.glm <- nomogram(fit.glm,
                    fun=function(x)1/(1+exp(-x)),
                    lp=TRUE,
                    fun.at=c(0.1,0.3,0.5,0.7,0.9),
                    funlabel="Risk")
```

在 nomogram() 函数中输入模型名称 fit.glm。选项 fun 指定线性概率值究竟如何转换，由于我们拟合的是 Logistic 模型，应进行 Logit 转换，即 function(x)1/(1+exp(-x))。选项 lp 表示是否显示线性概率值，此处设置成 TRUE，表示显示线性概率值。选项 fun.at 设置坐标轴刻度。选项 funlabel 设置坐标轴名称。将结果储存在 nom.glm 中。

绘制图形，R 程序代码如下：

```
plot(nom.glm)
```

输出结果如图 7.6 所示。

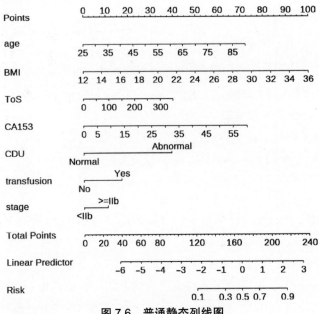

图 7.6　普通静态列线图

图 7.6 展示了 age、BMI、ToS、CA153、CDU、transfusion、stage 取不同值时所对应的 Points（Points 标尺在图形最上方）。例如，age 为 35 时，Points 大概是 10；BMI 为 24 时，Points 大概是 50；ToS 为 150 时，Points 大概是 18；CDU 为 Abnormal 时，Points 大概是 40；变量 transfusion、stage 的读取同此，不再罗列。

当我们把某个研究对象的这几个自变量的 Poinst 都计算出来后，便可对其加总计算 Total Points，而根据 Total Points，我们可以确定其线性预测值（Linear Predictor），也可以确定其对应发生结局事件的风险（即 Risk，在图形的最下方）。

假设计算出来的 Total Points 为 150，那么其对应的 Linear Predictor 大约为 - 0.8，Risk 大约为 0.32。当然列线图提供了一个方程，你可以通过方程准确计算其 Linear Predictor 或者 Risk。

R 程序代码如下：

```
nom.glm
```

输出结果：

```
Points per unit of linear predictor: 21.62173
Linear predictor units per point  : 0.04624978


age            Points
25             0
30             6
35             11
```

40	17
45	22
50	28
55	33
60	39
65	44
70	50
75	56
80	61
85	67
90	72

BMI	Points
12	0
14	8
16	17
18	25
20	33
22	42
24	50
26	58
28	67
30	75
32	83
34	92
36	100

ToS	Points
0	0
50	6
100	11
150	17
200	23
250	29
300	34
350	40

CA153	Points
0	0
5	6
10	12
15	18
20	24
25	30
30	36
35	42

```
40              49
45              55
50              61
55              67
60              73


CDU             Points
Normal          0
Abnormal        39


transfusion     Points
No              0
Yes             17


stage           Points
<IIb            0
>=IIb           11


Total Points    Risk
120             0.1
150             0.3
168             0.5
186             0.7
215             0.9
```

输出结果展示了各自变量取不同值时对应的准确 Points。例如，age 为 30 时，其 Points 为 6；BMI 为 14 时，其 Points 为 8；ToS 为 50 时，其 Points 为 6；CA153 为 10 时，其 Points 为 12；CDU 为 Abnormal，其 Points 为 39；transfusion 为 Yes 时，其 Points 为 17；stage 为 ≥ IIb，其 Points 为 11；以此类推。

注意：这里的结果是四舍五入的结果。

将各自变量的 Points 加总即可计算 Total Points。

输出结果的开头罗列了 Total Points 与预测值 Linear Predictor、预测概率 Risk 的关系。具体如下：

Total Points 每增加 1，线性预测值 Linear Predictor 增加 0.04624978；而线性预测值 Linear Predictor 每增加 1，Total Points 增加 21.62173。

当 Total Points 为 150 时，对应的预测概率 Risk 为 0.3；当 Total Points 为 168 时，对应的预测概率 Risk 为 0.5；以此类推。

具体换算关系可通过以下 R 程序代码确定：

```
library(nomogramEx)
```

```
nomogramEx(nom.glm,np=1)
```

加载 nomogramEx 包，在 nomogramEx() 函数中输入 nom.glm，选项 np=1 表示预测的因变量只有 1 个，即 group。

输出结果：

```
$RESULT
[1]"The equation of each variable as follows:"

[[2]]
[1]"points = 1.112234119 * age + -27.805852969"

[[3]]
[1]"points = 4.166666667 * BMI + -50"

[[4]]
[1]"points = 0 * ToS ^3 + 0 * ToS ^2 + 0.114285575 * ToS + 0"

[[5]]
[1]"points = 0 * CA153 ^2 + 1.213962914 * CA153 + 0"

[[6]]
      CDU
49    0.00000
50    39.27713

[[7]]
      transfusion
51    0.00000
52    16.82619

[[8]]
      stage
53    0.00000
54    10.61865

[[9]]
[1]"Risk=-1.3e-06*points^3+0.000654775*points^2+-0.098597488*points+4.747905877"
```

输出结果显示了各自变量 Points 的计算公式，如 points = 1.112234119 * age + -27.805852969 表示，年龄每增加 1 岁，points 增加 1.112234119。将 age 为 30 岁对应的 Points 计算出来，其为 5.561171，与上述结果 6 一致。将 statge ≥ IIbPoints 对应的 Points 计算出来，其为 10.61865，与上述结果 11 一致。其他自变量的 Points 公式略，解读略。将各自变量的 Points 加总即得 Total Points。

输出结果最后给出了 Total Points 与 Risk 的关系公式，即 Risk = -1.3e-06 * points ^3 + 0.000654775 * points ^2 + -0.098597488 * points + 4.747905877。据此，可由 Total Points 计算出 Risk，即发生结局事件的风险。

7.3.2 网页动态列线图

接 7.3.1 节案例。绘制网页动态列线图的 R 程序代码如下：

```
library(DynNom)
dat=data
fit2.glm <- glm(formula=form.bestglm,data = dat, family = binomial())
DynNom(fit2.glm, DNtitle="Nomogram", DNxlab = "Probability")
```

加载 DynNom 包，将数据集 data 传递给 dat。

利用 glm() 函数拟合模型，选项 formula 指定模型公式为 form.bestglm，选项 data 指定针对数据集 dat 进行分析，选项 family 指定因变量的类型为二分类。将模型结果储存在 fit2.glm 中。

在 DynNom() 函数中输入模型 fit2.glm，选项 DNtitle 设置标题，选项 DNxlab 设置坐标轴名称。输出结果如图 7.7 所示。

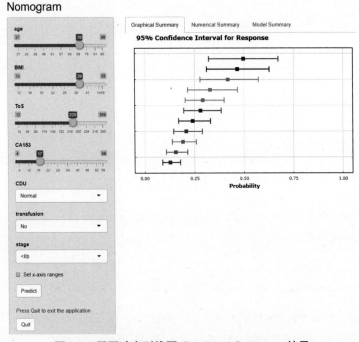

图 7.7 网页动态列线图 Graphical Summary 结果

在图 7.7 中，可自由选择自变量的取值，单击 Predict 按钮进行预测，结果将以图形化方式呈现在 Graphical Summary 窗口中，图中每一条横线代表进行了一次预测。当鼠标指针靠近横线中的方块时，窗口将显示各变量取值及其预测值与可信区间的具体数值。同时 Numerical Summary 窗口展示了具体的数值结果，如图 7.8 所示。

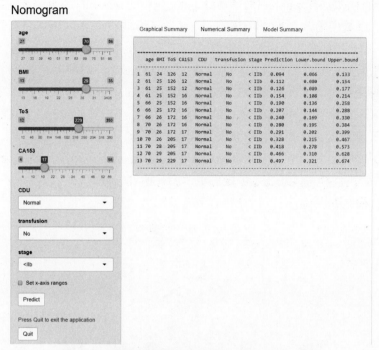

图 7.8　网页动态列线图 Numerical Summary 结果

输出结果显示了变量 age、BMI、ToS、CA153、CDU、transfusion、stage 取不同值，从而预测其结局事件的发生概率。如 age=61、BMI=24、ToS=126、CA153=12、CDU=Normal、transfusion=No、stage < Ⅱb 时，其预测值 Prediction=0.094，可信区间为 0.066~﹣0.133。

Model Summary 窗口展现的是模型 fit2.glm 的拟合结果（略）。

7.3.3　花样列线图

接 7.3.1 节案例。绘制花样列线图的 R 程序代码如下：

```
library(regplot)
nom2.glm <- regplot(fit.glm,
                    observation=data[1,],
                    center=TRUE,
                    title="Nomogram",
                    points=TRUE,
                    odds=FALSE,
                    showP=TRUE,
                    rank="sd",
                    clickable=FALSE)
```

利用 library() 函数加载 regplot 包，利用 regplot 包中的 regplot() 函数进行花样列线图绘制。

在 regplot() 函数中输入 7.3.1 节使用 lrm() 函数拟合的模型名称 fit.glm；选项 observation 指定将数据集 data 中的第一个观测对象的具体情况在图形上显示出来；选项 center=TRUE 表示将每个变量的 Points 设置不从 0 开始，若 center=FALSE，则每个变量 Points 从 0 开始；选项 title 设置标题；选项 points=TRUE 表示结果返回 points 的具体情况；选项 odds=FALSE 表示不显示 OR，若设置选项 odds=TRUE，则显示 OR；选项 showP=TRUE 表示显示各变量是否存在统计学意义，存在统计学意义，则以 * 标记；选项 rank="sd" 表示对各变量按照回归系数的 SD 数值大小排序；选项 clickable=FALSE 表示不进行图片的后续编辑，若选项 clickable=TRUE，则后续可以通过单击操作更改图片的展示方式。

输出结果如图 7.9 所示。

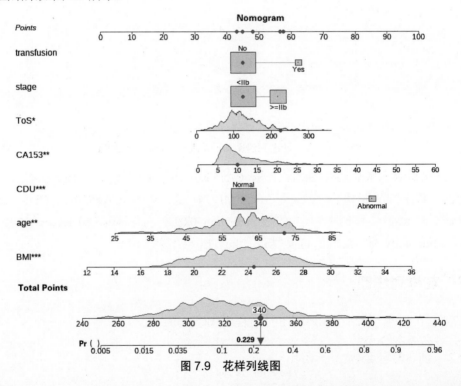

图 7.9　花样列线图

在图 7.9 中，可发现变量 Tos、CA153、CDU、age、BMI 被 * 标记，表示其在最终模型中仍存在统计学意义，而变量 transfusion、stage 未被 * 标记，表示其在最终模型中无统计学意义。

对于连续性变量，以频数分布曲线展现了其分布情况；对于分类变量，以方块展现了其分布情况，方块越大，该水平人数就越多。

同时，将数据集 dat 中的第一个观测对象的情况显示在图上，并用红点标记，其对应的 Points 也用红点标记。将变量 transfusion=No，stage<IIb，Tos=224，CA153=10，CDU=Normal，

age=72，BMI=24.4 所对应的 Points 加和之后，Total Points=340，所对应的概率为 0.229。

输入以下 R 程序代码，可显示各变量取不同值时对应的 Points，以及 Total Points 对应的预测值：

```
nom2.glm
```

输出结果：

```
[[1]]
                stage           Points
stage1          <IIb            45
stage2          >=IIb           56

[[2]]
                transfusion     Points
transfusion1    No              45
transfusion2    Yes             62

[[3]]
                CDU             Points
CDU1            Normal          45
CDU2            Abnormal        85

[[4]]
                CA153           Points
1               0               31
2               5               37
3               10              43
4               15              49
5               20              55
6               25              62
7               30              68
8               35              74
9               40              80
10              45              86
11              50              93
12              55              99
13              60              105

[[5]]
                ToS             Points
1               0               30
2               100             42
3               200             54
4               300             65

[[6]]
                BMI             Points
1               12              -5
```

2	14	4
3	16	12
4	18	21
5	20	29
6	22	38
7	24	46
8	26	55
9	28	63
10	30	72
11	32	81
12	34	89
13	36	98

[[7]]

	age	Points
1	25	4
2	35	15
3	45	27
4	55	38
5	65	50
6	75	61
7	85	72

[[8]]

	Total Points	Pr( )
1	240	0.003171
2	260	0.007800
3	280	0.019060
4	300	0.045820
5	320	0.106100
6	340	0.226800
7	360	0.420300
8	380	0.641900
9	400	0.815800
10	420	0.916300
11	440	0.964400
12	460	0.985300

在输出结果中，stage <IIb 时，Points 为 45；transfusion 为 No 时，Points 为 45；CDU 为 Normal 时，Points 为 45；Tos 为 100，Points 为 42；其他变量 Points 的读取同此。

注意：这里的结果是四舍五入的结果。

将各自变量的 Points 加总即得 Total Points。当 Total Points 为 300 时，其对应的 Risk 为 0.045820；当 Total Points 为 400 时，其对应的 Risk 为 0.815800；以此类推。

注意：由于这里的 Points 是四舍五入后的结果，故 Total Points 对应的 Risk 轻微偏离真实值。

7.3.4　静态列线图的变种

接 7.3.1 节案例。绘制静态列线图变种的 R 程序代码如下：

```
nom3.glm <- nomogram(fit.glm,
                     fun=function(x)1/(1+exp(-x)),
                     lp=TRUE,
                     fun.at=c(0.1,0.2,0.3,0.4,0.5,0.6,0.7,0.8,0.9),
                     conf.int = c(0.1,0.9),
                     funlabel="Risk")
plot(nom3.glm,
     lplabel = 'Linear Predictor',
     fun.side = c(1,3,1,3,1,3,1,3,1),
     col.grid = c("blue","yellow"),
     col.conf = c('red','green'),
     conf.space = c(0.1,0.5))
```

在 nomogram() 函数中输入 7.3.1 节利用 lrm() 函数拟合的模型 fit.glm；选项 fun 指定线性概率值究竟如何转换，由于我们拟合的是 Logistic 模型，故应进行 Logit 转换，即 function(x)1/(1+exp(-x))；选项 lp 表示是否显示线性概率值，此处设置成 TRUE，表示显示线性概率值；选项 fun.at 设置坐标轴刻度；选项 funlabel 设置坐标轴名称；选项 conf.int 设置 Points 的置信区间，这里设置了 10% 与 90% 的置信区间。将结果储存在 nom3.glm。

在 plot() 函数中输入 nom3.glm，选项 lplabel 设置线性概率坐标轴的名称；选项 fun.side 设置坐标轴刻度位置，1 表示下，3 表示上；选项 col.grid 设置垂直参考线的颜色；选项 col. conf 设置置信区间的颜色，设置 10% 置信区间的颜色为 red，设置 90% 置信区间的颜色为 green；选项 conf.space 设置置信区间条在两条坐标轴之间的位置。

输出结果如图 7.10 所示。

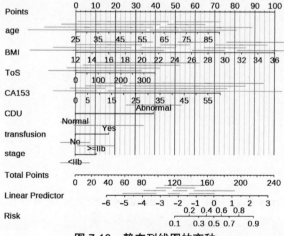

图 7.10　静态列线图的变种

图 7.10 展示了 age、BMI、ToS、CA153、CDU、transfusion、stage 几个自变量的 Points，Points 标尺在图形最上方。通过读取各变量对应的 Points，可计算 Tota Points，而根据 Total Points，我们可以确定其线性预测值（Linear Predictor），也可以确定其对应发生结局事件的风险（Risk）。绿线表示 90% 可信区间，红线表示 10% 可信区间，此图为图 7.6 的变种，使用较少。

▶ ▶ 　7.4　基于有序资料

基于有序资料的 Logistic 模型绘制的列线图在临床研究中是比较少见的。一般不建议做有序资料的临床预测模型，因为后续很难通过 Calibration 校准曲线、ROC、DCA 等图形或其他指标进行模型的评价、比较、验证。

本节仅罗列几种不同形式有序资料列线图的绘制代码。至于后续的评价、比较、验证的相关代码，本书未予以罗列。

7.4.1　普通静态列线图

案例：研究患者满意度的影响因素。初步确定的自变量包括性别、年龄、医疗费用、治疗方案。数据见 polr2.Rdata。

数据相关信息见 3.2.3 节，这里不再重复罗列。

```
load("polr2.Rdata")
```

利用 load() 函数导入数据 polr2.Rdata。

将必要的分类自变量处理成因子型，R 程序代码如下：

```
polr2$性别<-factor(polr2$性别,levels = c(0,1),labels = c("男性","女性"))
polr2$治疗方案<-factor(polr2$治疗方案,levels = c(1,2,3),labels = c("药物
1","药物2","药物3"))
```

在 factor() 函数中输入待处理变量，选项 levels 指定变量水平的顺序，选项 labels 按照选项 levels 指定的顺序给变量各水平添加标签。

对数据集 polr2 进行打包，R 程序代码如下：

```
library(rms)
dd=datadist(polr2)
options(datadist="dd")
```

数据打包需要加载 rms 包，利用包中的 datadist() 函数完成对数据集 polr2 的打包，然后在 options() 函数中指定打包完的 dd，便于后续调用分析。

注意：如果不打包，后续将无法绘制列线图。

绘制普通静态列线图的 R 程序代码如下：

```
form.polr<-as.formula(满意度~性别+年龄+医疗费用+治疗方案)
fit.polr<- lrm(formula=form.polr, data=polr2)
fun1 <- function(x) plogis(x-fit.polr$coef[1]+fit.polr$coef[1])
fun2 <- function(x) plogis(x-fit.polr$coef[1]+fit.polr$coef[2])
fun3 <- function(x) plogis(x-fit.polr$coef[1]+fit.polr$coef[3])
nom.polr <- nomogram(fit.polr,
                     lp=TRUE,
                     fun=list('Prob Y>=一般'=fun1,
                             'Prob Y>=满意'=fun2,
                             'Prob Y=非常满意'=fun3),
                     fun.at=c(.01,.05,seq(.1,.9,by=.2),.95,.99))
plot(nom.polr)
```

利用 as.formula() 函数生成模型公式，将模型公式储存在 form.polr 中。

利用 lrm() 函数拟合模型，选项 formula 指定模型公式为 form.polr，选项 data 指定针对数据集 polr2 进行分析。将结果储存在 fit.polr 中。

分别生成 fun1、fun2、fun3 函数，表示满意度≥一般、≥满意、= 非常满意的函数关系。

在 nomogram() 函数中输入模型名称 fit.polr，选项 lp 表示是否显示线性概率值，此处设置成 TRUE，表示显示线性概率值。选项 fun 分别指定刚才生成的 fun1、fun2、fun3，用 list() 函数连接起来。选项 fun.at 设置坐标轴刻度。将结果储存在 nom.polr 中。

在 plot() 函数中输入 nom.polr，输出结果如图 7.11 所示。

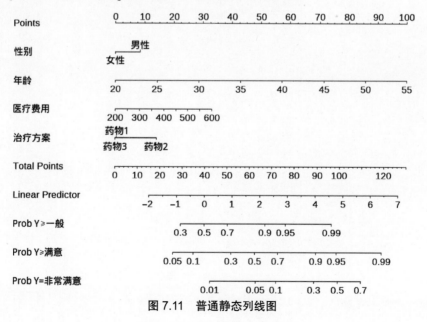

图 7.11　普通静态列线图

　　图 7.11 展示了性别、年龄、医疗费用、治疗方案几个自变量取不同值时对应的 Points。通过读取各变量对应的 Points（Points 标尺在图形最上方），可计算 Total Points。根据 Total　Points 可读取线性预测值（Linear Predictor），进而读取满意度≥一般、≥满意、= 非常满意的概率（图形下方）。

　　例如，男性对应的 Points 大约是 10，医疗费用为 300 对应的 Points 大约是 10，其他自变量的 Points 的读取以此类推。

　　将各自变量 Points 加总后，得 Total Points。当 Total Points 为 70 时，满意度≥一般的概率大约是 0.91，满意度≥满意的概率大约是 0.65，满意度 = 非常满意的概率大约是 0.1，以此类推。

　　输入以下代码可直接显示各自变量取不同值时所对应的准确 Points：

```
nom.polr
```

输出结果：

```
Points per unit of linear predictor : 12.37729
Linear predictor units per point    : 0.08079311
```

性别	Points
男性	8
女性	0

年龄	Points
20	0
25	14
30	29
35	43
40	57
45	71
50	86
55	100

医疗费用	Points
200	0
250	4
300	8
350	12
400	17
450	21
500	25
550	29
600	33

```
治疗方案                  Points
药物1                     0
药物2                     14
药物3                     0


Total Points             Prob Y>=一般
23                       0.20
29                       0.30
35                       0.40
40                       0.50
45                       0.60
50                       0.70
57                       0.80
67                       0.90
76                       0.95
97                       0.99


Total Points             Prob Y>=满意
26                       0.05
35                       0.10
45                       0.20
52                       0.30
57                       0.40
62                       0.50
67                       0.60
73                       0.70
80                       0.80
90                       0.90
99                       0.95
119                      0.99


Total Points             Prob Y=非常满意
43                       0.01
63                       0.05
72                       0.10
82                       0.20
89                       0.30
94                       0.40
99                       0.50
104                      0.60
110                      0.70
117                      0.80
```

例如，性别为男性时，Points 为 8；年龄为 30 时，Points 为 29。

注意：这里的 Points 是四舍五入的结果。

当我们把某个研究对象的这几个自变量的 Points 都计算出来后，便可对其加总计算 Total Points，而根据 Total Points，我们可以确定满意度的线性预测值。具体是 Total Points 每增加 1，Linear predictor 增加 0.08079311；Linear predictor 每增加 1，Total Points 增加 12.37729（在输出结果最开始）。

当 Total Points 为 57 时，满意度≥一般的概率是 0.8；当 Total Points 为 80 时，满意度≥满意的概率是 0.8；当 Total Points 为 117 时，满意度＝非常满意的概率是 0.8。以此类推，进行概率的相应读取。

注意：这里的结果为四舍五入值，故会稍微偏离真实值。

具体换算关系可通过以下 R 程序代码确定：

```
library(nomogramEx)
nomogramEx(nom.polr,np=3)
```

加载 nomogramEx 包，在 nomogramEx() 函数中输入 nom.polr，选项 np=3 表示预测的因变量有 3 个，即 group 中的满意度≥一般、≥满意、＝非常满意。

输出结果：

```
$RESULT
[1]"The equation of each variable as follows:"

[[2]]
              性别
1             8.430701
2             0.000000

[[3]]
[1]"points = 0 * 年龄 ^3 + 0 * 年龄 ^2 + 2.857142857 * 年龄 + -57.142857143"

[[4]]
[1]"points = 0 * 医疗费用 ^2 + 0.082685686 * 医疗费用 + -16.537137119"

[[5]]
              治疗方案
20            0.3965663
21            14.1316785
22            0.0000000

[[6]]
[1]"Prob Y>=一般 = -1.262e-06 * points ^3 + 5.6768e-05 * points ^2 +
0.019295975 * points + -0.270277832"

[[7]]
[1]"Prob Y>=满意 = -2.909e-06 * points ^3 + 0.000560309 * points ^2 +
-0.018958686 * points + 0.201576569"
```

```
[[8]]
[1]"Prob Y=非常满意 = -1.262e-06 * points ^3 + 0.000470749 * points ^2 +
-0.038365492 * points + 0.892649973"
```

输出结果显示了各自变量的 Points 计算公式，如 points = 0 * 年龄 ^3 + 0 * 年龄 ^2 + 2.857142857 * 年龄 + −57.142857143 表示，年龄每增加 1 岁，其 points 增加 2.857142857。将 age 为 30 岁的 Points 计算出来，其为 28.57143，与上述结果 29 一致。将性别为男性的 Points 计算出来，其为 8.430701，与上述结果 8 一致。其他自变量的 Points 计算公式解读方法同此。

输出结果最后给出了 Total Points 与满意度关系的公式：

Prob Y ≥一般 = −1.262e−06 * points ^3 + 5.6768e−05 * points ^2 + 0.019295975 * points + −0.270277832；

Prob Y ≥满意 = −2.909e−06 * points ^3 + 0.000560309 * points ^2 + −0.018958686 * points + 0.201576569；

Prob Y= 非常满意 = −1.262e−06 * points ^3 + 0.000470749 * points ^2 + −0.038365492 * points + 0.892649973。

7.4.2　花样列线图

接 7.4.1 节案例，先将因变量处理成因子型。R 程序代码如下：

```
polr2$满意度<-factor(polr2$满意度,
                    levels = c(0,1,2,3),
                    labels = c("不满意","一般","满意","非常满意"))
```

在 factor() 函数中输入待处理变量，选项 levels 指定变量水平的顺序，选项 labels 按照选项 levels 指定的顺序给变量各水平添加标签。

绘制花样列线图的 R 程序代码如下：

```
library(MASS)
fit2.polr <- polr(formula = form.polr, data = polr2)
library(regplot)
nom2.polr <- regplot(fit2.polr,
                    observation=polr2[1,],
                    center=TRUE,
                    title="Nomogram",
                    points=TRUE,
                    odds=FALSE,
                    showP=TRUE,
                    rank="sd",
                    clickable=FALSE)
```

利用 library() 函数加载 MASS 包，利用包中的 polr() 函数进行有序 Logistic 回归。在 polr() 函数中，选项 formula 指定模型公式为 form.polr，选项 data 指定针对数据集 polr2 进行分析。将结果储存在 fit2.polr 中。

利用 library() 函数加载 regplot 包，利用 regplot 包中的 regplot() 函数进行花样列线图绘制。

在 regplot() 函数中输入刚才 polr() 函数拟合的模型名称 fit2.polr；选项 observation 指定将数据集 polr2 中的第一个观测对象的具体情况在图形上显示出来；选项 center=TRUE 表示将每个变量的 Points 设置为不从 0 开始，若 center=FALSE，则每个变量 Points 从 0 开始；选项 title 设置标题；选项 points=TRUE 表示结果返回 Points 的具体情况；选项 odds=FALSE 表示不显示 OR，若设置选项 odds=TRUE，则显示 OR；选项 showP=TRUE 表示显示各变量是否存在统计学意义，存在统计学意义，则以 * 标记；选项 rank="sd" 表示对各变量按照回归系数的 SD 数值大小排序；选项 clickable=FALSE 表示不进行图片的后续编辑，若选项 clickable=TRUE，则后续可以单击操作更改图片的展示方式。

输出结果如图 7.12 所示。

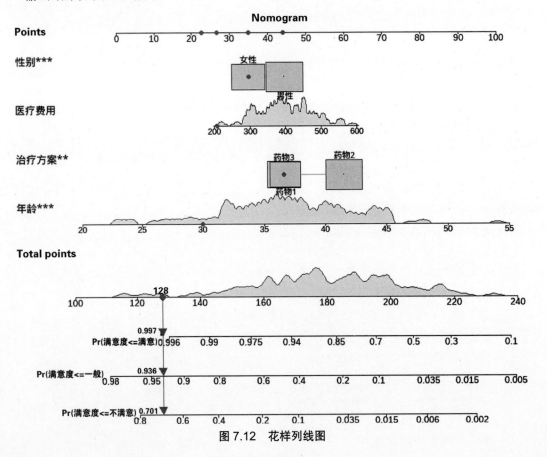

图 7.12　花样列线图

在图 7.12 中，可发现变量性别、治疗方案、年龄被 "*" 标记，表示其在最终模型中仍存在统计学意义，而变量 t 医疗费用未被 "*" 标记，表示其在最终模型中无统计学意义。

对于连续性变量，以频数分布曲线展现了其分布情况；对于分类变量，以方块展现了其分布情况，方块越大，该水平人数就越多。

同时，将数据集 polr2 中的第一个观测对象的情况显示在图上，即用红点标记，其对应的 Points 也用红点标记。将变量性别 = 女性、年龄 =30、医疗费用 =209、治疗方案 = 药物 3 所对应的 Points 加总之后，得 Total Points=128，所对应的概率分别如下：满意度≤满意的概率是 0.997，满意度≤一般的概率是 0.936，满意度≤不满意的概率是 0.701。

输入以下 R 程序代码，可显示各自变量取不同值时对应的 Points，以及 Total Points 对应的预测值：

```
nom2.polr
```

输出结果：

```
[[1]]
              治疗方案          Points
治疗方案3       药物3            44
治疗方案1       药物1            44
治疗方案2       药物2            60


[[2]]
              医疗费用          Points
1             200             26
2             300             35
3             400             45
4             500             54
5             600             63


[[3]]
              年龄              Points
1             20              -10
2             25              6
3             30              23
4             35              39
5             40              55
6             45              71
7             50              87
8             55              103


[[4]]
              性别              Points
性别2          女性             35
性别1          男性             44
```

```
[[5]]
          Total Points     Pr( 满意度 )
1         80               0.9849
2         100              0.9963
3         120              0.9991
4         140              0.9998
5         160              0.9999
6         180              1.0000
7         200              1.0000
8         220              1.0000
9         240              1.0000
10        260              1.0000
11        280              1.0000
```

在输出结果中，治疗方案为药物 3 时，Points 为 44；年龄为 30 时，Points 为 23；医疗费用为 200 时，Points 为 26；其他自变量的 Points 读取以此类推。

注意： Points 涉及了四舍五入。

另外，可根据 Total Points 读取满意度的概率，不过输出结果仅展示了 Total Points 与满意度≤一般的概率关系。例如，Total Points 为 100 时，满意度≤一般的概率是 0.9963。

7.4.3　静态列线图的变种

接 7.4.1 节案例。绘制简单列线图变种的 R 程序代码如下：

```
nom3.polr <- nomogram(fit.polr,
                      lp=TRUE,
                      fun=list('Prob Y>=一般'=fun1,
                               'Prob Y>=满意'=fun2,
                               'Prob Y>=非常满意'=fun3),
                      fun.at=c(.01,.05,seq(.1,.9,by=.2),.95,.99),
                      conf.int = c(0.1,0.9),
                      maxscale=100)
plot(nom3.polr,
     col.grid = c("blue","yellow"),
     col.conf = c('red','green'),
     conf.space = c(0.1,0.5))
```

在 nomogram() 函数中输入 7.4.1 节利用 lrm() 函数拟合的模型 fit.polr；选项 lp 设置是否显示线性概率值，此处设置为 TRUE，表示显示线性概率值；选项 fun 指定线性概率值究竟如何转换，即 fun1、fun2、fun3，用 list() 函数连接起来；选项 fun.at 设置坐标轴刻度；选项 conf.int 设置 Points 的置信区间，这里设置了 10% 与 90% 的置信区间；选项 maxscale=100 表示将 Points 的最大刻度设置为 100。将结果储存在 nom3.polr。

在 plot() 函数中输入 nom3.polr；选项 col.grid 设置垂直参考线的颜色；选项 col.conf 设

置置信区间的颜色，设置 10% 置信区间的颜色为 red，设置 90% 置信区间的颜色为 green；选项 conf.space 设置置信区间条在两条坐标轴之间的位置。

　　输出结果如图 7.13 所示。

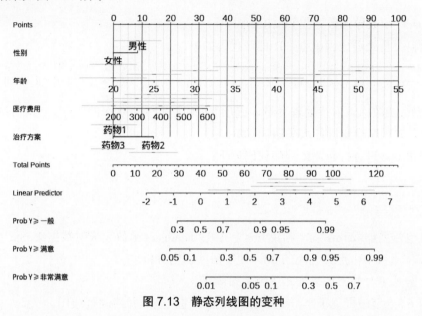

图 7.13　静态列线图的变种

　　图 7.13 展示了性别、年龄、医疗费用、治疗方案几个自变量的 Points。通过读取各变量对应的 Points，可计算 Total Points，而根据 Total Points，我们可以确定其线性预测值（Linear Predictor），也可以确定其对应满意度的概率，即满意度≥一般、≥满意、=非常满意的概率。绿线表示 90% 可信区间，红线表示 10% 可信区间，此图为图 7.11 的变种，使用较少。

▶▶　7.5　基于生存资料

　　基于生存资料的 Cox 比例风险模型绘制的列线图在临床研究中是比较多见的。随着 SEER、TCGA 等公开数据的普及化，研究者可以较为容易地在短时间内获得前瞻性队列研究数据，相关的生存预后模型的研究也越来越火热。

　　本节罗列几种不同形式 Cox 比例风险模型列线图的绘制代码。

7.5.1　普通静态列线图

　　案例：数据来自 the Mayo Clinic trial 的原发性胆汁性肝硬化研究。见 pbc.Rdata。

数据相关信息见 6.4.3 节，这里不再重复罗列。

导入数据，R 程序代码如下：

```
load("pbc.Rdata")
```

利用 load() 函数导入数据集 pbc.Rdata。

将分类自变量处理成因子型，R 程序代码如下：

```
pbc$edema<-factor(pbc$edema,levels = c(0,1),labels = c("No","Yes"))
pbc$stage<-factor(pbc$stage,levels = c(1,2,3,4),labels = c("Ⅰ","Ⅱ","Ⅲ","Ⅳ"))
```

在 factor() 函数中输入待处理变量，选项 levels 指定变量水平的顺序，选项 labels 按照选项 levels 指定的顺序给变量各水平添加标签。

对数据集 pbc 进行打包，R 程序代码如下：

```
library(rms)
dd<-datadist(pbc)
options(datadist='dd')
```

数据打包需要加载 rms 包，利用 rms 包中的 datadist() 函数完成对数据集 pbc 的打包，然后在 options() 函数中指定打包完的 dd，便于后续调用分析。

注意：如果不打包，后续将无法绘制列线图。

我们以 6.5.5 节中最优子集筛选出的自变量构建模型，并绘制列线图。

模型拟合的 R 程序代码如下：

```
form.bestcox<-as.formula(Surv(days,status) ~age+edema+bili+albumin+coppe
                         r+sgot+trig+platelet+prothrombin+stage)
fit.cox<-cph(formula = form.bestcox, data = pbc,surv = TRUE)
```

利用 as.formula() 函数生成模型公式，将模型公式储存在 form.bestcox 中。

利用 cph() 函数拟合模型，选项 formula 指定模型公式为 form.bestcox，选项 data 指定针对数据集 pbc 进行分析，选项 surv 设置为 TRUE，方便后续生成生存函数。将结果储存在 fit.cox 中。

根据模型 fit.cox 设置生存函数，R 程序代码如下：

```
surv <- Survival(fit.cox)
```

在 Survival() 函数中输入模型 fit.cox，即构造了生存函数，传递给 surv。

设置不同时间点的生存函数，R 程序代码如下：

```
surv1 <- function(x)surv(1*365,lp=x)
surv3 <- function(x)surv(3*365,lp=x)
surv5 <- function(x)surv(5*365,lp=x)
surv10 <- function(x)surv(10*365,lp=x)
```

这里设置了 4 个时间点的生存函数，即 1 年、3 年、5 年、10 年。在 surv 中输入相应时间，分别是 1*365、3*365、5*365、10*365，加上选项 lp=x 即可。

绘制列线图的 R 程序代码如下：

```
nom.cox<-nomogram(fit.cox,
                  fun=list(surv1,surv3,surv5,surv10),
                  lp= FALSE,
                  funlabel=c('1-Year Survival prob.',
                             '3-Year survival prob.',
                             '5-Year survival prob.',
                             '10-Year survival prob.'),
                  maxscale=100,
                  fun.at=c('0.9','0.7','0.5','0.3','0.1'))
plot(nom.cox)
```

在 nomogram（）函数中输入模型名称 fit.cox；选项 fun 指定线性概率值究竟如何转换，这里设置了 4 个时间点的生存函数，将其用 list() 连接起来组成列表；选项 lP 设置是否显示线性概率值，此处设置为 FALSE，表示不显示线性概率值；选项 funlabel 设置 4 个时间点的坐标轴名称；选项 maxscale=100 表示将 Points 的最大刻度设置成 100；选项 fun.at 设置坐标轴刻度。将结果储存在 nom.cox 中。

通过 plot() 函数绘制 nom.cox 的图形。输出结果如图 7.14 所示。

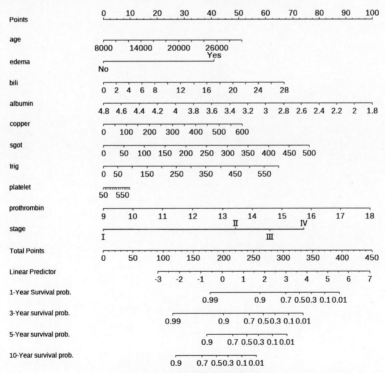

图 7.14　普通静态列线图

　　图 7.14 展示了 age、edema、bili、albumin 等自变量的 Points，Points 标尺在图形最上方。例如，age 为 12000 天时，Points 大概是 10；edema 为 Yes 时，Points 大概是 40；其他自变量的 Points 读取方法同此。

　　当我们把某个研究对象的这几个自变量的 Points 都计算出来后，便可对其加总计算 Total Points，而根据 Total Points，我们可以确定其线性预测值（Linear Predictor），也可以确定其各年份存活概率。

　　假设计算出来的 Total Points 为 200，那么其对应的 Linear Predictor 大约为 0，1 年生存概率大约 0.98，3 年生存概率大约 0.9，5 年生存概率大约 0.8，10 年生存概率大约 0.4。其他 Total Points 对应的生存概率读取方法同此。

　　当然列线图提供了一个方程，你可以通过方程准确计算其 Linear Predictor 或者生存概率。R 程序代码如下：

```
nom.cox
```

输出结果：

```
Points per unit of linear predictor: 35.48876
Linear predictor units per point   : 0.02817793


age                     Points
8000                    0
10000                   5
12000                   9
14000                   14
16000                   19
18000                   23
20000                   28
22000                   33
24000                   37
26000                   42
28000                   47
30000                   51


edema                   Points
No                      0
Yes                     41


bili                    Points
0                       0
2                       5
4                       10
6                       14
```

8	19
10	24
12	29
14	33
16	38
18	43
20	48
22	53
24	57
26	62
28	67

albumin	Points
1.8	100
2.0	93
2.2	87
2.4	80
2.6	73
2.8	67
3.0	60
3.2	53
3.4	47
3.6	40
3.8	33
4.0	27
4.2	20
4.4	13
4.6	7
4.8	0

copper	Points
0	0
50	4
100	9
150	13
200	17
250	21
300	26
350	30
400	34
450	38
500	43
550	47
600	51

sgot	Points

0	0
50	8
100	15
150	23
200	31
250	38
300	46
350	53
400	61
450	69
500	76

trig	Points
0	0
50	5
100	11
150	16
200	22
250	27
300	32
350	38
400	43
450	49
500	54
550	60
600	65

platelet	Points
50	0
100	1
150	1
200	2
250	3
300	4
350	4
400	5
450	6
500	6
550	7
600	8
650	8
700	9
750	10

prothrombin	Points
9	0

```
10                      11
11                      22
12                      33
13                      44
14                      55
15                      66
16                      77
17                      88
18                      99


stage                   Points
 I                      0
 II                     49
 III                    62
 IV                     74


Total Points 1-Year     Survival prob.
178                     0.99
261                     0.9
288                     0.8
305                     0.7
317                     0.6
328                     0.5
348                     0.3
371                     0.1
395                     0.01


Total Points            3-Year survival prob.
116                     0.99
200                     0.9
227                     0.8
243                     0.7
256                     0.6
267                     0.5
286                     0.3
309                     0.1
334                     0.01


Total Points            5-Year survival prob.
172                     0.9
199                     0.8
216                     0.7
228                     0.6
239                     0.5
259                     0.3
```

```
282                     0.1
306                     0.01


Total Points            10-Year survival prob.
121                     0.9
148                     0.8
165                     0.7
177                     0.6
188                     0.5
208                     0.3
231                     0.1
255                     0.01
```

输出结果展示了各自变量取不同值时，其对应的准确 Points。例如，age 为 12000 天时，其 Points 为 9；edema 为 Yes 时，其 Points 为 41。

注意：这里的结果时是四舍五入的结果。

Total Points 每增加 1， Linear predictor 增加 0.02817793；而 Linear predictor 每增加 1，Total Points 增加 35.48876（输出结果最开始部分）。

在输出结果最后部分，可以读取以下内容：当 Total Points 为 328 时，1 年生存概率为 0.5；Total Points 为 267 时，3 年生存概率为 0.5；Total Points 为 239 时，5 年生存概率为 0.5；Total Points 为 188 时，10 年生存概率为 0.5，等等。

具体换算关系可通过以下 R 程序代码确定：

```
library(nomogramEx)
nomogramEx(nom.cox,np=4)
```

加载 nomogramEx 包，在 nomogramEx() 函数中输入 nom.cox，选项 np=4 表示预测的因变量有 4 个，即 1 年、3 年、5 年、10 年生存概率。

输出结果：

```
$RESULT
[1]"The equation of each variable as follows:"

[[2]]
[1]"points = 0 * age ^2 + 0.002327222 * age + -18.617774295"

[[3]]
            edema
13          0.00000
14          40.87522

[[4]]
[1]"points = 0 * bili ^2 + 2.38814663 * bili + 0"
```

```
[[5]]
[1]"points = -33.333333333 * albumin + 160"

[[6]]
[1]"points = 0 * copper ^2 + 0.085421349 * copper + 0"

[[7]]
[1]"points = 0 * sgot ^2 + 0.152735545 * sgot + 0"

[[8]]
[1]"points = 0 * trig ^2 + 0.108187513 * trig + 0"

[[9]]
[1]"points = 0 * platelet ^2 + 0.014153013 * platelet + -0.707650637"

[[10]]
[1]"points = 0 * prothrombin ^2 + 11.025171669 * prothrombin + -99.226545017"

[[11]]
            stage
108         0.00000
109         48.87166
110         61.64748
111         74.41308

[[12]]
[1]"1-Year Survival prob. = 1.71e-07 * points ^3 + -0.000173193 * points ^2 +
0.050592139 * points + -3.494273317"

[[13]]
[1]"3-Year survival prob. = 1.71e-07 * points ^3 + -0.000141798 * points ^2 +
0.031267354 * points + -1.002893615"

[[14]]
[1]"5-Year survival prob. = 6.64e-07 * points ^3 + -0.000485501 * points ^2 +
0.108598102 * points + -6.802999971"

[[15]]
[1]"10-Year survival prob. = 6.64e-07 * points ^3 + -0.000383743 *
points ^2 + 0.064221102 * points + -2.43574234"
```

输出结果显示了各自变量的 Points 计算公式，如 points = 0 * age ^2 + 0.002327222 * age + - 18.617774295 表示，年龄每增加 1 天，其 points 增加 0.002327222。将 age 为 120000 天的 Points 计算出来，其为 9.30889，与上述结果 9 一致。将 edema 为 Yes 的 Points 计算出来，其为 40.87522，与上述结果 41 一致。其他自变量的 Points 计算公式解读方法同此。

输出结果最后给出了 Total Points 与生存概率关系的公式：

1-Year Survival prob. = $1.71\mathrm{e}-07$ * points ^3 + -0.000173193 * points ^2 + 0.050592139 * points + -3.494273317；

3-Year survival prob. = $1.71\mathrm{e}-07$ * points ^3 + -0.000141798 * points ^2 + 0.031267354 * points + -1.002893615；

5-Year survival prob. = $6.64\mathrm{e}-07$ * points ^3 + -0.000485501 * points ^2 + 0.108598102 * points + -6.802999971；

10-Year survival prob. = $6.64\mathrm{e}-07$ * points ^3 + -0.000383743 * points ^2 + 0.064221102 * points + -2.43574234。

7.5.2 网页动态列线图

接 7.5.1 节案例。绘制网页动态列线图的 R 程序代码如下：

```
library(DynNom)
DynNom(fit.cox, DNtitle="Nomogram", DNxlab = "Probability")
```

加载 DynNom 包，在 DynNom() 函数中输入 7.5.1 节拟合的模型 fit.cox，选项 DNtitle 设置标题，选项 DNxlab 设置坐标轴的名称。输出结果如图 7.15 和图 7.16 所示。

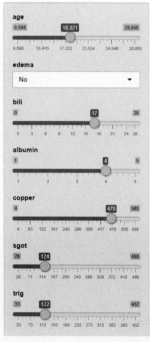

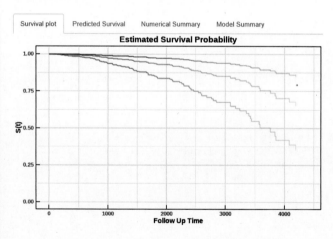

图 7.15　网页动态列线图 Survival plot 结果

Nomogram

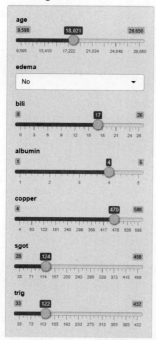

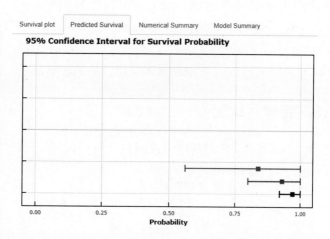

图 7.16 网页动态列线图 Predicted Survival 结果

在图 7.16 中，可自由选择自变量的取值，单击 Predict 按钮进行预测，结果将以图形化方式呈现在 Survival plot 窗口与 Predicted Survival 窗口中。

Survival plot 窗口展示了其生存概率随时间的变化。一条曲线就代表对一个个体进行了生存预测。

Predicted Survival 窗口展示了其当下时间的生存概率。每一条横线代表对一个个体进行了预测。当鼠标指针靠近横线中的方块时，窗口将显示该个体各变量取值及其预测值与可信区间的具体数值。

另外，Numerical Summary 窗口还展示了具体的数值结果，如图 7.17 所示。

| | Survival plot | Predicted Survival | **Numerical Summary** | Model Summary |

```
==========================================================================================
  days   age    edema bili albumin copper sgot trig platelet prothrombin stage Prediction Lower.bound Upper.bound
1 1,832 18,021  No    3    4       99     124  122  264      11          I     0.970      0.920       1
2 1,832 18,021  No    17   4       99     124  122  264      11          I     0.930      0.800       1
3 1,832 18,021  No    17   4       470    124  122  264      11          I     0.840      0.560       1
------------------------------------------------------------------------------------------
```

图 7.17 网页动态列线图 Numerical Summary 结果

图 7.17 显示了各变量取不同值时预测的生存概率。例如，在 days=1832、age=18021、edema=No、bili=3、albumin=4、cooper=99、sgot=124、trig=122、platelet=364、prothrombin=11、stage= Ⅰ 时，生存概率为 0.970，其可信区间为 0.920~1。

Model Summary 窗口展现的是模型拟合结果，略。

7.5.3　花样列线图

接 7.5.1 节案例。绘制花样列线图的 R 程序代码如下：

```
library(regplot)
nom2.cox <- regplot(fit.cox,
                    observation=pbc[2,],
                    failtime=c(1832,2832),
                    center=TRUE,
                    title="Nomogram",
                    points=TRUE,
                    odds=FALSE,
                    showP=TRUE,
                    rank="sd",
                    clickable=FALSE)
```

利用 library() 函数加载 regplot 包，利用包中的 regplot() 函数进行花样列线图的绘制。

在 regplot() 函数中输入 7.5.1 节利用 cph() 函数拟合的模型名称 fit.cox；选项 observation 指定将数据集 pbc 中的第 2 个观测对象的具体情况在图形上显示出来；选项 failtime 设置观察第 1832 天的生存概率；选项 center=TRUE 表示将每个变量的 Points 设置为不从 0 开始，若 center=FALSE，则每个变量 Points 从 0 开始；选项 title 设置标题；选项 points=TRUE 表示结果返回 Points 的具体情况；选项 odds=FALSE 表示不显示 OR，若设置选项 odds=TRUE，则显示 OR；选项 showP=TRUE 表示显示各变量是否存在统计学意义，存在统计学意义，则以 * 标记；选项 rank="sd" 表示对各变量按照回归系数的 SD 数值大小排序；选项 clickable=FALSE 表示不进行图片的后续编辑，若选项 clickable=TRUE，则可以后续通过单击操作更改图片的展示方式。

输出结果如图 7.18 所示。

在图 7.18 中，可发现变量 cpper、sgot、age、bili、edema、prothrombin、albumin、stage 被 * 标记，表示其在最终模型中仍存在统计学意义，而变量 platelet、trig、未被 * 标记，则表示其在最终模型中无统计学意义。

对于连续性变量，以频数分布曲线展现了其分布情况；对于分类变量，以方块展现了其分布情况，方块越大，该水平人数就越多。

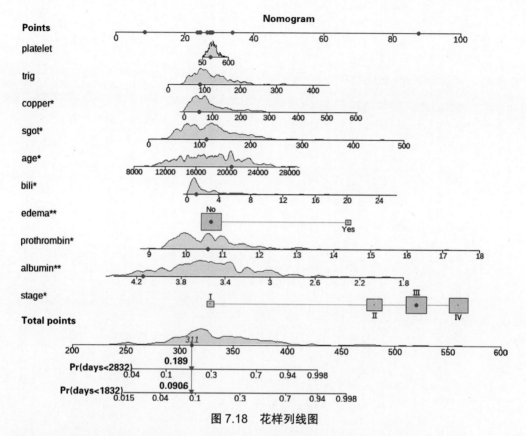

图 7.18 花样列线图

同时，将数据集 pbc 中的第 2 个观测对象的情况显示在图上，即用红点标记，其对应的 Points 也用红点标记。将变量 copper=54、sgot=113.52、age=20617、bili=1.1、edema=No、prothrombin=10.6、albumin=4.14、stage=Ⅲ、platelet=221、trig=88 所对应的 Points 加总之后，得 Total Points=311，存活时间小于 1832 天的概率为 0.0906，存活时间小于 2832 天的概率为 0.189。

同样的道理，也可以计算其他时间点的生存概率。

输入以下 R 程序代码，可显示各变量取不同值时对应的 Points，以及 Total Points 对应的预测值：

```
nom2.cox
```

输出结果：

```
[[1]]
         stage        Points
stage1   Ⅰ           28
stage2   Ⅱ           75
```

```
stage3        III                   88
stage4        IV                    100

[[2]]
              Prothrombin           Points
1             9                     10
2             10                    21
3             11                    31
4             12                    42
5             13                    53
6             14                    63
7             15                    74
8             16                    85
9             17                    95
10            18                    106

[[3]]
              platelet              Points
1             50                    25
2             600                   33

[[4]]
              trig                  Points
1             0                     15
2             100                   26
3             200                   36
4             300                   47
5             400                   57

[[5]]
              sgot                  Points
1             0                     10
2             100                   24
3             200                   39
4             300                   54
5             400                   69
6             500                   84

[[6]]
              copper                Points
1             0                     20
2             100                   28
3             200                   36
4             300                   45
5             400                   53
6             500                   61
7             600                   69

[[7]]
```

```
               albumin              Points
1              1.8                  84
2              2.2                  71
3              2.6                  58
4              3.0                  45
5              3.4                  32
6              3.8                  19
7              4.2                  6


[[8]]
               bili                 Points
1              0                    21
2              4                    30
3              8                    39
4              12                   49
5              16                   58
6              20                   67
7              24                   76


[[9]]
               edema                Points
edema1         No                   28
edema2         Yes                  68


[[10]]
               age                  Points
1              8000                 5
2              12000                14
3              16000                23
4              20000                32
5              24000                41
6              28000                50


[[11]]
               Total Points         Pr( days < 1832 )
1              200                  0.0037
2              250                  0.0158
3              300                  0.0660
4              350                  0.2539
5              400                  0.7156
6              450                  0.9955
7              500                  1.0000
8              550                  1.0000
9              600                  1.0000
10             650                  1.0000
```

在输出结果中，stage 为 II 时，Points 为 75；trig 为 100 时，当 Points 为 26；其他自变量的 Points 读取以此类推。

注意：Points 涉及了四舍五入。

Total Points 为 300 时，生存时间小于 1832 天的概率为 0.066；Total Points 为 450 时，生存时间小于 1832 天的概率为 0.9955；以此类推。

注意：对于 Total Points 与生存概率的关系，输出结果只显示了 regplot() 函数中选项 failtime 设置的第一个时间点，未显示其他时间点的结果。若要了解其他时间点的情况，可在 regplot() 函数拟合模型时，选项 failtime 每次只设置 1 个时间点。由于计算 Points 涉及了四舍五入，Total Points 对应的生存概率轻微偏离真实值。

对于刚才的花样列线图，我们除估计研究对象的生存概率外，还可以估计生存时间。

R 程序代码如下：

```
nom3.cox <- regplot(fit.cox,
                    observation=pbc[2,],
                    failtime=c("10%"),
                    center=TRUE,
                    title="Nomogram",
                    points=TRUE,
                    odds=FALSE,
                    showP=TRUE,
                    rank="sd",
                    clickable=FALSE)
```

在 regplot() 函数中输入 7.5.1 节利用 cph() 函数拟合的模型名称 fit.cox；选项 observation 指定将数据集 pbc 中的第 2 个观测对象的具体情况在图形上显示出来；选项 failtime 设置为 10%，表示估计何时研究对象的生存概率为 10%；选项 center=TRUE 表示将每个变量的 Points 设置为不从 0 开始，若 center=FALSE，则每个变量 Points 从 0 开始；选项 title 设置标题；选项 points=TRUE 表示结果返回 Points 的具体情况；选项 odds=FALSE 表示不显示 OR，若设置选项 odds=TRUE，则显示 OR；选项 showP=TRUE 表示显示各变量是否存在统计学意义，存在统计学意义，则以 "*" 标记；选项 rank="sd" 表示对各变量按照回归系数的 SD 数值大小排序；选项 clickable=FALSE 表示不进行图片的后续编辑，若选项 clickable=TRUE，则后续可以通过单击操作更改图片的展示方式。

输出结果如图 7.19 所示。

在图 7.19 中，可发现变量 cpper、sgot、age、bili、edema、prothrombin、albumin、stage 被 "*" 标记，表示其在最终模型中仍存在统计学意义，而变量 platelet、trig、未被 "*" 标记，则表示其在最终模型中无统计学意义。

对于连续性变量，以频数分布曲线展现了其分布情况；对于分类变量，以方块展现了其分布情况，方块越大，该水平人数就越多。

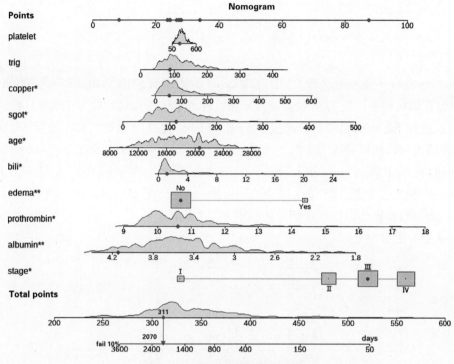

图 7.19　生存概率的花样列线图

同时，将数据集 pbc 中的第 2 个观测对象的情况显示在图上，即用红点标记，其对应的 Points 也用红点标记。将变量 copper=54、sgot=113.52、age=20617、bili=1.1、edema=No、prothrombin=10.6、albumin=4.14、stage=Ⅲ、platelet=221、trig=88 所对应的 Points 加总之，得 Total Points=311，生存时间小于 2070 天的概率为 10%。

同样的道理，也可以计算其他时间点的生存概率。

7.5.4　静态列线图的变种

接 7.5.1 节案例。绘制简单静态列线图变种的 R 程序代码如下：

```
nom4.cox <- nomogram(fit.cox,
                fun=list(surv1,surv3,surv5,surv10),
                lp=TRUE,
                fun.at=c('0.9','0.7','0.5','0.3','0.1'),
                conf.int = c(0.1,0.9),
                funlabel=c('1-Year Survival prob.',
                        '3-Year survival prob.',
                        '5-Year survival prob.',
                        '10-Year survival prob.'),
                maxscale=100)
```

```
plot(nom4.cox,
     col.grid = c("blue","yellow"),
     col.conf = c('red','green'),
     conf.space = c(0.1,0.5))
```

在 nomogram() 函数中输入 7.5.1 节利用 cph() 函数拟合的模型 fit.cox；选项 fun 指定线性概率值究竟如何转换；选项 lp 设置是否显示线性概率值，此处设置为 TRUE，表示显示线性概率值；选项 fun.at 设置坐标轴刻度；选项 funlabel 设置坐标轴名称；选项 conf.int 设置 Points 的置信区间，这里设置了 10% 与 90% 的置信区间。将结果储存在 nom4.cox。

在 plot() 函数中输入 nom4.cox；选项 col.grid 设置垂直参考线的颜色；选项 col.conf 设置置信区间的颜色，设置 10% 置信区间的颜色为 red，设置 90% 置信区间的颜色为 green；选项 conf.space 设置置信区间条在两条坐标轴之间的位置。

输出结果如图 7.20 所示。

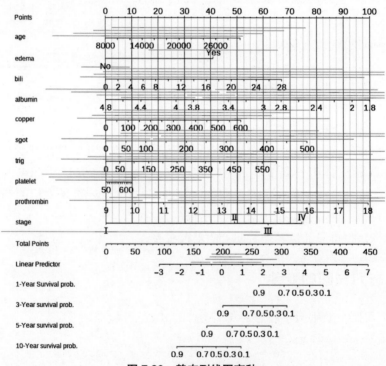

图 7.20　静态列线图变种

图 7.20 展示了各自变量的 Points。通过读取各变量对应的 Points，可计算 Total Points，而根据 Total Points，我们可以确定其线性预测值（Linear Predictor），也可以确定其 1 年、3 年、5 年、10 年的生存概率。绿线表示 90% 可信区间，红线表示 10% 可信区间，此图为图 7.14 的变种，且使用较少。

7.5.5　生存概率列线图

接 7.5.1 节案例。绘制生存概率列线图的 R 程序代码如下：

```
Quan_tile<-Quantile(fit.cox)
Quantile.surv<-function(x)Quan_tile(lp=x,q=0.9)
nom5.cox <- nomogram(fit.cox,
                     fun=Quantile.surv,
                     lp=TRUE,
                     funlabel=c('90% Survival Time'),
                     maxscale=100)
plot(nom5.cox)
```

在 Quantile() 函数中输入 7.5.1 节利用 cph() 函数拟合的模型 fit.cox，将结果储存在 Quan_tile 中，其中即含有分位数信息。

构建 Quantile.surv 函数，其表示线性预测值如何转换，这里按照存活人数尚有 90% 进行转换。

在 nomogram() 函数中输入 cph() 函数拟合的模型 fit.cox；选项 fun 指定线性预测值转换方法 Quantile.surv；选项 lp 表示是否显示线性概率值，此处设置成 TRUE，表示显示线性概率值；选项 funlabel 设置坐标轴名称；选项 maxscale 设置 Points 最大刻度为 100。将结果储存在 nom5.cox。

在 plot() 函数中输入 nom5.cox。输出结果如图 7.21 所示。

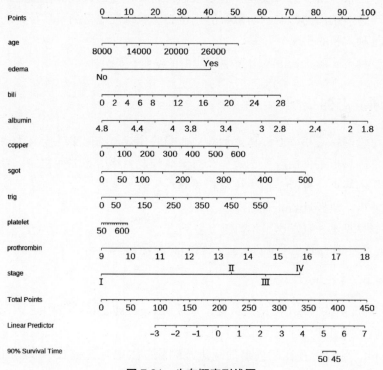

图 7.21　生存概率列线图

在图 7.21 中，只有最后一行与图 7.14 不同，此处变为存活人数尚有 90% 的时间，即在时间 45~50 区间内，尚有 90% 人存活。这里时间的区间通常较窄。

输入以下代码可查看具体结果：

```
nom5.cox
```

输出结果：

```
Total Points                90% Survival Time
397                         45
374                         50
```

输出结果显示，Total Points 为 397 时，尚有 90% 人存活的时间是 45；Total Points 为 374 时，尚有 90% 人存活的时间是 50；其他输出结果略。

当然第五种生存概率列线图也可以按照 7.5.4 节的方法进行变种，这里不再罗列。除此，也可以绘制生存概率的花样列线图，见 7.5.3 节。

▶▶ 7.6　基于竞争风险模型

基于竞争风险模型绘制的列线图目前越来越得到研究者的关注。在实际的临床研究中，如果忽略竞争事件对结局的影响，所拟合的模型必然系统性地偏离真实值，而竞争风险模型可有效地避免这种问题的出现。

本节罗列几种不同形式竞争风险模型列线图的绘制代码。

7.6.1　普通静态列线图

案例：探讨骨髓移植相较血液移植治疗白血病的疗效，结局事件定义为"复发"，某些患者移植后不幸因移植不良反应死亡，那么对于这些发生移植相关死亡的患者，我们就无法观察到"复发"的终点，也就是说"移植相关死亡"与"复发"存在竞争风险。故这里采用竞争风险模型分析。数据见 bmtcrr.csv。

数据相关信息见第 5 章，这里不再重复罗列。

```
bmt <-read.csv('bmtcrr.csv',stringsAsFactors = TRUE)
bmt<-na.omit(bmt)
bmt$ID<-1:nrow(bmt)
```

利用 read.csv() 函数导入 csv 格式数据，选项 stringsAsFactors = TRUE 表示，若数据集中存在字符型变量，则将其处理成因子型变量。

使用 na.omit() 函数对存在缺失值的行进行删除；生成新变量 ID，其为 1：*N*, *N* 为样本量。

绘制静态列线图的 R 程序代码如下：

```
library(mstate)
bmt.w<-crprep(Tstop="ftime",
              status="Status",
              trans=c(1,2),
              cens=0,
              id="ID",
              keep=c("Sex","D","Age","Source"),
              data=bmt)
```

利用 library() 函数加载 mstate 包，使用 mstate 包中的 crprep() 函数对数据集 bmt 进行加权，并将加权之后的数据集命名为 bmt.w。

在 crprep() 函数中，选项 Tstop 指定每个个体随访"结束时间"为数据集 bmt 中的变量 ftime；选项 status 指定每个个体的随访结局为数据集 bmt 中的变量 Status；选项参数 trans 指定需要加权计算的终点事件与竞争风险事件，按照顺序填写，终点事件在前，竞争风险事件在后，在本案例中，1 表示终点事件，2 表示竞争风险事件；选项 cens 指定删失事件，即 0；选项 id 指定识别不同观测对象的变量，此变量要求不存在重复值；选项 keep 用来保留自变量；选项 data 指定针对数据集 bmt 进行操作，需要注意 bmt 是数据框形式。

将处理之后的数据传递给 bmt.w。查看 bmt.w 变量名。

R 程序代码如下：

```
names(bmt.w)
```

输出结果：

```
 [1]"ID"    "Tstart"    "Tstop"     "status"    "weight.cens" "Sex"
 [7]"D"     "Age"       "Source"    "count"     "failcode"
```

变量 Tstart、Tstop 为根据 ftime 计算得来的开始时间、结束时间；变量 weight.cens 为权重；变量 count 为研究对象的计数，这里同一研究对象可能被处理成多行，那么 count 就是它的计数；变量 failcode 表示结局。

对数据集 bmt.w 进行打包，R 程序代码如下：

```
library(rms)
dd<-datadist(bmt.w)
options(datadist="dd")
```

数据打包需要加载 rms 包，利用包中的 datadist() 函数完成对数据集 bmt.w 的打包，然后在 options() 函数中指定打包完的 dd，便于后续调用分析。

注意：如果不打包，后续将无法绘制列线图。

构建模型，R 程序代码如下：

```
fit.crm<-cph(formula=Surv(Tstart,Tstop,status==1)~Sex+D+Age+Source,
```

```
                    weights=weight.cens,
                    subset=failcode==1,
                    surv=TRUE,x=TRUE,y=TRUE,
                    data=bmt.w)
```

使用 cph() 进行模型拟合，命名成 fit.crm。选项 formula 指定模型表达式；选项 weights 指定权重为变量 weight.cens；选项 subset=failcode==1 指定结局事件为 1；选项 surv=TRUE 表示构建生存函数，若 surv=FALSE，后续将无法绘制 nomogram；选项 x、y 设置成 TRUE；选项 data 指定针对数据集 bmt.w 进行分析。将结果储存在 fit.crm 中。

输入以下代码可查看偏回归系数及 SHR 的结果。

注意：这是不同于第 5 章竞争风险模型拟合的另一种方法。

```
fit.crm
exp(cbind(SHR=coef(fit.crm),confint(fit.crm)))
```

结果略，SHR 的解读可参考 5.2.2 节。

构建生存函数，R 程序代码如下：

```
surv.crm<-Survival(fit.crm)
surv1 <- function(x) surv.crm(12*1,lp=x)
surv2 <- function(x) surv.crm(12*3,lp=x)
```

使用 Survival() 函数构建生存函数，命名成 surv.crm。在 Survival() 函数中输入模型名称 fit.crm 即可。

设置不同时间点的生存函数，在 surv.crm() 函数种输入相应的时间，lp=x 无须更改。这里构造了 1 年的生存函数 surv1 及 3 年的生存函数 surv2。

构造 Nomogram 并绘制，R 程序代码如下：

```
nom.crm<-nomogram(fit.crm,
                  fun=list(surv1,surv2),
                  funlabel=c("1-Year Survival prob.",
                             "3-Year Survival prob."),
                  lp=TRUE,
                  maxscale=10,
                  fun.at = c(0.9,0.8,0.7,0.6,0.5,0.4))
plot(nom.crm)
```

在 nomogram() 函数中输入模型名称 fit.crm；选项 fun 指定线性概率值究竟如何转换，这里设置了 2 个时间点的生存函数，将其用 list() 连接起来组成列表；选项 lp 设置是否显示线性概率值，此处设置为 FALSE，表示不显示线性概率值；选项 funlabel 设置 2 个时间点的坐标轴名称；选项 maxscale=10 表示将 Points 的最大刻度设置成 10。将结果储存在 nom.crm 中。

通过 plot() 函数绘制 nom.crm 的图形，输出结果如图 7.22 所示。

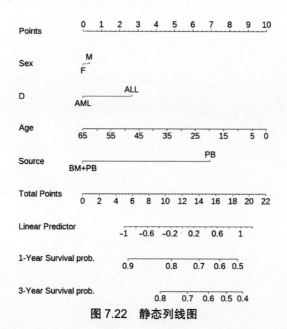

图 7.22 静态列线图

图 7.22 展示了变量 Sex、D、Age、Source 的 Points。例如，Age 为 40 时，Points 大概是 4；Source 为 PB 时，Points 大概是 7；其他变量的 Points 读取方法同此。Points 标尺在图形最上方。

当我们把某个研究对象的这几个自变量的 Points 都计算出来后，便可加总计算 Total Points，而根据 Total Points，我们可以确定其线性预测值（Linear Predictor），也可以确定其各年份存活概率。

假设计算出来的 Total Points 为 14，那么其对应的 Linear Predictor 大约为 0.3，1 年生存概率大约 0.7，3 年生存概率大约 0.64。

当然列线图提供了一个方程，你可以通过方程准确计算其 Linear Predictor 或者生存概率。R 程序代码如下：

```
nom.crm
```

输出结果为：

```
Points per unit of linear predictor: 6.972373
Linear predictor units per point   : 0.1434232


Sex                Points
F                  0
M                  0


D                  Points
```

```
ALL                    3
AML                    0


Age                    Points
0                      10
5                      9
10                     8
15                     8
20                     7
25                     6
30                     5
35                     5
40                     4
45                     3
50                     2
55                     2
60                     1
65                     0


Source                 Points
BM+PB                  0
PB                     7


Total Points           1-Year Survival prob.
6                      0.9
11                     0.8
14                     0.7
17                     0.6
19                     0.5


Total Points           3-Year Survival prob.
9                      0.8
13                     0.7
15                     0.6
17                     0.5
19                     0.4
```

输出结果展示了各自变量取不同值时,其对应的准确 Points。例如,Age 为 40 时,其 Points 为 4;Source 为 PB 时,其 Points 为 7;以此类推。

注意:这里的结果是四舍五入的结果。

Total Points 每增加 1, Linear predictor 增加 0.1434232;而 Linear predictor 每增加 1,Total Points 增加 6.972373(在输出结果的最开始部分)。

当 Total Points 为 11 时，1 年生存概率为 0.8；当 Total Points 为 9 时，3 年生存概率为 0.8；以此类推。

具体换算关系可通过以下 R 程序代码确定：

```
library(nomogramEx)
nomogramEx(nom.crm,np=2)
```

加载 nomogramEx 包，在 nomogramEx() 函数中输入 nom.crm，选项 np=2 表示预测的因变量有 2 个，即 1 年、3 年生存概率。

输出结果：

```
$RESULT
[1]"The equation of each variable as follows:"

[[2]]
                Sex
1               0.0000000
2               0.3262461

[[3]]
                D
3               2.664197
4               0.000000

[[4]]
[1]"points = 0 * Age ^2 + -0.153846154 * Age + 10"

[[5]]
                Source
19              0.00000
20              6.96325

[[6]]
[1]"1-Year Survival prob. = -1.4417e-05 * points ^3 + -0.00093766 *
points ^2 + -0.000885253 * points + 0.935720431"

[[7]]
[1]"3-Year Survival prob. = 3.2079e-05 * points ^3 + -0.002862126 *
points ^2 + 0.020872499 * points + 0.830199954"
```

输出结果显示了各自变量的 Points 计算公式。例如，points = 0 * Age ^2 + 0.153846154 * Age + 10 表示，年龄每增加 1，其 points 减小 0.153846154。将 Age 为 40 的 Points 计算出来，其为 3.846154，与上述结果 4 一致。将 Source 为 PB 的 Points 计算出来，其为 6.96325，与上述结果 7 一致。其他自变量的 Points 读取方法同此。

输出结果最后给出了 Total Points 与生存概率关系的公式：

1-Year Survival prob. $= -1.4417e-05$ * points $^3 +-0.00093766$ * points $^2 +-0.000885253$ * points $+0.935720431$；

3-Year Survival prob. $= 3.2079e-05$ * points $^3 +-0.002862126$ * points $^2 +0.020872499$ * points $+0.830199954$。

除此之外，还可通过将竞争风险模型转换成线性回归模型进行简单列线图的绘制。

R 程序代码如下：

```
bmt$Sex<-as.numeric(bmt$Sex)
bmt$Source<-as.numeric(bmt$Source)
bmt$D<-as.numeric(bmt$D)
covmatrix<-as.matrix(bmt[,c("Age","Sex","Source","D")])
```

首先将 3 个二分类变量处理成数值型，即哑变量形式。然后通过 as.matrix() 函数将 bmt 数据集中的 4 个自变量取出组成矩阵，命名为 covmatrix。

拟合模型，R 程序代码如下：

```
library(cmprsk)
mod.crr<-crr(ftime = bmt$ftime,fstatus = bmt$Status,cov1 =
covmatrix,failcode = 1,cencode = 0)
```

利用 library() 函数加载 cmprsk 包，利用 cmprsk 包中的 crr() 函数拟合模型，将模型命名为 mod.crr。在 crr() 函数中，选项 ftime 指定生存时间，选项 fstatus 指定生存结局，选项 cov1 指定自变量组成的矩阵，选项 failcode 指定结局事件，选项 cencode 指定删失事件，未指定的数值为竞争风险事件。在本案例中，结局事件为 1，删失事件为 0。将结果储存在 mod.crr 中。

构造生存函数，R 程序代码如下：

```
pred.mod.crr<-predict(mod.crr,cov1=covmatrix)
mod.crr.lp<-t(mod.crr$coef) %*% t(covmatrix)
year1<-which(pred.mod.crr[,1]>12)[1]-1
year3<-which(pred.mod.crr[,1]>36)[1]-1
baseline1y<-exp(log(1-pred.mod.crr[year1,2])/exp(mod.crr.lp)[1])
baseline3y<-exp(log(1-pred.mod.crr[year3,2])/exp(mod.crr.lp)[1])
surv1y<-function(x)baseline1y^exp(x)
surv3y<-function(x)baseline3y^exp(x)
```

首先利用 predict() 函数生成预测的 CIC，即 subdistribution function（类似于 Cox 回归中的累积事件发生率 1- S_t），并将其储存在 pred.mod.crr 中；然后将 Iinear Predictor 储存在 mod.crr.lp 中，Ilinear Predictor 需要手动计算，原理是将各自变量偏回归系数乘以相应自变量，再对 4 个自变量求和。

之后计算基础风险函数，即 h_0，利用 predict() 函数预测的结果 pred.mod.crr，在 pred.mod.crr 输出结果中计算 1 年、3 年的生存概率，然后取对数再除以对应的 Linear Predictor，得到的结果作为 e 的指数，从而得出基础风险函数的具体值 baseline1y、baseline3y。

随后创建计算 1 年、3 年生存概率的函数 surv1y、surv3y，用于 nomogram 的构建。

进行数据打包，R 程序代码如下：

```
library(rms)
dd<-datadist(bmt)
options(datadist="dd")
```

数据打包需要加载 rms 包，利用包中的 datadist() 函数完成对数据集 bmt 的打包，然后在 options() 函数中指定打包完的 dd，便于后续调用分析。如果不打包，后续将无法绘制列线图。

拟合模型，R 程序代码如下：

```
mod.crr.lp<-as.numeric(mod.crr.lp)
mod.ols<-ols(formula=mod.crr.lp~Sex+D+Age+Source,
             x=TRUE,y=TRUE,sigma=1,
             data=bmt)
```

利用 as.numeric() 函数将因变量 mod.crr.lp 处理成数值型。

利用 ols() 函数拟合模型。在 ols() 函数中，选项 formula 指定模型公式，选项 x=TRUE，y=TRUE，sigma=1。选项 data 指定针对数据集 bmt 进行分析。将结果储存在 mod.ols 中。

构建 nomogram，R 程序代码如下：

```
nom.ols<-nomogram(mod.ols,
              fun=list(surv1y,surv3y),
              funlabel=c("1-Year Survival prob.",
                         "3-Year Survival prob."),
              lp=TRUE,
              fun.at = c(0.9,0.8,0.7,0.6,0.5,0.4),
              maxscale=10)
plot(nom.ols)
```

在 nomogram() 函数中输入模型名称 mod.ols；选项 fun 指定线性概率值究竟如何转换，这里设置了 2 个时间点的生存函数，将其用 list() 连接起来组成列表；选项 funlabel 设置 2 个时间点的坐标轴名称；选项 lp 设置是否显示线性概率值，此处设置为 TRUE，表示显示线性概率值；选项 fun.at 设置坐标轴刻度；选项 maxscale=10 表示将 Points 的最大刻度设置成 10。将结果储存在 nom.ols 中。

通过 plot() 函数绘制 nom.ols 的图形，输出结果略，与图 7.22 完全相同。

查看列线图的具体结果，R 程序代码如下：

```
nom.ols
library(nomogramEx)
nomogramEx(nom.ols,np=2)
```

输出结果与上述结果完全相同，略。

7.6.2　静态列线图的变种

接 7.6.1 节案例。绘制静态列线图变种的 R 程序代码如下：

```
nom2.ols <- nomogram(mod.ols,
                     fun=list(surv1y,surv3y),
                     funlabel=c("1-Year Survival prob.",
                                "3-Year Survival prob."),
                     lp=TRUE,
                     fun.at = c(0.9,0.8,0.7,0.6,0.5,0.4),
                     maxscale=10,
                     conf.int = c(0.1,0.9))
plot(nom2.ols,
     col.grid = c("blue","yellow"),
     col.conf = c('red','green'),
     conf.space = c(0.1,0.5))
```

或者如下：

```
nom2.crr <- nomogram(fit.crm,
                     fun=list(surv1,surv2),
                     funlabel=c("1-Year Survival prob.",
                     "3-Year Survival prob."),
                     lp=TRUE,
                     fun.at = c(0.9,0.8,0.7,0.6,0.5,0.4),
                     maxscale=10,
                     conf.int = c(0.1,0.9))
plot(nom2.crr,
     col.grid = c("blue","yellow"),
     col.conf = c('red','green'),
     conf.space = c(0.1,0.5))
```

在 nomogram() 函数中输入先前拟合的模型名称；选项 fun 指定线性概率值究竟如何转换；选项 funlabel 设置坐标轴名称；选项 lp 设置是否显示线性概率值，此处设置为 TRUE，表示显示线性概率值；选项 fun.at 设置坐标轴刻度；选项 maxscale 设置 Points 最大刻度为 10；选项 conf.int 设置 Points 的置信区间，这里设置为 10% 与 90% 的置信区间。

在 plot() 函数中输入拟合的 nomogram 模型名称；选项 col.grid 设置垂直参考线的颜色；选项 col.conf 设置置信区间的颜色，设置 10% 置信区间的颜色为 red，设置 90% 置信区间的颜色为 green；选项 conf.space 设置置信区间条在两条坐标轴之间的位置。

两种方法输出结果除自编量顺序有区别外，无其他区别。

输出结果所图 7.23 所示。

通过读取各变量对应的 Points，可计算 Total Points，而根据 Total Points，我们可以确定其线性预测值（Linear Predictor），也可以确定其 1 年、3 年的生存概率。绿线表示 90% 可信区间，红线表示 10% 可信区间，此图为图 7.22 的变种。

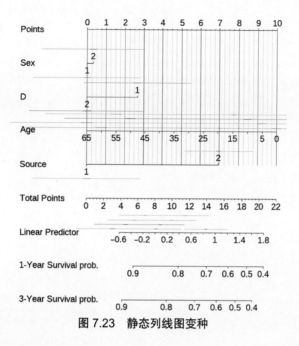

图 7.23　静态列线图变种

7.6.3　生存概率列线图

接 7.6.1 节案例。绘制生存概率列线图的 R 程序代码如下：

```
Quan_tile<-Quantile(fit.crm)
Quantile.surv<-function(x)Quan_tile(lp=x,q=0.5)
nom3.crm <- nomogram(fit.crm,
                     fun=Quantile.surv,
                     lp=TRUE,
                     funlabel=c('Meidan Survival Time'),
                     maxscale=100)
plot(nom3.crm)
```

在 Quantile() 函数中输入 7.6.1 节 cph() 函数拟合的模型 fit.crm，将结果储存在 Quan_tile 中，其中即含有分位数信息。

构建 Quantile.surv 函数，其表示线性预测值如何转换，这里按照存活人数尚有 50% 进行转换。

在 nomogram() 函数中输入 cph() 函数拟合的模型 fit.crm；选项 fun 指定线性预测值转换方法 Quantile.surv；选项 lp 设置是否显示线性概率值，此处设置为 TRUE，表示显示线性概率值；选项 funlabel 设置坐标轴名称；选项 maxscale 设置 Points 最大刻度为 100。将结果储存在 nom3.crm。在 plot() 函数中输入 nom3.crm 即可。

输出结果如图 7.24 所示。

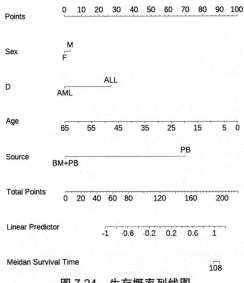

图 7.24　生存概率列线图

在图 7.24 中，只有最后一行与图 7.22 不同，此处变为存活人数尚有 50% 的时间，即在时间 10~8 区间内，尚有 50% 人存活。这里时间的区间通常较窄。

输入以下代码可查看具体结果：

```
nom3.crm
```

输出结果（部分）：

```
Total Points          Meidan Survival Time
   196                        8
   188                        10
```

输出结果显示，当 Total Points 为 196 时，尚有 50% 人存活的时间是 8；当 Total Points 为 188 时，尚有 50% 人存活的时间是 10；其他输出结果略。

7.6.4　花样列线图

接 7.6.1 节案例。绘制花样列线图的 R 程序代码如下：

```
bmt.w$T<- bmt.w$Tstop-bmt.w$Tstart
m.crr<- coxph(formula=Surv(T,status==1)~Sex+D+Age+Source,
             data=bmt.w[bmt.w$failcode==1,],
             weight=weight.cens,
             subset=failcode==1)
```

利用数据集 bmt.w 中的变量 Tstop、Tstart 计算时间差，并将结果传递给变量 T。

在 coxph() 函数中，选项 formula 指定模型公式，选项 data 指定针对哪些数据进行分析，即数据集 bmt.w 中变量 failcode 为 1 的观测，选项 weight 指定权重变量，选项 subset 选择 failcode 为 1。将结果储存在 m.crr 中。

这个方法是不同于第 5 章竞争风险模型拟合的另一种方法。

可以通过 summary() 函数查看输出结果：

```
summary(m.crr)
```

输出结果略。

绘制列线图的 R 程序代码如下：

```
library(regplot)
nom4.crm<-regplot(m.crr,
        observation=bmt.w[bmt.w$ID==12 & bmt.w$failcode==1,],
        failtime = c(12,36),
        droplines=TRUE,
        points = TRUE)
```

利用 library() 函数加载 regplot 包，利用包中的 regplot() 函数进行花样列线图绘制。

在 regplot() 函数中输入 coxph() 函数拟合的模型名称 m.crr；选项 observation 指定将数据集 bmt.w 中 ID 为 12 的观测具体情况在图形上显示出来；选项 failtime 设置观察第 12 月、第 36 月的生存概率；选项 droplines 设置为 TRUE，将 ID 为 12 的具体情况用虚线投影到 Points 标尺上；选项 points=TRUE 表示返回 points 的具体情况。

输出结果如图 7.25 所示。

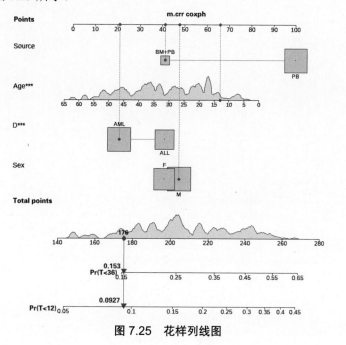

图 7.25　花样列线图

在图 7.25 中可发现，变量 Age、D、Sex 被"*"标记，表示其在最终模型中仍存在统计学意义，而变量 Source 未被"*"标记，表示其在模型中无统计学意义。

对于连续性变量，输出结果以频数分布曲线展现了其分布情况；对于分类变量，输出结果以方块大小展现了其分布情况，方块越大，该水平人数就越多。

同时，将数据集中 ID 为 12 的观测具体情况显示在图上，即用红点标记，其对应的 Points 也用红点标记，同时用虚线指示。ID 为所对应的 Points，加总之后，Total Points=176，存活时间小于 12 月的概率为 0.0927，存活时间小于 36 月的概率为 0.153。

同样的道理，也可以计算其他时间点的生存概率。

输入以下 R 程序代码，可显示各变量取不同值时对应的 Points，以及 Total Points 对应的预测值：

```
nom4.crm
```

输出结果：

```
[[1]]
                Source              Points
Source1         BM+PB               41
Source2         PB                  100

[[2]]
                Age                 Points
1               0                   83
2               5                   76
3               10                  70
4               15                  63
5               20                  56
6               25                  50
7               30                  43
8               35                  36
9               40                  30
10              45                  23
11              50                  16
12              55                  9
13              60                  3
14              65                  -4

[[3]]
                D                   Points
D2              AML                 21
D1              ALL                 41

[[4]]
                Sex                 Points
Sex1            F                   41
```

```
Sex2            M                 48

[[5]]
                Total Points      Pr( T < 36 )
1               120               0.0539
2               140               0.0790
3               160               0.1151
4               180               0.1662
5               200               0.2367
6               220               0.3306
7               240               0.4493
8               260               0.5880
9               280               0.7323
10              300               0.8590
```

在输出结果中；当 Source 为 BM+PB 时，Points 为 41；当 Age 为 10 时，Points 为 70；当 Sex 为 F 时，Points 为 41，其他自变量的 Points 读取同此。

注意：Points 涉及了四舍五入。

当 Total Points 为 200 时，生存时间小于 36 月的概率为 0.2367；当 Total Points 为 300 时，生存时间小于 36 月的概率为 0.8590；以此类推。

注意：对于 Total Points 与生存概率的关系，输出结果只展示了 regplot() 函数中选项 failtime 设置的某一个时间点，不显示其他时间点的结果。若要了解其他时间点的情况，可在 regplot() 函数拟对合模型时，对选项 failtime 每次只设置一个时间点。

注意：由于计算 Points 涉及了四舍五入，Total Points 对应的生存概率轻微偏离真实值。

对于刚才的花样列线图，我们只是估计了研究对象的生存概率，除此还可以估计研究对象的生存时间。

R 程序代码如下：

```
nom5.crm <- regplot(m.crr,
                observation=bmt.w[bmt.w$ID==12 & bmt.w$failcode==1,],
                failtime = c("10%"),
                droplines=TRUE,
                points = TRUE)
```

在 regplot() 函数中输入 coxph() 函数拟合的模型名称 m.crr；选项 observation 指定将数据集 bmt.w 中 ID 为 12 的观测具体情况在图形上显示出来；选项 failtime 设置为 10%，表示估计何时研究对象的生存概率为 10%；选项 droplines 设置为 TRUE，将 ID 为 12 的具体情况用虚线投影到 Points 标尺上；选项 points=TRUE 表示返回 points 的具体情况。

输出结果如图 7.26 所示。

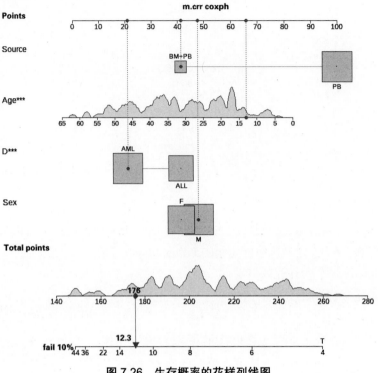

图 7.26　生存概率的花样列线图

在图 7.26 中可发现，变量 Age、D、Sex 被"*"标记，表示其在最终模型中仍存在统计学意义，而变量 Source 未被"*"标记，表示其在模型中无统计学意义。

对于连续性变量，输出结果以频数分布曲线展现了其分布情况；对于分类变量，输出结果以方块大小展现了其分布情况，方块越大，该水平人数就越多。

同时，将数据集中 ID 为 12 的观测具体情况显示在图上，即用红点标记，其对应的 Points 也用红点标记，同时用虚线指示。ID 为所对应的 Points，加总之后，Total Points=176，存活时间小于 12.3 月的概率为 10%。

同样的道理，也可以计算其他时间点的生存概率。

▶▶ 7.7　小结

绘制列线图较为简单，但由于列线图的形式多样，实现方法多样，乍看稍显烦琐。在实际工作中，掌握绘制其中一种形式列线图的 R 语言代码即可。

除此，本文仅罗列了常见的绘制方法，尚有其他绘制方法未罗列，如利用 VPRM 包的 colplot() 函数可以绘制全彩列线图，读者可根据需要阅读其他书籍。

第 8 章　Calibration 校准曲线

在临床预测模型中，列线图构建完成后，需要对模型进行评价，而 Calibration 校准曲线是常用的评价方法之一。众多预测模型均可以绘制 Calibration 校准曲线，如基于二分类资料模型、生存资料模型、竞争风险模型。

绘制 Calibration 校准曲线的方式也比较多样，本章尽可能地将其罗列出来，以飨读者。

本章主要涉及的知识点有：

- Calibration 校准曲线原理。
- Calibration 校准曲线绘制方法。
- Calibration 校准曲线解读。

注意：本章内容较为简单。

▶▶ 8.1　Calibration 校准曲线简介

Calibration 校准曲线就是关于实际发生率和预测发生率的散点图。实质上，Calibration 校准曲线是把 Hosmer-Lemeshow 拟合优度检验的结果可视化。Calibration 校准曲线可以用来评价 Logistic 回归模型、Cox 比例风险模型、竞争风险模型的一致性，即预测值与实际值之间的差异。

Calibration 图形校准法的基本原理：首先利用列线图预测每位研究对象的预测值，并将其按从低到高的顺序排列，根据四分位数将队列分为 4 组（或者根据其他分位数分组），然后分别计算每组研究对象预测值和相应实际值的均值，并将两者结合起来作图得到 4 个校准点，最后将这 4 个校准点连接起来得到预测校准曲线。

▶▶ 8.2　基于二分类资料

绘制 Calibration 校准曲线，即可以绘制单一模型校准曲线，即在一幅图中仅展示一个模型的结果；也可以绘制多模型校准曲线，即将多个模型的结果绘制在同一幅图中，进行相互比较。

8.2.1　单一模型校准曲线

单一模型校准曲线的绘制，方法比较多，这里罗列了常见的几种方法：一是 calibratel() 函数法，即通过 rms 包中的 lrm() 函数拟合 Logistic 模型，然后使用 calibrate() 函数拟合校准曲线，并使用 plot() 函数绘制；二是 Score() 函数法，即先使用 glm() 函数拟合 Logistic 模型，再使用 riskRegression 包中的 Score() 函数拟合校准曲线，利用 plotCalibration() 函数绘制校准曲线；三是 val.prob() 函数法，即使用 rms 包中的 val.prob() 函数绘制校准曲线。

1. calibrate() 函数法

案例：本案例共纳入 680 名研究对象，研究肺动脉栓塞的风险。数据见 data.xlsx。
数据相关信息见 6.3.2 节，这里不再重复罗列。

```
library(readxl)
data <- read_excel("data.xlsx")
data<-na.omit(data)
data<-as.data.frame(data)
```

利用 library() 函数加载 readxl 包，利用包中的 read_excel() 函数读取 xlsx 格式数据，使用 na.omit() 函数对数据集 data 中的缺失值进行行删除，使用 as.data.frame() 函数将数据集处理成数据框形式。

使用自最优子集筛选出的自变量 age、BMI、ToS、CA153、CDU、transfusion、stage 构建模型公式 form.bestglm，然后构建包含所有自变量的模型公式 form.all。

R 语言代码如下：

```
form.bestglm<-as.formula(group~age+BMI+ToS+CA153+CDU+transfusion+stage)
form.all<-as.formula(group~.)
```

在模型公式构建过程中，我们使用了 as.formula() 函数。

对数据集 data 进行打包，R 程序代码如下：

```
library(rms)
dd=datadist(data)
options(datadist="dd")
```

数据打包需要加载 rms 包，利用包中的 datadist() 函数完成对数据集 data 的打包，然后在 options() 函数中指定打包完的 dd，便于后续调用分析。

拟合 Logistic 模型，R 程序代码如下：

```
fit.glm<- lrm(formula=form.bestglm,data=data,x=TRUE,y=TRUE)
```

利用 lrm() 函数拟合模型，选项 formula 指定模型公式为 form.bestglm，选项 data 指定针对数据集 data 进行分析，将选项 x、选项 y 设置成 TRUE。将结果储存在 fit.glm 中。

进行校准曲线拟合，R 程序代码如下：

```
cal.glm<-calibrate(fit.glm,method = "boot",B=1000)
```

在 calibrate() 函数中输入模型名称 fit.glm；选项 method 设置重抽样的方法为 bootstrap，选项 B 设置 bootstrap 的次数为 1000。将结果储存在 cal.glm 中。

绘制校准曲线，R 程序代码如下：

```
par(mar=c(5,5,2,1))
plot(cal.glm,
     xlim = c(0,1),
     ylim = c(0,1),
     xlab = "Predicted Probability",
     ylab="Observed    Probability",
     xaxs = "i",
     yaxs = "i",
     legend =FALSE,
     subtitles = FALSE)
abline(0,1,col="blue",lty=2,lwd=2)
lines(cal.glm[,c("predy","calibrated.orig")],type="l",lwd=2,col="red")
lines(cal.glm[,c("predy","calibrated.corrected")],type="l",lwd=2,col="green")
legend(x=0.55,y=0.35,
       legend=c("Ideal","Apparent","Bias-corrected"),
       lty = c(2,1,1),
       lwd = c(2,1,1),
       col = c("blue","red","green"),
       bty="n",
       cex=1.5)
```

par() 函数设置图形边界，下、左、上、右依次为 5、5、2、1。

在 plot() 函数中输入 cal.glm。选项 xlim、ylim 设置 x 轴、y 轴的范围为 0~1；选项 xlab、ylab 设置 x 轴、y 轴的名称；选项 xaxs、yaxs 设置图片原点相交；选项 legend 设置为 FALSE，表示不显示图例；选项 subtitles 设置为 FALSE，表示不显示副标题。

在 abline() 函数中，选项 col 设置参考线颜色为蓝色，选项 lty 设置参考线线段类型为虚线，选项 lwd 设置参考线宽度为默认值的两倍。

在第一个 lines() 函数中，调用 cal.glm 中的 "calibrated.orig"，即未校准的曲线；选项 type 设置曲线类型为实线；选项 lwd 设置曲线宽度为默认值的两倍；选项 col 设置曲线颜色为红色。

在第二个 lines() 函数中，调用 cal.glm 中的 "calibrated.corrected"，即校准的曲线；选项 type 设置曲线类型为实线；选项 lwd 设置曲线宽度为默认值的两倍；选项 col 设置曲线颜色为蓝色。

在 legend() 函数中，x= 0.55、y=0.35 设置图例的位置，0.55 表示在 x 轴的位置，0.35 表示在 y 轴的位置；选项 legend 设置图例中的名称；选项 lty 设置图例中线段类型；选项 lwd 设置图例中的线段宽度；选项 col 设置图例中的线段颜色；选项 bty="n" 表示不显示图例边框。需要注意，lty、lwd、col 选项的设置与 abline() 函数、lines() 函数中的设置相一致。选项 cex 设置字体相对大小。

输出结果如图 8.1 所示。

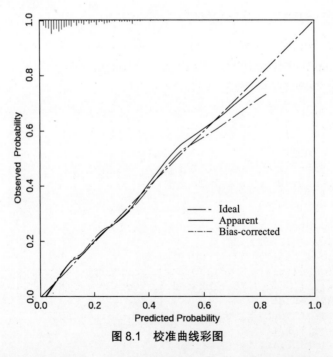

图 8.1 校准曲线彩图

在图 8.1 中，横坐标是预测值，纵坐标是实际值。45° Ideal 线表示参考线，Apparent 线表示预测值与实际值的拟合情况，Bias-corrected 实线表示校正之后的预测值与实际值的拟合情况。

若 Bias-corrected 线或 Apparent 线越接近 Ideal 线，说明预测值与实际值的一致性越高；若 Bias-corrected 线或 Apparent 线越偏离 Ideal 线，说明预测值与实际值的一致性越差。在本案例中，预测值与实际值的一致性较好。

2. Score() 函数法

接 8.2.1 节上述案例。

首先拟合 Logistic 模型，R 程序代码如下：

```
fit2.glm = glm(formula=form.bestglm,data=data,family=binomial())
```

利用 glm() 函数拟合模型，选项 formula 指定模型公式为 form.bestglm，选项 data 指定针对数据集 data 进行分析，选项 family 指定因变量为二分类。将结果储存在 fit2.glm 中。

进行校准曲线拟合，R 程序代码如下：

```
library(riskRegression)
xb <-Score(object=list(fit2.glm),
            formula=group~1,
            plots=c("calibration","ROC"),
            metrics = c("auc", "brier"),
            B=1000,M=50,
            data=data)
```

利用 library() 函数加载 riskRegression 包，使用 riskRegression 包中的 Score() 函数进行校准曲线的设置。在 Score() 函数中，选项 object 指定模型，在指定模型时通过 list() 函数将 fit2.glm 包装起来；选项 formula 设置公式左侧是什么；选项 plots 设置可绘制哪些图形；选项 metrics 设置可得到哪些统计量；选项 B 设置 bootstrap 次数；选项 M 设置每次 bootstrap 的样本大小；选项 data 指定针对数据集 data 进行分析。将结果储存在 xb 中。

绘制校准曲线，R 程序代码如下：

```
plotCalibration(x=xb,
                xlab="Predictd Risk",
                ylab = "Observed Frequency",
                col="black",
                brier.in.legend=FALSE,
                auc.in.legend=FALSE)
```

在 plotCalibration() 函数中，选项 x 指定 Score() 函数拟合的 xb；xlab、ylab 设置 x 轴、y 轴的名称；选项 col 设置线段颜色；选项 brier.in.legend=FALSE，表示不显示 brier 得分；选项 auc.in.legend=FALSE，表示不显示 auc。

输出结果如图 8.2 所示。

在图 8.2 中，横坐标是预测值，纵坐标是实际值。灰色斜线表示参考线，黑色曲线表示预测值与实际值的拟合情况。若黑色曲线越接近参考线，说明预测值与实际值的一致性越高；

若黑色曲线越偏离参考线，说明预测值与实际值的一致性越差。在本案例中，预测值与实际值的一致性较好。

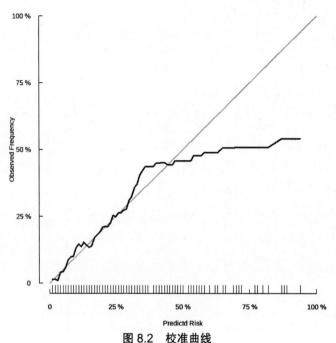

图 8.2　校准曲线

还可以利用 plotCalibration() 函数将 x 轴进行分段化处理，绘制频率图。

R 程序代码如下

```
plotCalibration(x=xb,
                ylab = "Risk or Frequency",
                bars=TRUE,
                q=7,
                show.frequencies=TRUE)
```

在 plotCalibration() 函数中，选项 x 指定 Score() 函数拟合的 xb；ylab 设置 y 轴的名称；选项 bars=TRUE，表示绘制条图；选项 q=7，表示 x 轴将风险大小分成 7 段；选项 show.frequencies=TRUE，表示显示频率。

输出结果如图 8.3 所示。

在图 8.3 中，纵坐标表示频率，横坐标将风险大小分成 7 段，第 1 段风险大小为 0.5%~3.7%，第 7 段风险大小为 33.2%~94.3%。灰色条形图表示预测的频率，即 Predicted risks，黑色条形图表示实际的频率，即 Observed frequencies。

以第 1 段风险大小 0.5%~3.7% 为例，预测频率是 2%，实际频率是 1%。

以第 7 段风险大小 33.2%~94.3% 为例，预测频率是 51%，实际频率是 50%。

纵观 7 段风险，可发现预测值与实际值较为接近，说明预测值与实际值的一致性较好。

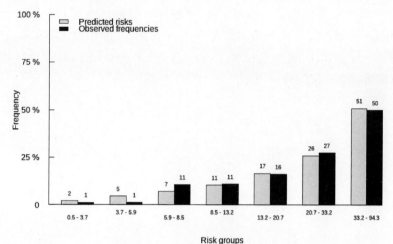

图 8.3　分组频率化校准曲线

3. val.prob() 函数法

接 8.2.1 节上述案例。

直接利用模型 fit2.glm 进行预测，R 程序代码如下：

```
pred.logit<-predict(fit2.glm)
phat <- 1/(1+exp(-pred.logit))
```

利用 predict() 函数预测模型 fit2.glm 的线性预测值，然后将其转换成概率值 phat，转换方式即 Logit 变换。

绘制校准曲线，R 程序代码如下：

```
val.prob(p=phat,y=data$group,m=150)
```

在 val.prob() 函数中，选项 p 指定概率预测值 phat，选项 y 指定实际分类情况，选项 m 指定亚组的样本大小，通常设置成总样本大小的 1/3 或 1/4。

输出结果如图 8.4 所示。

在图 8.4 中，横坐标表示预测值，纵坐标表示实际值。Ideal 线表示参考线，Logistic calibration 线也是参考线；Nonparamtric 线表示模型拟合的情况，Grouped observations 为分组估计值，三角形的数目的多少与代码中选项 m 的大小有关。

在本案例中，Nonparamtric 线与参考线相接近，说明预测值与实际值的一致性较好。图上也罗列了一些统计指标。Dxy 即预测值和实际值的相关性大小，此处为 0.613，提示相关性尚可；C(ROC) 即 C 指数，也是 ROC 曲线下面积，C(ROC)=1+Dxy/2，此处 C(ROC) 为 0.806，提示结果尚可；R^2 为模型的复决定系数；D 即 discrimination index，为区分指数，越大越好；U，即 unreliability index，为不可靠性指数，越小越好；Q，即 quality index，越大越好；Brier 即预测值和真实值的均方误差，Brier 越小，校准效果越好。Intercept、Slope 即截距和斜率；Emax 即预测值和实际值的最大绝对差值；Eavg 即预测值和实际值的平均差值；E90 即预测值和实际值差值的 90% 分位数；S:z、S:p 为 Spiegelhalter Z-test 得到的 Z 值与 p 值，p 值为 0.927，说明拟合效果较好。

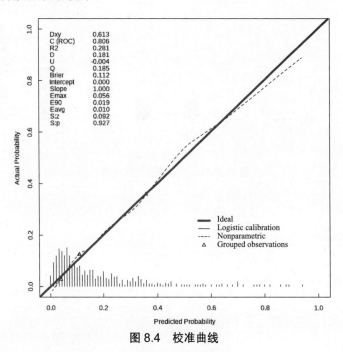

图 8.4　校准曲线

除此之外，我们还可根据自变量分组绘制校准曲线。

自变量为连续性变量的 R 程序代码如下：

```
v2.glm<-val.prob(p=phat,y=data$group,group=data$BMI,g.group=2)
v2.glm
plot(v2.glm)
```

在 val.prob() 函数中，选项 group 指定一个连续性变量，选项 g.group=2 表示将这个连续性变量分成两组。将结果储存在 v2.glm 中，输入 v2.glm 可返回结果，输入 plot(v2.glm) 可显示图形。

输出结果：

Group	[13.1,23.8)	[23.8,34.4]	Overall
n	260	255	515
Pavg	0.111	0.228	0.169
Obs	0.096	0.243	0.169
ChiSq	0.7	0.4	0.0
ChiSq2	1.2	1.6	0.0
Eavg	0.019	0.020	0.010

Eavg/P90	0.047	0.035	0.019
Med OR	1.924	1.078	1.068
C	0.853	0.732	0.806
B	0.068	0.157	0.112
B ChiSq	1.0	1.1	0.0
B cal	0.068	0.155	0.111

　　输出结果按照 [13.1,23.8)、[23.8,34.4] 将 BMI 分成了两组，分别呈现了上述两组及两组一起，即 [13.1,23.8)、[23.8,34.4]、Overall 的结果。在上述结果中，我们只需读取 C 指数，即 [13.1,23.8) 组的 C 指数为 0.853，[23.8,34.4] 组的 C 指数为 0.732，Overall 的 C 指数为 0.806。这说明无论模型是针对总人群还是按照 BMI 分为 [13.1,23.8)、[23.8,34.4] 两组，模型的一致性均较高。

　　输出图形如图 8.5 所示。

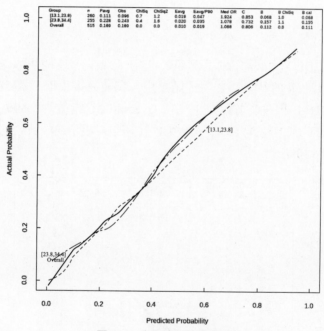

图 8.5　分组绘制校准曲线

　　在图 8.5 中，除 45° 的参考线，还有 3 条曲线，两条细曲线分别表示 [13.1,23.8)、[23.8,34.4] 组的情况，一条粗曲线表示 Overal，即总人群的情况。图片解读方法同图 8.4，其他曲线与参考线相越接近，说明模型的一致性较好。

　　自变量为分类变量，我们也可以根据自变量分组绘制校准曲线。

　　R 程序代码如下：

```
v3.glm<-val.prob(p=phat,y=data$group,group=data$CDU)
v3.glm
plot(v3.glm)
```

在 val.prob() 函数中，选项 group 指定一个分类变量，而无须设置选项 g.group。将结果储存在 v3.glm 中，输入 v3.glm 可返回结果，输入 plot(v3.glm) 可显示图形。

输出结果：

```
Group       0            1             Overall
n           479          36            515
Pavg        0.144        0.500         0.169
Obs         0.144        0.500         0.169
ChiSq       0            0             0
ChiSq2      0            0             0
Eavg        0.012        0.072         0.010
Eavg/P90    0.030        0.117         0.019
Med OR      1.083        1.364         1.068
C           0.783        0.772         0.806
B           0.105        0.198         0.112
B ChiSq     0            0             0
B cal       0.105        0.187         0.111
```

输出结果按照 CDU 将数据分成了两组，分别呈现了上述两组及总人群的结果，即 CDU=0、CDU=1、Overall 的结果。在上述结果中，我们只需读取 C 指数，即 CDU=0 组的 C 指数为 0.783，CDU=1 组的 C 指数为 0.772，Overall 的 C 指数为 0.806。这说明无论模型是针对总人群还是按照 CDU 分为 CDU=0、CDU=1 两组，模型的一致性均较高。

输出结果如图 8.6 所示。

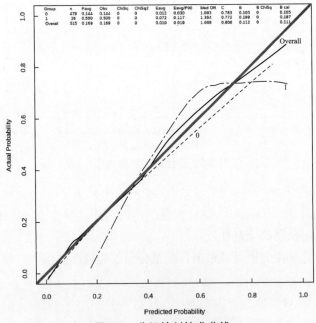

图 8.6　分组绘制校准曲线

在图 8.5 中，除 45°的参考线，还有 3 条曲线，两条细曲线分别表示 CDU=0、CDU=1 组的情况，一条粗曲线表示 Overal，即总人群的情况。图片解读方法同图 8.4，其他曲线与参考线相越接近，说明模型一致性较好。

8.2.2　多模型校准曲线

我们可以将多个模型的校准曲线绘制在同一幅图上。实现方法比较多，这里仅罗列常用的两种：一是通过 Score() 法进行校准曲线的拟合；二是通过 calibrate() 法进行校准曲线的拟合。

1. Score() 函数法

接 8.2.1 节案例。

R 程序代码如下：

```
fit3.glm = glm(formula=form.all,data=data,family=binomial())
xb2 <-Score(object=list("Model Bestglm"=fit2.glm,
                        "Model All"=fit3.glm),
          formula=group~1,
          plots=c("calibration","ROC"),
          metrics = c("auc", "brier"),
          B=1000,M=50,
          data=data)
plotCalibration(xb2,
          xlab="Predictd Risk",
          ylab = "Observed Frequency",
          brier.in.legend=FALSE,
          auc.in.legend=FALSE)
```

利用 glm() 函数拟合公式为 form.all 的模型，将结果储存在 fit3.glm 中。在 Score() 函数中，选项 object 指定 fit2.glm、fit3.glm，两个模型通过 list 连接起来，并分别命名为 Model Bestglm、Model All。选项 formula 设置公式左侧内容；选项 plots 设置可绘制哪些图形；选项 metrics 设置可得到哪些统计量；选项 B 设置 bootstrap 次数；选项 M 设置每次 bootstrap 的样本大小；选项 data 指定针对数据集 data 进行分析。将结果储存在 xb 中。

在 plotCalibration() 函数中，选项 x 指定 Score() 函数拟合的 xb2；xlab、ylab 设置 x 轴、y 轴的名称；选项 brier.in.legend=FALSE，表示不显示 brier 得分；选项 auc. in.legend=FALSE，表示不显示 auc。输出结果如图 8.7 所示。

在图 8.7 中，横坐标表示预测值，纵坐标表示实际值，灰色斜线表示参考线，黑色曲线表示 Model Bestglm 模型预测值与实际值的拟合情况，灰色曲线表示 Model All 模型预测值与实际值的拟合情况。

曲线越接近参考线，说明预测值与实际值的一致性越高；曲线越偏离参考线，说明预测值与实际值的一致性越差。在本案例中，两个模型的曲线均接近参考线，说明预测值与实际值的一致性较好。

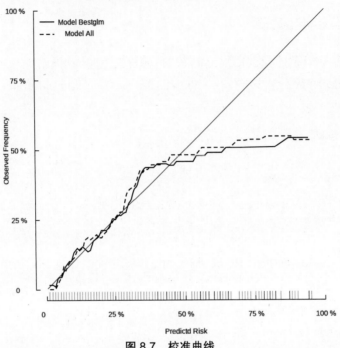

图 8.7　校准曲线

2. calibrate() 函数法

接 8.2.1 节案例。

R 程序代码如下：

```
fit4.glm<- lrm(formula=form.all,data=data,x=TRUE,y=TRUE)
cal2.glm<-calibrate(fit4.glm,method = "boot",B=1000)
plot(1,type = "n",
     xlim = c(0,1),
     ylim = c(0,1),
     xaxs = "i",
     yaxs = "i",
     xlab = "Predicted Probability",
     ylab="Observed    Probability",
     legend =FALSE,
     subtitles = FALSE,
     cex=1.5,
     cex.axis=1.5,
     cex.lab=1.5)
```

```
abline(0,1,col="black",lty=2,lwd=2)
lines(cal.glm[,c("predy","calibrated.orig")],lty=2,lwd=2,col="green")
lines(cal.glm[,c("predy","calibrated.corrected")],type="l",lwd=2,col="green")
lines(cal2.glm[,c("predy","calibrated.orig")],lty=2,lwd=2,col="blue")
lines(cal2.glm[,c("predy","calibrated.corrected")],type="l",lwd=2,col="blue")
legend(0.01,0.95,
       c("Model Bestglm calibrated.orig",
         "Model Bestglm Bias-corrected",
         "Model All calibrated.orig",
         "Model All Bias-corrected"),
       lty = c(2,1,2,1),
       lwd = c(2,2,2,2),
       col = c("green","green","blue","blue"),
       bty="n",
       cex=1.5)
```

利用 lrm() 函数拟合模型，选项 formula 指定模型公式为 form.all，选项 data 指定针对数据集 data 进行分析，将选项 x、y 设置成 TRUE。将结果储存在 fit4.glm 中。

在 calibrate() 函数中输入模型名称 fit4.glm，选项 method 设置重抽样的方法为 bootstrap，选项 B 设置 bootstrap 的次数为 1000。将结果储存在 cal2.glm 中。

在 plot() 函数中，1，type = "n"，表示绘制一幅空白图；选项 xlim、ylim 设置 x 轴、y 轴的范围为 0~1；选项 xlab、ylab 设置 x 轴、y 轴的名称；选项 xaxs、yaxs 设置图片原点；选项 legend 设置为不显示图例；选项 subtitles 设置为不显示副标题，选项 cex、cex.axis、cex.lab 表示设置坐标轴刻度线及名称的字体相对大小。

在 abline() 函数中，选项 col 设置参考线颜色为黑色，选项 lty 设置参考线线段类型为虚线，选项 lwd 设置参考线宽度为默认值的两倍。

在第一个 lines() 函数中，调用 cal.glm 中的 "calibrated.orig"，即未校准的曲线；选项 lty 设置曲线类型为虚线，选项 lwd 设置曲线宽度为默认值的两倍，选项 col 设置曲线颜色为绿色。

在第二个 lines() 函数中，调用 cal.glm 中的 "calibrated.corrected"，即校准的曲线；选项 type 设置曲线类型为实线，选项 lwd 设置曲线宽度为默认值的两倍，选项 col 设置曲线颜色为绿色。

在第三个 lines() 函数中，调用 cal2.glm 中的 "calibrated.orig"，即未校准的曲线；选项 lty 设置曲线类型为虚线，选项 lwd 设置曲线宽度为默认值的两倍，选项 col 设置曲线颜色为蓝色。

在第四个 lines() 函数中，调用 cal2.glm 中的 "calibrated.corrected"，即校准的曲线；选项 type 设置曲线类型为实线，选项 lwd 设置曲线宽度为默认值的两倍，选项 col 设置曲线颜色为蓝色。

在 legend() 函数中，通过 0.01、0.95 设置图例的位置，0.01 表示在 x 轴的位置，0.95 表示在 y 轴的位置；选项 lty 设置图例中线段类型；选项 lwd 设置图例中的线段宽度；选项 col

设置图例中的线段颜色；选项 bty="n" 表示不显示图例边框。需要注意，lty、lwd、col 选项的设置与 abline() 函数、lines() 函数中的设置一致；选项 cex 表示设置字体相对大小。

输出结果如图 8.8 所示。

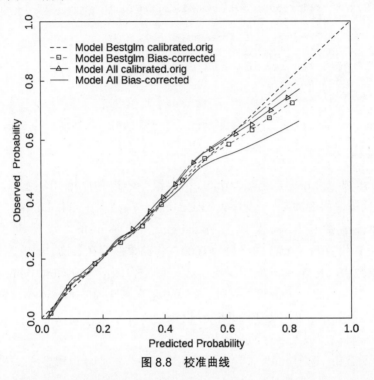

图 8.8　校准曲线

在图 8.8 中，横坐标表示预测值，纵坐标表示实际值。黑色的 45°虚线表示参考线。

灰色虚曲线表示模型 Model Bestglm 的预测值与实际值的拟合情况；灰色实线表示校正之后模型 Model Bestglm 的预测值与实际值的拟合情况。

黑色虚曲线表示模型 Model All 的预测值与实际值的拟合情况；黑色实曲线表示校正之后模型 Model All 的预测值与实际值的拟合情况。

各线越接近参考线，说明预测值与实际值的一致性越高；越偏离参考线，说明预测值与实际值的一致性越差。在本案例中，预测值与实际值的一致性较好。

▶▶ 8.3　基于生存资料

对于生存资料，可以绘制单模型单时点校准曲线，也可以将单模型多时点校准曲线绘制在同一幅图中，或者将多模型同时点校准曲线绘制在同一幅图中。

需要注意，通常不将多模型多时点校准曲线绘制在同一幅图中。

8.3.1　单模型单时点校准曲线

单模型单时点校准曲线的绘制方法：一是 calibrate() 函数法，即通过 rms 包中的 cph() 函数拟合 Cox 比例风险模型，然后使用 calibrate() 函数拟合校准曲线，使用 plot() 函数绘制校准曲线；二是 Score() 函数法，即使用 survival 包种的 coxph() 函数拟合 Cox 模型，使用 riskRegression 包中的 Score() 函数拟合校准曲线，使用 plotCalibration() 函数绘制校准曲线。

1. calibrate() 函数法

案例：研究胰腺癌病人术后生存情况。结局事件为死亡，纳入的因素有患者年龄、性别、有无术中放疗、病变部位、胰胆管浸润程度、有无腹膜转移、肿瘤的 TNM 分期。数据见 pancer.csv。

导入数据，R 程序代码如下：

```
pancer<-read.csv("pancer.csv",header = TRUE,sep = ",")
str(pancer)
```

利用 read.csv() 函数导入 csv 格式的数据，选项 header = TRUE 表示第一行为标题，选项 sep = "," 表示分隔符为逗号。

利用 str() 函数查看数据集基本信息，输出结果如下：

```
'data.frame':  83 obs. of   10 variables:
 $ caseno : int  1 2 3 4 5 6 7 9 10 11 ...
 $ time   : num  2.4 1.7 0.1 1 4.8 6.4 10.8 5.1 1.1 0.5 ...
 $ censor : int  1 1 1 1 1 1 1 1 1 1 ...
 $ age    : int  66 69 48 73 65 38 62 59 53 70 ...
 $ Gender : chr  "Male" "Male" "Male" "Male" ...
 $ trt    : chr  "无术中放疗" "无术中放疗" "无术中放疗" "无术中放疗" ...
 $ bui    : chr  "头部以外" "头部以外" "头部以外" "头部以外" ...
 $ ch     : chr  "ch" "ch" "nonch" "ch" ...
 $ p      : chr  "有" "有" "无" "无" ...
 $ stage  : chr  "IV期" "IV期" "III期" "III期" ...
```

其中，数据形式为数据框（data.frame），总共有 11 个变量、83 个研究对象。

变量 caseno 表示编号。

变量 time 表示随访时间，连续性变量，单位为月。

变量 censor 表示随访结局，2 个水平，1 表示死亡，0 表示删失。

变量 age 表示年龄，连续性变量，单位为岁。

变量 Gender 表示病人性别，2 个水平，Male（男）或 Female（女）。

变量 trt 表示术中是否放疗，2 个水平，无术中放疗或有术中放疗。

变量 bui 表示病变部位，2 个水平，胰脏头部或头部意外。

变量 ch 表示胰胆管浸润程度，2 个水平，ch 或 noch。

变量 p 表示有无腹膜转移，2 个水平，有或无。

变量 stage 表示肿瘤的 TNM 分期，2 个水平，Ⅲ期或Ⅳ期。

变量 censor 和 time 共同构成因变量，故采用生存分析方法。

将数据集 pancer 中变量 time 的单位修改成 Month(月)，R 程序代码如下：

```
units(pancer$time)<-"Month"
```

在 units() 函数中输入待处理的变量，直接指定其单位为 Month 即可。

针对数据集中所有自变量构建模型公式 form.cox，R 语言代码如下：

```
form.cox<-as.formula(Surv(time,censor==1)~age+Gender+trt+bui+ch+p+stage)
```

在模型公式构建过程中，我们使用了 as.formula() 函数。

拟合模型的 R 程序代码如下：

```
library(rms)
fit.cox <- cph(formula = form.cox,data=pancer,x=TRUE,y=TRUE,surv=TRUE,time.inc = 3)
```

利用 library() 函数加载 rms 包，使用 rms 包中的 cph() 函数进行模型拟合。

在 cph() 函数中，选项 formula 指定模型公式为 form.cox，选项 data 指定针对数据集 pancer 进行分析，选项 x、y、surv 设置为 TRUE，选项 time.inc 设置为 3，表示进行 3 个月的模型拟合。将结果储存在 fit.cox 中。

拟合 calibrate 的 R 程序代码如下：

```
cal.cox <- calibrate(fit.cox,
                     cmethod='KM',
                     method='boot',
                     u=3,
                     m=40,
                     B=1000)
```

在 calibrate() 函数中输入拟合的模型 fit.cox，选项 cmethod 指定生存预测方法，通常是 KM；选项 method 指定重抽样方法，这里是 boot；选项 u 需要与模型中的 time.inc 一致，即 3；选项 m 约等于样本量除以 3 左右，需要不断调试；选项 B 设置 bootstrap 重复次数。将结果储存在 cal.cox 中。

绘制 3 个月校准曲线的 R 语言代码如下：

```
plot(cal.cox,
     lwd=2,
     lty=1,
     errbar.col="blue",
     xlim=c(0,1),ylim=c(0,1),
     xaxs = "i",
     yaxs = "i",
```

```
xlab="Nomogram-Predicted Probabilityof 3-month OS",
ylab="Actual 3-month OS (proportion)",
col="red",
subtitles=F)
lines(cal.cox[,c("mean.predicted","KM")],type="b",lwd=2,col="red")
abline(0,1,lty=3,lwd=2,col="black")
```

在 plot() 函数中输入 cal.cox。选项 lwd 设置线段宽度为 2；选项 lty 设置线段类型为实线；选项 errbar.col 设置误差线颜色为蓝色；选项 xlim、ylim 设置 x 轴、y 轴的范围为 0~1；选项 xaxs、yaxs 设置图片原点；选项 xlab、ylab 设置 x 轴、y 轴的名称；选项 col 设置线段为红色；选项 subtitles 设置为 F，即不显示副标题。

在 lines() 函数中，调用 cal.cox 中的 "KM"，即校准曲线；选项 type 设置曲线类型为实线，选项 lwd 设置曲线宽度为默认值的两倍，选项 col 设置曲线颜色为红色。

在 abline() 函数中，选项 lty 设置参考线线段类型为点线，选项 lwd 设置参考线宽度为默认值的两倍，选项 col 设置参考线颜色为黑色。

输出结果如图 8.9 所示。

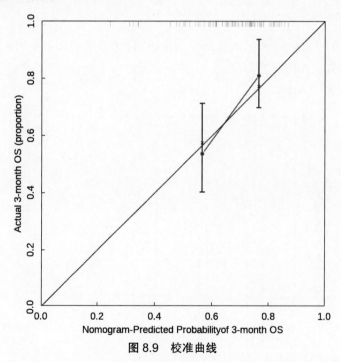

图 8.9　校准曲线

在图 8.9 中，横坐标为 3 个月生存情况的预测值，纵坐标为 3 个月生存情况的实际值，45° 的黑色虚线表示参考线，红色线表示模型拟合的预测值与实际值的一致性情况，竖线为其标准误差。红色线越接近参考线，表示预测值与实际值的一致性越高。

还可绘制 6 个月的校准曲线，R 语言代码如下：

```
fit2.cox <- cph(formula = form.cox,data=pancer,x=TRUE,y=TRUE,surv=TRUE,time.inc =6 )
cal2.cox <- calibrate(fit2.cox,
                      cmethod='KM',
                      method='boot',
                      u=6,
                      m=25,
                      B=1000)
plot(cal2.cox,
     lwd=2,
     lty=1,
     errbar.col="blue",
     xlim=c(0,1),ylim=c(0,1),
     xaxs = "i",
     yaxs = "i",
     xlab="Nomogram-Predicted Probabilityof 6-month OS",
     ylab="Actual 6-month OS (proportion)",
     col="red",
     subtitles=F)
lines(cal2.cox[,c("mean.predicted","KM")],type="b",lwd=2,col="red")
abline(0,1,lty=3,lwd=2,col="black")
```

只需更改 cph() 函数中的选项 time.inc、calibrate() 函数中的选项 u 为 6，并将 plot() 函数中的 xlab、ylab 设置成相应名称即可。

输出结果如图 8.10 所示。

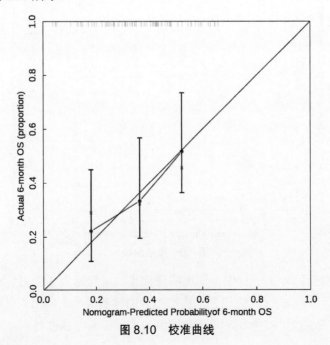

图 8.10　校准曲线

在图 8.10 中，横坐标为 6 个月生存情况的预测值，纵坐标为 6 个月生存情况的实际值，45°的黑色虚线表示参考线，红色线表示模型拟合的预测值与实际值的一致性情况，竖线为其标准误差。红色线越接近参考线，预测值与实际值的一致性越高。

2. Score() 函数法

接 8.3.1 节上述案例。R 程序代码如下：

```
library(survival)
fit3.cox=coxph(formula = form.cox,data=pancer,x=TRUE)
library(riskRegression)
xs=Score(object=list("Cox Model"=fit3.cox),
         times = c(3,6),
         formula=Surv(time,censor)~1,
         plots=c("calibration","ROC"),
         metrics = c("auc", "brier"),
         B=1000,M=50,
         data=pancer)
```

利用 library() 函数加载 survival 包，利用 survival 包中的 coxph() 函数拟合生存模型。选项 formula 指定模型公式为 form.cox，选项 data 指定针对数据集 pancer 进行分析，选项 x 设置成 TRUE。将结果储存在 fit3.cox 中。

利用 library() 函数加载 riskRegression 包，利用 riskRegression 包中的 Score() 函数进行校准曲线的设置。在 Score() 函数中，选项 object 指定 fit3.cox，通过 list 包装起来，并命名为 Cox Model；选项 times 设置估计哪些时间点的校准曲线；选项 formula 设置公式左侧内容，需与前文公式左侧一致；选项 plots 设置可绘制哪些图形；选项 metrics 设置可得到哪些统计量；选项 B 设置 bootstrap 次数；选项 M 设置每次 bootstrap 的样本大小；选项 data 指定针对数据集 pancer 进行分析。将结果储存在 xs 中。

绘制 3 个月校准曲线的 R 程序代码如下：

```
plotCalibration(x=xs,
                times=3,
                xlab="Predictd Risk",
                ylab = "Observed Frequency",
                col="black",
                brier.in.legend=FALSE,
                auc.in.legend=FALSE)
```

在 plotCalibration() 函数中，选项 x 指定 Score() 函数拟合的 xs；选项 times 指定绘制 3 个月的图；xlab、ylab 设置 x 轴、y 轴的名称；选项 col 设置线段颜色；选项 brier.in.legend=FALSE，表示将不显示 brier 得分；选项 auc.in.legend=FALSE，表示将不显示 auc。

输出结果如图 8.11 所示。

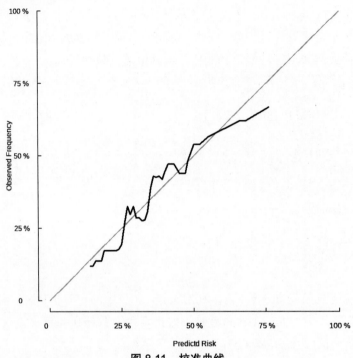

图 8.11　校准曲线

在图 8.11 中，横总坐标是 3 个月的死亡情况，而非生存情况。45°的灰色斜线表示参考线，黑色曲线表示模型预测值与实际值的拟合情况。黑色曲线越接近参考线，说明预测值与实际值的一致性越高；黑色曲线越偏离参考线，说明预测值与实际值的一致性越差。在本案例中，黑色曲线接近参考线，说明预测值与实际值的一致性较好。

绘制 6 个月校准曲线的 R 程序代码如下：

```
plotCalibration(x=xs,
                times=6,
                xlab="Predictd Risk",
                ylab = "Observed Frequency",
                col="black",
                brier.in.legend=FALSE,
                auc.in.legend=FALSE)
```

只需将 plotCalibration() 函数中的选项 times 设置为 6 即可。

输出结果略。

除此之外，还可以对 x 轴进行分段化处理，绘制频率图。

```
plotCalibration(x=xs,
                times = 3,
                ylab = "Risk or Frequency",
                bars=TRUE,
```

```
                q=7,
                show.frequencies=TRUE)
```

在 plotCalibration() 函数中，选项 x 指定 Score() 函数拟合 xs；选项 times 设置绘制 3 个月的图；选项 ylab 设置 y 轴的名称；选项 bars=TRUE，表示绘制条图；选项 q=7 表示将 x 轴根据风险大小分成 7 段；选项 show.frequencies=TRUE，表示显示频率。

输出结果如图 8.12 所示。

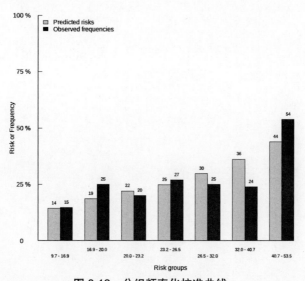

图 8.12　分组频率化校准曲线

在图 8.12 中，纵坐标表示频率，横坐标将风险大小分成 7 段，第 1 段风险大小为 13.9%~20.9%，第 7 段风险大小为 46.9%~76.0%。灰色条形图表示预测的频率（Predicted risks），黑色条形图表示实际的频率（Observed frequencies）。

以第 1 段风险大小 13.9%~20.9% 为例，预测的频率是 17%，实际的频率是 8%。

以第 7 段风险大小 46.9%~76.0% 为例，预测的频率是 58%，实际的频率是 58%。

纵观 7 段风险，可发现预测值与实际值较为接近，说明预测值与实际值的一致性较好。

绘制 6 个月频率图的 R 程序代码如下：

```
plotCalibration(x=xs,
                times = 6,
                ylab = "Risk or Frequency",
                bars=TRUE,
                q=7,
                show.frequencies=TRUE)
```

只需将 plotCalibration() 函数中的选项 times 设置为 6 即可。

输出结果略。

8.3.2　单模型多时点校准曲线

接 8.3.1 节案例。

我们还可以将不同时间点的校准曲线绘制在同一幅图中，R 程序代码如下：

```
plot_error <- function(x, y, sd, len = 1, col = "black") {
    len <- len * 0.05
    arrows(x0 = x, y0 = y, x1 = x, y1 = y - sd*y, col = col, angle = 90, length = len)
    arrows(x0 = x, y0 = y, x1 = x, y1 = y + sd*y, col = col, angle = 90, length = len)
}
```

构建一个 plot_error() 函数用于绘制误差线。直接调用 plot_error() 函数即可。

绘制单模型多时点校准曲线，R 程序代码如下：

```
plot(x=1,type = "n",
     xlim = c(0,1),
     ylim = c(0,1),
     xaxs = "i",
     yaxs = "i",
     xlab = "Predicted Probability",
     ylab="Observed   Probability",
     legend =FALSE,
     subtitles = FALSE,
     cex=1.5,
     cex.axis=1.5,
     cex.lab=1.5)
x1<-cal.cox[,c("mean.predicted")]
y1<-cal.cox[,c("KM")]
sd1<-cal.cox[,c("std.err")]
points(x1,y1,
       type = "o",
       pch = 2,
       col = "seagreen",
       lty = 1,
       lwd = 2)

plot_error(x1,y1,
           sd=sd1,
           col="seagreen")
x2<-cal2.cox[,c("mean.predicted")]
y2<-cal2.cox[,c("KM")]
sd2<-cal2.cox[,c("std.err")]
points(x2,y2,
       type = "o",
       pch = 1,
       col = "red",
       lty = 1,
       lwd = 2)
```

```
plot_error(x2,y2,
           sd=sd2,
           col="red")
abline(0,1,lty=3,lwd=2,col="black")
legend(0.01,0.95,
       legend=c("3-Month OS","6-Month OS"),
       lty = c(1,1),
       lwd = c(2,2),
       pch = c(1,2),
       col = c("seagreen","red"),
       horiz = TRUE,
       bty="n",
       cex=1.5)
```

在 plot() 函数中，选项 x=1 仅用于传入参数，无实质意义。选项 type = "n" 表示不绘任何点或者曲线，因此 plot() 函数绘制一幅空的图床，用于后续操作。选项 xlim、ylim 设置 x 轴、y 轴的范围为 0~1。选项 xaxs、yaxs 设置图片原点。选项 xlab、ylab 设置 x 轴、y 轴的名称。选项 subtitles 设置为不显示副标题。选项 cex、cex.axis、cex.lab 表示设置坐标轴刻度线及名称的字体相对大小。

将模型 cal.cox 中的 "mean.predicted" 取出并传递给变量 x1；将模型 cal.cox 中的 "km" 取出传递给变量 y1；将模型 cal.cox 中的 "std.err" 取出并传递给变量 sd1。

利用 points() 函数将模型 cal.cox 的校准曲线绘制出来，选项 type = "o" 表示实线通过的所有点，选项 pch = 2 表示散点用三角形表示，选项 col 设置颜色，选项 lty 设置线段类型，选项 lwd 设置线段宽度。

利用自建的 plot_error() 函数绘制标准误差的竖线，选项 col 设置颜色。

用同样的方法将模型 cal2.cox 中的 "mean.predicted" 取出并传递给变量 x2；将模型 cal2.cox 中的 "km" 取出并传递给变量 y2；将模型 cal2.cox 中的 "std.err" 取出并传递给变量 sd2。

利用 points() 函数将模型 cal2.cox 的校准曲线绘制出来，选项 type = "o" 表示实线通过的所有点，选项 pch = 1 表示散点用圆形表示，选项 col 设置颜色，选项 lty 设置线段类型，选项 lwd 设置线段宽度。

利用自建的 plot_error() 函数绘制标准误差的竖线，选项 col 设置颜色。

在 abline() 函数中，选项 lty 设置参考线线段类型为点线，选项 lwd 设置参考线宽度为默认值的两倍，选项 col 设置参考线颜色为黑色。

在 legend() 函数中，通过 0.01、0.95 设置图例的位置，0.01 表示在 x 轴的位置，0.95 表示在 y 轴的位置；选项 legend 设置图例中的名称；选项 lty 设置图例中的线段类型；选项 lwd 设置图例中的线段宽度；选项 pch 设置散点类型；选项 col 设置图例中的线段颜色；选项 horiz = TRUE 表示横向放置图例；选项 bty="n" 表示不显示图例边框。需要注意 lty、 lwd、col 选项的设置与 abline() 函数、points() 函数、plot_error() 函数中的设置相一致。选项 cex 表示设置字体相对大小。

输出结果如图 8.13 所示。

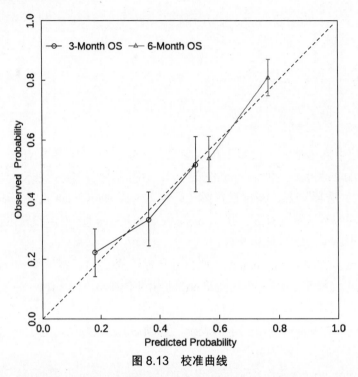

图 8.13　校准曲线

在图 8.13 中，横坐标表示生存情况的预测值，纵坐标表示月生存情况的实际值，45°的虚线表示参考线。

圆形散点线表示 cal.cox 模型 3 个月的情况，三角形散点线表示 cal.cox 模型 6 个月的情况。圆形散点线、三角形散点线越接近参考线，表示预测值与实际值的一致性越高。

8.3.3　多模型同时点校准曲线

多模型同时点校准曲线的绘制方法：一是 calibrate() 函数法，即通过 rms 包中的 cph() 函数拟合 Cox 比例风险模型，然后使用 calibrate() 函数拟合校准曲线，并绘制；二是 Score() 函数法，即使用 survival 包种的 coxph() 函数拟合 Cox 模型，使用 riskRegression 包中的 Score() 函数拟合校准曲线，利用 plotCalibration() 函数绘制。

1. calibrate() 函数法

接 8.3.1 节上述案例。

将不同模型的相同时间点的校准曲线绘制在一幅图中，R 程序代码如下：

```
form.reduce<-as.formula(Surv(time,censor==1)~age+trt+bui+ch+p+stage)
fit.reduce<- cph(formula = form.reduce,x=T,y=T,data=pancer,surv=T,time.
inc = 3)
cal.reduce <- calibrate(fit.reduce,
                        cmethod='KM',
                        method='boot',
                        u=3,
                        m=40,
                        B=1000)
plot(x=1,type = "n",
     xlim = c(0,1),
     ylim = c(0,1),
     xaxs = "i",
     yaxs = "i",
     xlab = "Predicted Probability",
     ylab="Observed     Probability",
     legend =FALSE,
     subtitles = FALSE,
     cex=1.5,
     cex.axis=1.5,
     cex.lab=1.5)
x1<-cal.cox[,c("mean.predicted")]
y1<-cal.cox[,c("KM")]
sd1<-cal.cox[,c("std.err")]
points(x1,y1,
       type = "o",
       pch = 2,
       col = "seagreen",
       lty = 1,
       lwd = 2)
plot_error(x1,y1,
           sd=sd1,
           col="seagreen")
x2<-cal.reduce[,c("mean.predicted")]
y2<-cal.reduce[,c("KM")]
sd2<-cal.reduce[,c("std.err")]
points(x2,y2,
       type = "o",
       pch = 1,
       col = "red",
       lty = 1,
       lwd = 2)
plot_error(x2,y2,
           sd=sd2,
           col="red")
abline(0,1,lty=3,lwd=2,col="black")
legend(0.01,0.95,
```

```
c("cal.cox:3-Month OS","cal.reduce:3-Month OS"),
lty = c(1,1),
lwd = c(2,2),
pch = c(1,2),
col = c("seagreen","red"),
horiz = FALSE,
bty="n",
cex=1.5)
```

首先利用 as.formula() 函数形成包含变量 age、trt、bui、ch、p、stage 的公式 form.reduce；之后利用 cph() 函数拟合模型，选项 formula 指定模型公式为 form.reduce，选项 data 指定针对数据集 pancer 进行分析，选项 x、y、surv 设置成 TRUE，选项 time.inc 设置为 3，表示进行 3 个月的模型拟合。将结果储存在 fit.reduce 中。

在 calibrate() 函数中输入拟合的模型 fit.reducc，选项 cmethod 指定生存预测方法，通常是 KM；选项 method 指定重抽样方法，这里是 boot；选项 u 需要与模型中 time.inc 一致，即 3；选项 m 约等于样本量除以 3 左右，需要不断调试；选项 B 代表 bootstrap 重复次数。将结果储存在 cal.reducecox 中。

之后针对 cal.reduce 与 cal.cox，将其 3 个月的校准曲线绘制在同一幅图中，原理同图 8.13。

输出结果如图 8.14 所示。

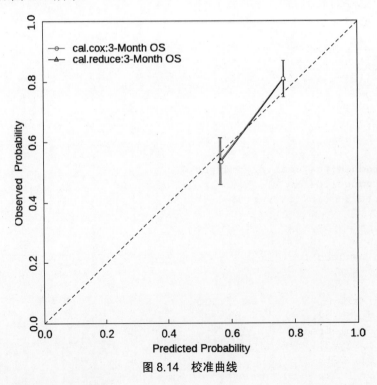

图 8.14　校准曲线

在图 8.14 中，横坐标为生存情况的预测值，纵坐标为月生存情况的实际值，45° 的虚线表示参考线。

圆形散点线表示 cal.cox 模型 3 个月的情况，三角形散点线表示 cal.reduce 模型 3 个月的情况。圆形散点线、三角形散点线越接近参考线，表示预测值与实际值的一致性越高。

同样可以将两个模型 6 个月的校准曲线绘制在同一幅图中，代码略。

2. Score() 函数法

接 8.3.1 节上述案例。

当然也可以使用 riskRegression 包中的 Score() 函数，将多条校准曲线绘制在一起。

R 程序代码如下：

```
fs1=coxph(formula = form.cox,data=pancer,x=TRUE)
fs2=coxph(formula = form.reduce,data=pancer,x=TRUE)
xs2=Score(object=list(Cox1=fs1,Cox2=fs2),
          formula=Surv(time,censor)~1,
          times = c(3,6),
          plots=c("calibration","ROC"),
          metrics = c("auc", "brier"),
          B=1000,M=50,
          data=pancer)

plotCalibration(x=xs2,
                times=3,
                xlab="Predictd Risk",
                ylab = "Observed Frequency",
                brier.in.legend=FALSE,
                auc.in.legend=FALSE)
```

利用 survival 包中的 coxph() 函数拟合生存模型，选项 formula 指定模型公式分别为 form.cox、form.reduce，选项 data 指定针对数据集 pancer 进行分析，选项 x 设置成 TRUE。将结果分别储存在 fs1、fs2 中。

利用 riskRegression 包中的 Score() 函数进行校准曲线的设置。在 Score() 函数中，选项 object 指定模型 fs1、fs2，通过 list 包装起来，并分别命名为 Model All、Model Reduce；选项 times 设置估计哪些时间点的校准曲线；选项 formula 设置公式左侧内容，需与前文公式左侧一致；选项 plots 设置可绘制哪些图形；选项 metrics 设置可得到哪些统计量；选项 B 设置 bootstrap 次数；选项 M 设置每次 bootstrap 的样本大小；选项 data 指定针对数据集 pancer 进行分析。将结果储存在 xs2 中。

在 plotCalibration() 函数中，选项 x 指定 Score() 函数拟合的 xs2；选项 times 设置绘制 3 个月的图；选项 xlab 设置 x 轴的名称，选项 ylab 设置 y 轴的名称；选项 brier. in.legend=FALSE，表示不显示 brier 得分；选项 auc.in.legend=FALSE，表示不显示 auc。

输出结果如图 8.15 所示。

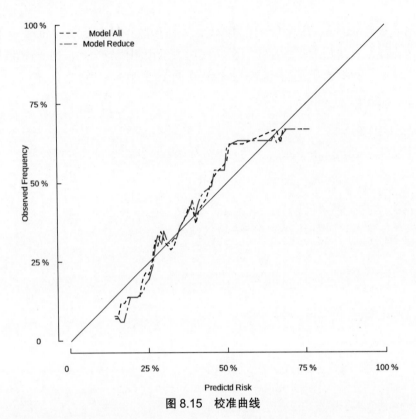

图 8.15　校准曲线

在图 8.15 中，横总坐标是 3 个月的死亡情况，而非生存情况。45°的灰色斜线表示参考线。黑色曲线表示 Model All 模型预测值与实际值的拟合情况，灰色曲线表示 Model Reduce 模型预测值与实际值的拟合情况。曲线越接近参考线，说明预测值与实际值的一致性越高；曲线越偏离参考线，说明预测值与实际值的一致性越差。在本案例中，两个模型曲线接近参考线，说明预测值与实际值的一致性较好。

同样可以绘制两个模型 6 个月的校准曲线：

```
plotCalibration(x=xs2,
                times=6,
                xlab="Predictd Risk",
                ylab = "Observed Frequency",
                brier.in.legend=FALSE,
                auc.in.legend=FALSE)
```

输出结果略。

▶ ▶ 　8.4　基于竞争风险模型

对于竞争风险模型，可以绘制单模型单时点校准曲线，也可以将多模型同时点校准曲线绘制在同一幅图中。

8.4.1　单模型单时点校准曲线

案例：探讨骨髓移植相较血液移植治疗白血病的疗效，结局事件定义为"复发"，某些患者移植后不幸因为移植不良反应死亡，那这些发生移植相关死亡的患者就无法观察到"复发"的终点，也就是说"移植相关死亡"与"复发"存在竞争风险。故采用竞争风险模型分析。数据见 bmtcrr.csv。

数据相关信息见 5.2 节。

```
bmt <-read.csv('bmtcrr.csv',stringsAsFactors = TRUE)
bmt<-na.omit(bmt)
```

通过 read.csv() 函数导入数据，利用 na.omit() 函数删除存在缺失值的行。

模型拟合代码如下：

```
library(prodlim)
fgr <- FGR(formula=Hist(ftime,Status,cens.code="0")~Sex+D+Age+Source,
           data=bmt,
           cause="1")
```

利用 library() 函数加载 prodlim 包，使用 prodlim 包中的 FGR() 函数进行模型拟合。选项 formula 指定公式，选项 data 指定数据集为 bmt，选项 cause 指定结局事件为 1。将结果储存在 fgr 中。

需要注意，fgr 存有竞争风险模型的基本结果，输入 fgr 即可查看，这里略。

绘制校准曲线，R 程序代码如下：

```
library(pec)
cf1=calPlot(object=list(fgr),
            time=12,
            legend=FALSE)
cf2=calPlot(object=list(fgr),
            time=36,
            legend=FALSE)
```

利用 library() 函数加载 pec 包，使用 pec 包中的 calPlot() 函数绘制校准曲线。在 calPlot() 函数中，选项 object 指定模型为 fgr，fgr 需通过 list 包装；选项 time 指定绘制哪个时间点的图形；选项 legend=FALSE，表示不显示图例。

注意: Calplot 同样可以绘制二分类或者生存模型的校准曲线，篇幅有限，本书未予呈现。12 个月的校准曲线如图 8.16 所示，36 个月的校准曲线忽略。

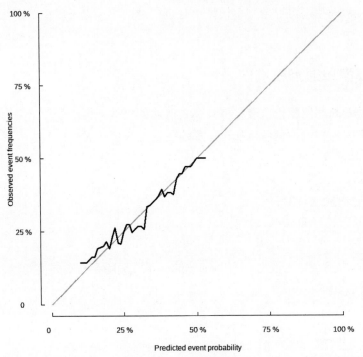

图 8.16 校准曲线

在图 8.16 中，横纵坐标为复发风险，45° 的灰色斜线为参考线，黑色曲线为模型拟合的 12 个月的校准曲线。黑色曲线越接近参考线，说明预测值与实际值的一致性越高。

当然也可以将 x 轴分段，绘制频率图，R 程序代码如下：

```
cf3=calPlot(object=list(fgr),
            time=12,
            ylab = "Risk or Frequency",
            bars = TRUE,
            q=7,
            showFrequencies = TRUE)
cf4=calPlot(object=list(fgr),
            time=36,
            ylab = "Risk or Frequency",
            bars = TRUE,
            q=7,
            showFrequencies = TRUE)
```

在 calPlot() 函数中，选项 object 指定模型为 fgr，fgr 需通过 list 包装；选项 time 指定绘制哪个时间点的图形；选项 ylab 设置 y 轴名称；选项 bars=TRUE，表示绘制条图；选项 q=7

表示 x 轴根据风险大小分成 7 段；选项 showFrequencies = TRUE，表示显示频率。

12 个月的标准曲线如图 8.17 所示，36 个月的标准曲线忽略。

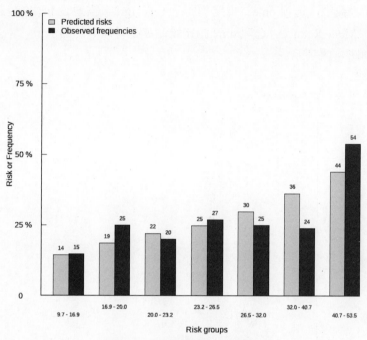

图 8.17　分组频率化校准曲线

在图 8.17 中，纵坐标表示频率，横坐标将风险大小分成 7 段，第 1 段风险大小为 9.7%~16.9%，第 7 段风险大小为 40.7%~53.5%。灰色条形图表示预测的频率（Predicted risks），黑色条形图表示实际的频率（Observed frequencies）。

以第 1 段风险大小 9.7%~16.9% 为例，预测的频率是 14%，实际的频率是 15%。

以第 7 段风险大小 40.7%~53.5% 为例，预测的频率是 44%，实际的频率是 54%。

纵观 7 段风险，可发现预测值与实际值较为接近，说明预测值与实际值的一致性较好。

8.4.2　多模型同时点校准曲线

我们也可以构建另外一个模型，仅包含变量 Sex、D、Age，模型命名为 fgr2。

利用下述代码将模型 fgr、fgr2 的 3 个月校准曲线绘制在同一幅图中。

```
fgr2 <- FGR(formula=Hist(ftime,Status,cens.code="0")~Sex+D+Age,
            data=bmt,
            cause="1")
cf5=calPlot(object=list("Model All"=fgr,"Model Reduce"=fgr2),
            time=12)
```

在 FGR() 函数中，选项 formula 指定公式，选项 data 指定数据集为 bmt，选项 cause 指定结局事件为 1。将结果储存在 fgr2 中。

在 calPlot() 函数中，选项 object 指定模型为 fgr、fgr2，需通过 list 包装起来，并分别命名为 Model All、Mode Reduce；选项 time 指定绘制哪个时间点的图形。

输出结果如图 8.18 所示。

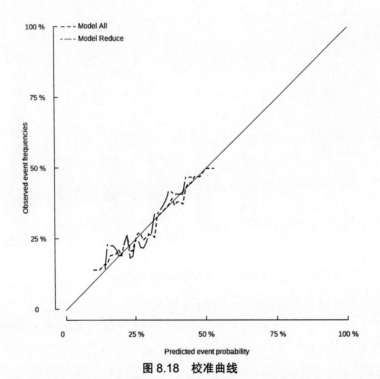

图 8.18　校准曲线

在图 8.18 中，横纵坐标为复发风险，45° 的灰色斜线为参考线，黑色曲线为模型 Model All 拟合的 12 个月的校准曲线，灰色曲线表示模型 Model Reduce 拟合的 12 个月的校准曲线。曲线越接近参考线，说明预测值与实际值的一致性越高。

也可以使用下述方法绘制校准曲线：

```
f1 <- CSC(Hist(ftime,Status,cens.code="0")~Sex+D+Age+Source,data=bmt)
f2 <- CSC(Hist(ftime,Status,cens.code="0")~Sex+D+Age,data=bmt)
xc <- Score(object=list("Model All"=f1,"Model Reduce"=f2),
            formula=Hist(ftime,Status,cens.code="0")~1,
            data = bmt,
            cause= 1,
            times=c(12,36),
            plots="cal")
plotCalibration(x=xc,
```

```
      times = 12,
      brier.in.legend=FALSE,
      auc.in.legend=FALSE)
```

利用 riskRegression 包中的 CSC() 函数、prodlim 包中的 Hist() 函数拟合竞争风险模型,
分别为 f1、f2。

利用 riskRegression 包中的 Score() 函数进行校准曲线的设置。在 Score() 函数中, 选项
object 指定模型 f1、f2, 通过 list 包装起来, 并分别命名为 Model All、Model Reduce; 选项
formula 设置公式左侧内容, 需与前文公式左侧一致; 选项 data 指定针对数据集 bmt 进行分析;
选项 cause 指定结局事件为 1; 选项 times 设置估计哪些时间点的校准曲线; 选项 plots 设置
可绘制哪些图形。将结果储存在 xc 中。

在 plotCalibration() 函数中, 选项 x 指定 Score() 函数拟合的 xc; 选项 times 设置绘制 12
个月的图; 选项 brier.in.legend=FALSE, 表示不显示 brier 得分; 选项 auc.in.legend=FALSE,
表示不显示 auc。

注意: Score() 函数、plotCalibration() 函数也可以用于绘制竞争风险模型的单模型单时点
校准曲线。Score() 函数、plotCalibration() 函数的选项设置更为复杂, 如进行 bootstrap 等。

输出结果如图 8.19 所示。

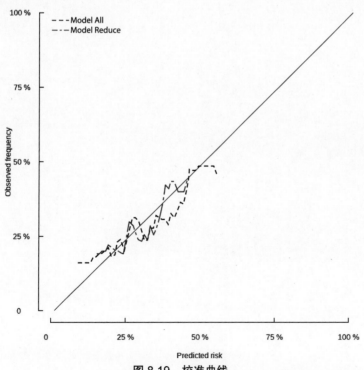

图 8.19　校准曲线

在图 8.19 中，横纵坐标为复发风险，45°的灰色斜线为参考线，黑色曲线为模型 Model All 拟合的 12 个月的校准曲线，灰色曲线表示模型 Model Reduce 拟合的 12 个月的校准曲线。曲线越接近参考线，说明预测值与实际值的一致性越高。

▶ ▸ 8.5　小结

校准曲线的绘制方法五花八门。在实际的工作中，掌握其中一种即可。

需要注意的是，利用不同方法绘制的校准曲线，其结果会有稍微差异，尤其是在涉及 bootsrap 的过程中，为了使结果具有重现性，故设置种子数。

另外，校准曲线只是结果的可视化，为了准确评价预测值与实际值的一致性，应计算 C 指数的大小。

第 9 章 C 指数计算

　　前文述及了临床预测模型的评价方法之一———校准曲线的绘制。校准曲线以可视化的形式展示了预测值与实际值的一致性。除此，我们也可以计算 C 指数的大小，用以准确评估模型的一致性。

　　本章主要涉及的知识点：

- C 指数计算原理。
- C 指数解读。

注意： 本章内容较为简单。

▶▶ 9.1 C 指数简介

涉及临床预测模型构建与验证类的研究逐渐火热。预测模型通过已知变量来预测临床未知的结局，而模型本身就是一个数学公式。利用已知的变量，通过这个数学公式计算出未知结局发生的可能性，即预测。

临床预测模型的统计学本质就是回归建模分析，回归的本质就是发现因变量 Y 与多个自变量 X 之间的数学关系。在临床研究中，常用的回归建模分析有三种：多重线性回归、Logistic 回归与 Cox 回归。当我们通过样本构建了一个回归模型，我们如何去科学评价回归模型预测得准确与否呢？

C-index，即 C 指数，又称一致性指数（concordance index），可评价模型预测能力。C 指数是指所有病人对子中，预测结果与实际结果一致的对子数占总对子数的比例，表示预测结果与实际结果相一致的概率。以生存分析为例，C 指数的计算方法如下：把所有研究对象随机地两两组成对子。以生存分析为例，对于一对病人，如果生存时间较长的一位的预测生存时间也长于另一位的预测生存时间，或预测的生存概率高的一位的生存时间长于生存概率低的另一位的生存时间，则预测结果与实际结果一致。

计算步骤（以生存分析为例）如下。

（1）所有的病例配对。若有 n 个观察个体，则所有的对子数应为 $C(n,2)=n!/(2!×(n-2)!)$，$C(n,2)$ 为排列组合。

（2）排除下面两种对子：对子中具有较小观察时间的个体没有达到观察终点及对子中两个个体都没达到观察终点；剩余的为有用对子。

（3）计算有用对子中预测结果与实际相一致的对子数，即具有较坏预测结果个体的实际观察时间较短。

（4）计算，C 指数 = 一致对子数 / 有用对子数。

由上述计算方法可以看出，C 指数范围为 0.5~1。若 C 指数为 0.5，为完全随机，说明该模型没有预测作用；若 C 指数为 1，为完全一致，说明该模型预测结果与实际结果完全一致。

在实际应用中，很难找到完全一致的预测模型。既往研究认为：C 指数在 0.50~0.70 为较低准确度；C 指数在 0.71~0.90 为中等准确度；而 C 指数高于 0.90 为高准确度。

▶▶ 9.2 基于二分类资料

案例：本案例共纳入 680 名研究对象，研究肺动脉栓塞的风险。数据见 data.xlsx。

数据相关信息见 6.3.2，这里不再重复罗列。

```
library(readxl)
```

```
data <- read_excel("data.xlsx")
data<-na.omit(data)
data<-as.data.frame(data)
```

利用 library() 函数加载 readxl 包，利用包中的 read_excel() 函数读取 xlsx 格式数据，使用 na.omit() 函数对数据集 data 中的缺失值进行行删除，使用 as.data.frame() 函数将数据集处理成数据框。

使用自最优子集筛选出的自变量 age、BMI、ToS、CA153、CDU、transfusion、stage 构建模型公式 form.bestglm，然后构建包含所有自变量的模型公式 form.all。

R 语言代码如下：

```
form.bestglm<-as.formula(group~age+BMI+ToS+CA153+CDU+transfusion+stage)
form.all<-as.formula(group~.)
```

对数据集 data 进行打包，R 程序代码如下：

```
library(rms)
dd=datadist(data)
options(datadist="dd")
```

数据打包需要加载 rms 包，利用包中的 datadist() 函数完成对数据集 data 的打包，然后在 options() 函数中指定打包完的 dd，便于后续调用分析。

模型拟合代码如下：

```
fit.glm<- lrm(formula=form.bestglm,data=data,x=TRUE,y=TRUE)
```

利用 lrm() 函数拟合模型，选项 formula 指定模型公式为 form.bestglm，选项 data 指定针对数据集 data 进行分析，将选项 x、y 设置成 TRUE。将结果储存在 fit.glm 中。

计算 C 指数的第一种方法，R 程序代码如下：

```
data$predvalue<-predict(fit.glm)
library(pROC)
modelROC <- roc(data$group,data$predvalue)
auc(modelROC)
ci(auc(modelROC))
```

利用 predict() 函数进行预测，将预测结果储存在数据集 data 的变量 predvalue 中。

利用 library() 函数加载 pROC 包，使用 pROC 包中的 roc() 函数进行 ROC 的拟合。将结果储存在 modelROC 中。

利用 auc() 函数查看 modelROC 的曲线下面积，利用 ci() 函数查看 modelROC 的曲线下面积的 95% 可信区间。

输出结果：

```
Area under the curve: 0.8063
```

```
95% CI: 0.7582-0.8544 (DeLong)
```

输出结果显示 AUC 为 0.8063，其 95% 可信区间为 0.7582~0.8544。此处的 AUC 及其可信区间即 C 指数及其可信区间。对于二分类资料，ROC 的结果与校准曲线中的 C 指数完全等价。

计算 C 指数的第二种方法，R 程序代码如下：

```
library(Hmisc)
somers2(data$predvalue, data$group)
```

利用 library() 函数加载 Hmisc 包，使用 Hmisc 包中的 somers2() 函数进行 C 指数计算。在 somers2() 函数中输入预测值 predvalue 及实际值 group。

输出结果：

```
C               Dxy             n               Missing
0.8063165       0.6126329       515.0000000     0.0000000
```

在输出结果中，可发现 C 指数为 0.8063165。另外，C 指数为 Dxy/2+0.5。

注意：使用上述两种方法无法计算校正 C 指数。

计算 C 指数的第三种方法，R 程序代码如下：

```
v<-validate(fit.glm, method="boot", B=1000, dxy=TRUE)
orig_Dxy = v[rownames(v)=="Dxy", colnames(v)=="index.orig"]
corrected_Dxy = v[rownames(v)=="Dxy", colnames(v)=="index.corrected"]
orig_C_index <- abs(orig_Dxy)/2+0.5
bias_corrected_C_index<- abs(Dxy)/2+0.5
cbind("C指数"=orig_C_index,"校正C指数"=bias_corrected_C_index)
```

利用 validate() 函数对模型 fit.glm 进行 bootstrap，次数为 1000，将选项 dxy 设置为 TRUE。将结果储存在 v 中。

提取 v 中的原始 Dxy 并传递给 orig_Dxy，提取 v 中的校正 Dxy 并传递给 corrected_Dxy。

利用 orig_Dxy、corrected_Dxy 计算 orig_C_index、bias_corrected_C_index。通过 cbind() 函数将 orig_C_index、bias_corrected_C_index 合并起来，分别命名为 C 指数、校正 C 指数。

输出结果：

```
     C指数        校正C指数
[1,] 0.8063165   0.7924132
```

输出结果显示，C 指数为 0.8063165，校正 C 指数为 0.7924132。

计算 C 指数的第四种方法，R 程序代码如下：

```
c<-rcorrcens(formula=group~predvalue,data=data)
c
```

利用 rcorrcens() 函数进行 C 指数计算。在 rcorrcens() 函数中，选项 formula 指定公式为 group~predvalue，选项 data 指定数据集为 data。将结果储存在 c 中。

输出结果：

```
Somers' Rank Correlation for Censored DataResponse variable:group

              C        Dxy       aDxy       SD         Z         P      n
predvalue  0.806     0.613     0.613 0     .049     12.55       0      515
```

输出结果显示，C 指数 =0.806。利用输出结果中的 C±1.96*SD/2，计算 C 指数 95% 可信区间，代码如下：

```
c[1,1]-1.96*c[1,4]/2
c[1,1]+1.96*c[1,4]/2
```

输出结果：

```
[1] 0.758468
[2] 0.854165
```

C 指数 95% 可信区间为 0.758468~0.854165。与使用 ROC 法计算的可信区间有细微差别。

计算 C 指数的方法多不胜数，这里仅罗列常用的几种。若要比较两个模型的 C 指数是否存在差异，可借助第一种方法，比较两个模型的曲线下面积是否存在差异，从而判断 C 指数是否存在差异。

R 程序代码如下：

```
fit2.glm<- lrm(formula=form.all,data=data[,1:14],x=TRUE,y=TRUE)
data$predvalue2<-predict(fit2.glm)
modelROC2 <- roc(data$group,data$predvalue2)
roc.test(modelROC,modelROC2 )
```

利用 lrm() 函数拟合模型，选项 formula 指定模型公式为 form.all，选项 data 指定针对数据集 data 中的第 1~114 列进行分析，选项 x、y 设置成 TRUE。将结果储存在 fit2.glm 中。

利用 predict() 函数进行预测，将预测结果储存在数据集 data 的变量 predvalue2 中。

使用 roc() 函数进行 ROC 的拟合。将结果储存在 modelROC2 中。

利用 roc.test() 函数检验两个 ROC 的曲线下面积是否存在统计学差异，即 C 指数的统计学差异。

输出结果：

```
   DeLong's test for two correlated ROC curves

data: modelROC  and  modelROC2
```

```
Z = -1.6774,  p-value = 0.09346
alternative hypothesis: true difference in AUC is not equal to 0
sample estimates:
AUC of roc1          AUC of roc2
0.8063165            0.8161457
```

输出结果显示，对两个 ROC 的曲线下面积进行统计学检验，得 $Z=-1.6774$，p 值为 0.09346，不存在统计学差异。输出结果也罗列了两个 ROC 的曲线下面积分别为 0.8063165、0.8161457。

▶ ▶ 9.3 基于生存资料

案例：数据来自 the Mayo Clinic trial 的原发性胆汁性肝硬化研究。数据见 pbc.Rdata。数据相关信息见 6.4.3 节，这里不再重复罗列。

导入数据，并删除存在缺失值的行，R 程序代码如下：

```
load("pbc.Rdata")
pbc<-na.omit(pbc)
```

利用 load() 函数导入数据集 pbc.Rdata，使用 na.omit() 函数进行缺失值的行删除。

拟合 Cox 比例风险模型，R 程序代码如下：

```
library(rms)
fit.cox <- cph(formula=Surv(days,status) ~ascites+edema+bili+albumin+copp
               er+prothrombin+chol,
               data=pbc,
               x=TRUE,y=TRUE,surv=TRUE)
```

利用 library() 函数加载 rms 包，使用 rms 包中的 cph() 函数进行模型拟合。

在 cph() 函数中，选项 formula 指定模型公式，选项 data 指定针对数据集 pbc 进行分析，选项 x、y、surv 设置为 TRUE。将结果储存在 fit.cox 中。

计算 C 指数的第一种方法，R 程序代码如下：

```
set.seed(123)
library(pec)
c_index<-cindex(object=list(fit.cox),
                formula=Surv(days,status) ~1,
                eval.times=c(365,365*3,365*5,365*10),
                cens.model = "marginal",
                splitMethod = "bootcv",
                B=1000)
c_index
```

set.seed() 函数设置种子数，以保证下述 cindex() 函数中的结果具有重现性。

利用 library() 函数加载 pec 包，使用 pec 包中的 cindex() 函数进行 C 指数计算。

在 cindex() 函数中，选项 object 指定模型为 fitcox，fitcox 需要用 list() 函数包装起来；选项 formula 指定为 Surv(days,status) ~1，后续的 cens.model 必须为 "marginal"，若 formula 指定的公式中带有具体自变量，则 cens.model 可设置为 "cox"，结果略有不同；选项 eval. times 指定计算哪些时间点的 C 指数；选项 cens.model 指定截尾数据的逆概率加权方法；选项 splitMethod 表示采用重抽样方法行交叉验证；选项 B 设置重抽样次数。将结果储存在 c_index 中。

输出结果（部分）：

```
Estimated C-index in %

$AppCindex
          time=365      time=1095      time=1825      time=3650
cph        89.1            87            85.1           78.2

$BootCvCindex
          time=365      time=1095      time=1825      time=3650
cph        87.8           85.4           83.8           79.3


AppCindex: Apparent (training data) performance
BootCvCindex : Bootstrap crossvalidated performance
```

输出结果显示两个 C 指数，AppCindex 表示未经校正的 C 指数，BootCvCindex 表示经交叉验证校正的 C 指数。

可以发现，time 取 365、1095、1825、3650 时的 C 指数分别为 89.1%、87%、85.1%、78.2%，而交叉验证校正 C 指数分别为 87.8%、85.4%、83.8%、79.3%。

我们还可以使用 plot() 函数绘制 C 指数的图形，R 程序代码如下：

```
plot(c_index,
    xlim = c(0,4000),
    legend=FALSE)
```

直接在 plot() 函数中输入 c_index，选项 xlim 设置 x 轴的范围，选项 legend 设置为不显示图例。

输出图形较为简单，略。

计算 C 指数的第二种方法，R 程序代码如下：

```
library(Hmisc)
predvalue <- predict(fit.cox)
cindex.orig=rcorr.cens(x=-predvalue,S=Surv(pbc$days,pbc$status))["C Index"]
SD<-rcorr.cens(x=predvalue,S=Surv(pbc$days,pbc$status))["S.D."]
```

```
cindex.orig
cindex.orig-1.96*SD/2
cindex.orig+1.96*SD/2
```

利用 library() 函数加载 Hmisc 包，使用 Hmisc 包中的 rcorr.cens() 函数进行 C 指数计算。

首先使用 predict() 函数对模型 fit.cox 进行预测，将预测结果储存在 predvalue 中。

在 rcorr.cens() 函数中，选项 x 指定预测变量为 –predvalue。选项 S 指定生存对象的因变量，计算出结果后，取出 "C Index"，传递给 cindex.orig；取出 "S.D."，传递给 SD。最后面 2 行函数可计算 C 指数及其 95% 可信区间。

注意：在 rcorr.cens() 函数中，选项 x 指定预测变量时，预测变量前是否加减号，需要根据具体情况判断。若预测变量与因变量的变化相反，则应加减号，否则不加减号。

输出结果：

```
0.8272306
0.7858761
0.8685851
```

输出结果显示计算出的 C 指数约为 0.827。使用这种方法计算的 C 指数是整体的 C 指数，可以认为任何时间点的 C 指数均为 0.827。C 指数的 95% 可信区间为 0.786~0.869。

我们可以计算具体时间点的 C 指数。R 程序代码如下：

```
p1 <- predictSurvProb(fit.cox,newdata=pbc,times=365)
rcorr.cens(p1,with(pbc,Surv(days,status)))
p2 <- predictSurvProb(fit.cox,newdata=pbc,times=365*2)
rcorr.cens(p2,with(pbc,Surv(days,status)))
```

利用 predictSurvProb() 函数预测时点 365、365*2 的生存概率，分别传递给 p1、p2。

利用 rcorr.cens() 函数计算相应的 C 指数。输出结果略，时点 365、365*2 的 C 指数与整体 C 指数完全相同，均为 0.827。

计算 C 指数的第三种方法，R 程序代码如下：

```
library(survival)
fit2.cox<-coxph(formula=Surv(days,status)~ascites+edema+bili+albumin+copper+
                prothrombin+chol,
                data=pbc)
sum.surv<-summary(fit2.cox)
c_index<-sum.surv$concordance
c_index
```

利用 library() 函数加载 survival 包，使用 survival 包中的 coxph() 函数拟合生存模型，选项 formula 指定公式，选项 data 指定数据集。将结果储存在 fit2.cox 中。

使用 summary() 函数查看模型 fit2.cox 的概要，将结果储存在 sum.surv 中，直接调用 sum.surv 中的 concordance，即得 C 指数。

输出结果：

```
C                  se(C)
0.82723058         0.02109923
```

输出结果与第二种方法结果完全相同。同样可利用标准误计算其可信区间。
R 程序代码如下：

```
c_index["C"]-1.96*c_index["se(C)"]
c_index["C"]+1.96*c_index["se(C)"]
```

可信区间与上述相同，即 0.786~0.869，输出结果略。

计算 C 指数的第四种方法，R 程序代码如下：

```
c_index <- survConcordance(formula=Surv(days,status)~predict(fit.cox,
                           data=pbc),
                           data = pbc)$concordance
```

在 survConcordance() 函数中，选项 formula 指定模型公式，需要注意自变量为 predict(fit.cox,data=pbc)，即模型 fit.cox 的预测值。选项 data 指定针对数据集 pbc 进行分析。

调用结果中的 concordance。

输出结果略，C 指数与第二种方法相同，即 0.8272306。

计算 C 指数的第五种方法，R 程序代码如下：

```
library(survcomp)
cindex <- concordance.index(x=predvalue,
                            surv.time=pbc$days,
                            surv.event =pbc$status,
                            method = "noether")
cindex$c.index
cindex$lower
cindex$upper
```

利用 library() 函数加载 survcomp 包，使用 survcomp 包中的 concordance.index() 函数进行 C 指数计算。在 concordance.index() 函数中，选项 x 指定预测变量 predvalue，选项 surv.time 指定生存时间，选项 surv.event 指定生存结局，选项 method 设置为 "noether"。将结果储存在 cindex 中。

可以调用 cindex 中的 c.index，即 C 指数。cindex 中的 lower、upper 即 95% 可信区间。

输出结果与第二种方法相同，略。

计算 C 指数的第六种方法，R 程序代码如下：

```
v <- validate(fit.cox, dxy=TRUE, B=1000)
orig_Dxy = v[rownames(v)=="Dxy", colnames(v)=="index.orig"]
corrected_Dxy = v[rownames(v)=="Dxy", colnames(v)=="index.corrected"]
orig_c_index <- abs(orig_Dxy)/2+0.5
```

```
bias_corrected_c_index <- abs(corrected_Dxy)/2+0.5
orig_c_index;bias_corrected_c_index
```

利用 validate() 函数对模型 fit.cox 进行 bootstrap，次数为 1000，将选项 dxy 设置为 TRUE。将结果储存在 v 中。

提取 v 中的原始 Dxy 并传递给 orig_Dxy，提取 v 中的校正 Dxy 并传递给 corrected_ Dxy。

利用 orig_Dxy、corrected_Dxy 计算 orig_C_index、bias_corrected_C_index。

输出结果：

```
[1] 0.8272306
[1] 0.8201379
```

输出结果显示，C 指数约为 0.827，校正 C 指数约为 0.820。

计算 C 指数的方法非常多，这里仅罗列常见的几种。除此之外，若想比较两个生存模型的 C 指数是否存在差异，可使用 compareC 包中的 compareC() 函数。

R 程序代码如下：

```
fit2.cox <- cph(formula=Surv(days,status) ~treatment+age+sex+ascites+hepatom+
                      spiders+edema+bili+chol+albumin+copper+alk+sgot+trig+
                      platelet+prothrombin+stage,
              data=pbc,
              x=TRUE,y=TRUE,surv=TRUE)
predvalue2 <- predict(fit2.cox)
compareC(timeX=pbc$days, statusX=pbc$status, scoreY=-predvalue, scoreZ=-
predvalue2)
```

在 cph() 函数中，选项 formula 指定模型公式，选项 data 指定针对数据集 pbc 进行分析，选项 x、y、surv 设置为 TRUE。将结果储存在 fit2.cox 中。

使用 predict() 函数对模型 fit2.cox 进行预测，将预测结果储存在 predvalue2 中。

在 compareC() 函数中，选项 timeX 指定生存时间，选项 statusX 指定结局，选项 scoreY 指定模型 fitcox 的预测变量为 –predvalue，选项 scoreZ 指定模型 fit2.cox 的预测变量为 –predvalue2。

输出结果：

```
$est.c
Cxy                            Cxz
0.8272306                      0.8485859

$est.diff_c
[1] -0.02135528

$est.vardiff_c
```

```
[1] 7.823901e-05

$est.varCxy
[1] 0.0004441587

$est.varCxz
[1] 0.0003203489

$est.cov
[1] 0.0003431343

$zscore
[1] -2.414313

$pval
[1] 0.01576491
```

输出结果显示，模型 fit.cox、fit2.cox 的 C 指数分别为 0.8272306、0.8485859，两者的差值为 −0.02135528，对其进行统计学检验，得 Z 为 −2.414313，p 值为 0.01576491，可以认为两个模型的 C 指数存在统计学差异。

9.4　基于竞争风险模型

案例：探讨骨髓移植相较血液移植治疗白血病的疗效，结局事件定义为"复发"，某些患者移植后不幸因为移植不良反应死亡，那么针对这些发生移植相关死亡的患者，我们就无法观察到"复发"的终点，也就是说"移植相关死亡"与"复发"存在竞争风险，故采用竞争风险模型分析。数据见 bmtcrr.csv。

数据相关信息见 5.2 节。

```
bmt <-read.csv('bmtcrr.csv',stringsAsFactors = TRUE)
bmt<-na.omit(bmt)
```

通过 read.csv() 函数导入数据，利用 na.omit() 函数删除存在缺失值的行。

计算 C 指数的第一种方法，R 程序代码如下：

```
library(riskRegression)
library(prodlim)
library(pec)
fgr <- FGR(formula=Hist(ftime,Status,cens.code="0")~Sex+D+Age+Source,
           data=bmt,
           cause="1")
cindex(object=fgr,
       formula=Hist(ftime,Status,cens.code="0")~1,
       data=bmt,
```

```
            eval.times=c(12,36))
```

利用 library() 函数加载 riskRegression 包，使用 riskRegression 包中的 CSC() 函数；加载 prodlim 包，使用 prodlim 包中的 Hist() 函数；加载 pec 包，使用 pec 包中的 cindex() 函数。

利用 CSC() 函数、Hist() 函数拟合竞争风险模型。在 Hist() 函数中指定模型因变量；在 FGR 函数中，选项 formula 指定模型公式，选项 data 指定针对 bmt 进行数据分析，将结果储存在 fgr 中。

利用 cindex() 函数计算模型 fgr 的 C 指数。在 cindex() 函数中，选项 object 指定模型 fgr，选项 formula 指定因变量与截距，选项 data 指定针对数据集 bmt 进行分析，选项 eval.times 指定具体时点。

输出结果：

```
$AppCindex
                      time=12      time=36
CauseSpecificCox      61.6         61.8
```

输出结果显示，12 个月的 C 指数为 61.6%，36 个月的 C 指数为 61.8%。

计算 C 指数的第二种方法，R 程序代码如下：

```
library(mstate)
bmt$ID<-1:nrow(bmt)
bmt.w<-crprep(Tstop="ftime",
              status="Status",
              trans=c(1,2),
              cens=0,
              id="ID",
              keep=c("Sex","D","Age","Source"),
              data=data.frame(bmt))
```

利用 library() 函数加载 mstate 包，使用 mstate 包中的 crprep() 函数对数据集 bmt 进行加权，加权之后的数据集命名成 bmt.w。

在 crprep() 函数中，选项 Tstop 指定每个个体随访结束时间为数据集 bmt 中的变量 ftime；选项 status 指定每个个体的随访结局为数据集 bmt 中的变量 Status；选项 trans 指定需要加权计算的终点事件与竞争风险事件，按照顺序填写，终点事件在前，竞争风险事件在后，本案例中，1 表示终点事件，2 表示竞争风险事件；选项 cens 指定删失事件，即 0；选项 id 指定识别不同观测对象的变量，此变量要求不存在重复值；选项 keep 用来保留自变量；选项 data 指定针对数据集 bmt 进行操作，需要注意 bmt 需要是数据框形式。

将处理之后的数据传递给 bmt.w。

对数据集 bmt.w 进行打包，R 程序代码如下：

```
library(rms)
```

```
dd<-datadist(bmt.w)
options(datadist="dd")
```

数据打包需要加载 rms 包，利用包中的 datadist() 函数完成对数据集 bmt.w 的打包，然后在 options() 函数中指定打包完的 dd，便于后续调用分析。

构建模型，R 程序代码如下：

```
fit.crm<-cph(formula=Surv(Tstart,Tstop,status==1)~Sex+D+Age+Source,
            weights=weight.cens,
            subset=failcode==1,
            surv=TRUE,x=TRUE,y=TRUE,
            data=bmt.w)
```

使用 cph() 进行模型拟合，命名成 fit.crm。选项 formula 指定模型表达式；选项 weights 指定权重为变量 weight.cens；选项 subset=failcode==1 指定结局事件为 1；选项 surv=TRUE 表示构建生存函数，若 surv=FALSE，则后续将无法绘制 nomogram；选项 x、选项 y 设置成 TRUE；选项 data 指定针对数据集 bmt.w 进行分析。将结果储存在 fit.crm 中。

计算 C 指数的 R 程序代码如下：

```
library(survival)
Cindex<-survConcordance(formula=Surv(bmt.w$Tstart,bmt.w$Tstop,bmt.
w$status==1)~predict(fit.crm,bmt.w))
Cindex$concordance
```

利用 library() 加载 survival 包，使用包中的 survConcordance() 函数计算 C 指数。

在 survConcordance() 函数中，选项 formula 指定模型公式，需要注意自变量为模型 fit.crm 的预测值。将结果存储在 Cindex 中，调用结果中的 concordance。

输出结果：

```
concordant
0.6090691
```

此处计算的 C 指数为整体 C 指数，为 0.6090691。可以认为，任何时间点的 C 指数均为 0.6090691。

还可以利用 survConcordance() 函数结果中的 std.err 计算 95% 可信区间。

R 程序代码如下：

```
Cindex$concordance-1.96*Cindex$std.err
Cindex$concordance+1.96*Cindex$std.err
```

输出结果：

```
0.5688321
0.6493061
```

可以看出，C 指数的 95% 可信区间为 0.5688321~0.6493061。

竞争风险模型的 C 指数的计算方法比较多，这里仅罗列两种方法。

▶ ▶ 9.5 小结

本章内容较为简单，关于 C 指数的计算方法，掌握其中一种即可，但需要注意使用不同的算法，其结果有可能不同。

第 10 章 ROC 曲线

ROC 曲线（Receiver Operating Characteristic Curve，受试者工作特征曲线）可用于临床预测模型的评价，以及不同模型间准确性的比较。众多预测模型均可以绘制 ROC 曲线，如基于二分类资料、生存资料、竞争风险模型。

ROC 曲线绘制的方式也比较多样，本章尽可能地将其罗列出来，以飨读者。

本章主要涉及的知识点：

- ROC 曲线原理。
- ROC 曲线绘制。
- ROC 曲线解读。

注意： 本章内容较为简单。

10.1　ROC 曲线简介

ROC 曲线的横坐标为假阳性率（false positive pate, FPR），即 1- 特异度，纵坐标为真阳性率（true positive rate，TPR），也称为灵敏度。

ROC 曲线的应用场景很多，能反映预测模型在选取不同阈值时其灵敏度（sensitivity, FPR）和其特异度（specificity, TPR）的趋势走向。ROC 曲线的优势：当正负样本的分布发生变化时，其形状稳健性较高。ROC 曲线能降低不同测试集带来的干扰，更加客观地衡量模型本身的性能。因此，在正负样本数量不均衡的场景下，ROC 曲线（AUC 的值）会是一个能更加稳定地反映模型好坏的指标。

通常我们可以计算 ROC 的曲线下面积（area under roc curve，AUC）表示预测模型的好坏。AUC 的值介于 0.5~1.0，较大的 AUC 代表了较好的预测效果。

AUC 为 0.5 时，即完全随机，说明该模型没有预测作用；AUC 为 1 时，即完全一致，说明该模型的预测结果与实际结果完全一致。在实际应用中，很难找到完全一致的预测模型。AUC 在 0.50~0.70 为较低准确度，AUC 在 0.71~0.90 为中等准确度，AUC 高于 0.90 为高准确度。

10.2　基于二分类资料

绘制 ROC 曲线，可以基于单一模型绘制，即一幅图仅展示一个模型的结果；也可以基于多模型绘制，即将多个模型的结果绘制在同一幅图中，进行相互比较。

10.2.1　单一模型 ROC 曲线

单一模型 ROC 曲线的绘制方法比较多，这里罗列了常见的几种方法：一是 roc() 函数法，即使用 pROC 包中的 roc() 函数；二是 AUC() 函数法，即使用 modEvA 包中的 AUC() 函数；三是 roc.curve() 函数法，即使用 PRROC 包 roc.curve() 函数；四是 Score() 函数法，即使用 riskRegression 包中的 Score() 函数。

1. roc() 函数法

案例：本案例共纳入 680 名研究对象，研究肺动脉栓塞的风险。数据见 data.xlsx。
数据相关信息见 6.3.2 节，这里不再重复罗列。

```
library(readxl)
data <- read_excel("data.xlsx")
```

```
data<-na.omit(data)
data<-as.data.frame(data)
```

利用 library() 函数加载 readxl 包，利用包中的 read_excel() 函数读取 xlsx 格式数据，使用 na.omit() 函数对数据集 data 中的缺失值进行行删除，使用 as.data.frame() 函数将数据集处理成数据框形式。

使用自最优子集筛选出的自变量 age、BMI、ToS、CA153、CDU、transfusion、stage 构建模型公式 form.bestglm，然后构建包含所有自变量的模型公式 form.all。

```
form.bestglm<-as.formula(group~age+BMI+ToS+CA153+CDU+transfusion+stage)
form.all<-as.formula(group~.)
```

对数据集 data 进行打包，R 程序代码如下：

```
library(rms)
dd=datadist(data)
options(datadist="dd")
```

数据打包需要加载 rms 包，利用包中的 datadist() 函数完成对数据集 data 的打包，然后在 options() 函数中指定打包完的 dd，便于后续调用分析。

模型拟合代码如下：

```
fit.glm<- lrm(formula=form.bestglm,data=data,x=TRUE,y=TRUE)
```

利用 lrm() 函数拟合模型，选项 formula 指定模型公式为 form.bestglm，选项 data 指定针对数据集 data 进行分析，将选项 x、y 设置成 TRUE。将结果储存在 fit.glm 中。

进行 ROC 的拟合，R 程序代码如下：

```
predvalue<-predict(fit.glm)
library(pROC)
ROC <- roc(data$group,predvalue)
```

利用 predict() 函数进行预测，将预测结果储存在 predvalue 中。

利用 library() 函数加载 pROC 包，使用 pROC 包中的 roc() 函数进行 ROC 的拟合。将结果储存在 ROC 中。

查看 ROC 的结果，R 程序代码如下：

```
auc(ROC)
ci(auc(ROC))
```

利用 auc() 函数查看 ROC 的曲线下面积，利用 ci() 函数查看 ROC 的曲线下面积的 95% 可信区间。

输出结果：

```
Area under the curve: 0.8063
```

```
95% CI: 0.7582-0.8544 (DeLong)
```

输出结果显示，AUC 为 0.8063，其 95% 可信区间为 0.7582~0.8544。此处的 AUC 及其可信区间即 C 指数及其可信区间。

查看 ROC 曲线的更多结果，R 程序代码如下：

```
coords(ROC, x="best", ret="all", transpose = FALSE)
```

在 coords() 函数中输入模型 ROC，选项 x 设置成 "best"，选项 ret 设置成 "all"，选项 transpose 设置成 FALSE。

输出结果（部分）：

```
threshold    specificity    sensitivity    accuracy
-1.30197     0.8084112      0.6551724      0.7825243
```

在输出结果中，可发现截断值为 -1.30197，特异度为 0.8084112，灵敏度为 0.6551724，准确性为 0.7825243。除此之外，输出结果还罗列了阳性似然比、阴性似然比、阳性预测值、阴性预测值、约登指数等指标。

绘制 ROC 曲线的 R 程序代码如下：

```
par(mar=c(5,5,2,1))
plot(1-ROC$specificities,
     ROC$sensitivities,
     type="l",col="black",
     lty=1,lwd=2,
     xlab="1-Specificities",ylab="Sensitivities",
     xlim = c(0,1),
     ylim = c(0,1),
     xaxs = "i",
     yaxs = "i",
     cex=1.5,
     cex.lab=1.5,
     cex.axis=1.5)
abline(0,1,lty=2,lwd=2)
```

par() 函数设置图形边界，下、左、上、右依次为 5、5、2、1。

在 plot() 函数中输入 ROC 模型的 1- 特异度、灵敏度，分别作为 x 轴、y 轴；选项 lty、lwd 设置曲线类型、宽度；选项 xlab、ylab 设置 x 轴、y 轴的名称；选项 xlim、ylim 设置 x 轴、y 轴的范围为 0~1；选项 xaxs、yaxs 设置图片原点相交；选项 cex、cex.axis、cex.lab 表示设置坐标轴刻度线及名称的字体相对大小。abline() 函数设置参考线，选项 lty、lwd 设置参考线类型、宽度。

输出结果如图 10.1 所示。

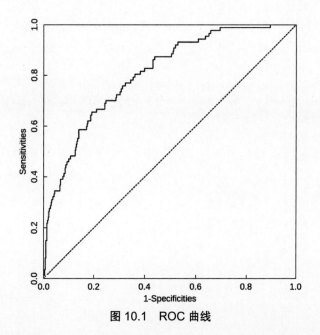

图 10.1 ROC 曲线

在图 10.1 中，横坐标是 1- 特异度，即假阴性率；纵坐标是灵敏度，即真阳性率。45° 黑色虚线表示参考线，黑色实曲线表示 ROC 曲线，ROC 曲线下面积越大，则模型的准确性越高。

2. AUC() 函数法

接 10.2.1 节上述案例。

利用 modEvA 包中的 AUC() 函数绘制 ROC 曲线，R 程序代码如下：

```
pred<-exp(predvalue)/(1+exp(predvalue))
library(modEvA)
AUC(obs=data$group,
    pred=pred,
    plot.values = FALSE,
    curve = "ROC",
    main = "ROC",
    diag.col="black",
    diag.lty=1,
    curve.col="black",
    curve.lty=1,
    curve.lwd=2,
    xaxs = "i",
    yaxs = "i")
```

对上文预测值 predvalue 进行 Logit 变换，处理成概率，传递给 pred。

利用 library() 函数加载 modEvA 包。在 AUC() 函数中，选项 obs 指定分组变量，选项 pred 指定预测概率，选项 plot.values = FALSE 表示不显示具体数值结果，选项 curve 指定绘制 ROC

曲线，选项 main 设置图片标题，选项 diag.col、diag.lty 设置参考线颜色、类型，选项 curve.col、curve.lty、curve.lwd 设置 ROC 曲线的颜色、类型、宽度，选项 xaxs、yaxs 设置图片原点相交。

输出结果如图 10.2 所示。

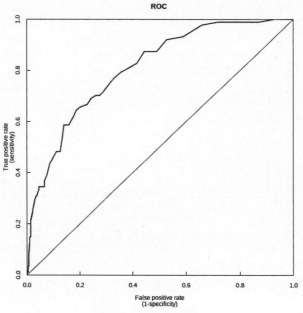

图 10.2　ROC 曲线

利用 AUC() 函数还可以绘制 PR 曲线，R 程序代码如下：

```
AUC(obs=data$group,
    pred=pred,
    plot.values = FALSE,
    curve = "PR",
    main = "PR curve",
    diag.col="black",
    diag.lty=1,
    curve.col="black",
    curve.lty=1,
    curve.lwd=2,
    xaxs = "i",
    yaxs = "i")
```

在 AUC() 函数中，选项 obs 指定分组变量，选项 pred 指定预测概率，选项 plot.values = FALSE 表示不显示具体数值结果，选项 curve 指定绘制 PR 曲线，选项 main 设置图片标题，选项 diag.col、diag.lty 设置参考线颜色、类型，选项 curve.col、curve.lty、curve.lwd 设置 ROC 曲线的颜色、类型、宽度，选项 xaxs、yaxs 设置图片原点相交。

输出结果如图 10.3 所示。

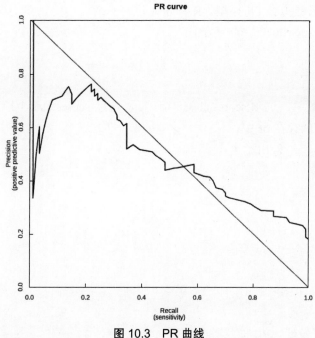

图 10.3　PR 曲线

在图 10.3 中，纵坐标是精准率（precision），横坐标是召回率（Recall）。PR 曲线表示精准率与召回率的关系。

PR 曲线要对应一个阈概率值，通过选择合适的阈概率值对样本进行合理的划分。概率大于阈概率值的样本为正例，小于阈概率值的样本为负例。样本分类完成后，计算相应的精准率和召回率。

如果 PR 曲线甲完全包住另一个 PR 曲线乙，则认为 PR 曲线甲优于 PR 曲线乙。然而，如果 PR 曲线甲与 PR 曲线乙交叉，那性能该如何判断呢？可以根据 PR 曲线下面积大小进行比较，但更常用的是根据平衡点 F_1 判断。平衡点 F_1 是 precision=recall 时的取值。F_1 值越大，我们可以认为该 PR 曲线较好。F_1 的计算为 $F_1=2 \times P \times R/(P+R)$（其中 P 为精准率，R 为召回率）。

3. roc.curve() 函数法

接 10.2.1 节上述案例。

利用 PRROC 包 roc.curve() 函数绘制 ROC 曲线，R 程序代码如下：

```
library(PRROC)
x=pred[data$group==1]
y=pred[data$group==0]
```

利用 library() 函数加载 PRROC 包。将数据集 data 中变量 group=1 的样本的预测概率取出并传递给 x。将数据集 data 中变量 group=0 的样本的预测概率取出并传递给 y。

利用 pr.curve() 函数拟合 PR 模型，R 程序代码如下：

```
pr<-pr.curve(scores.class0=x,
             scores.class1=y,
             curve = TRUE )
print( pr )
```

在 pr.curve() 函数中，选项 scores.class0 指定 x，选项 scores.class1 指定 y，选项 curve 设置为 TRUE，将结果储存在 pr 中。

通过 print() 函数查看输出结果：

```
Precision-recall curve

    Area under curve (Integral):
    0.4809229

    Area under curve (Davis & Goadrich):
    0.4807028

    Curve for scores from    0.005191098  to    0.9428275
    ( can be plotted with plot(x) )
```

在输出结果中可发现，PR 曲线下面积为 0.4809229。

通过 plot() 函数绘制 PR 曲线，R 程序代码如下：

```
plot(pr)
```

输出结果如图 10.4 所示。

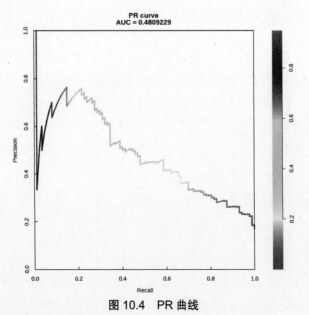

图 10.4　PR 曲线

利用 pr.curve() 函数拟合 ROC 模型，R 程序代码如下：

```
roc <-roc.curve(scores.class0=x,
                scores.class1=y,
                curve = TRUE )
print(roc)
```

在 pr.curve() 函数中，选项 scores.class0 指定 x，选项 scores.class1 指定 y，选项 curve 设置为 TRUE，将结果储存在 roc 中。

通过 print() 函数查看输出结果：

```
ROC curve

    Area under curve:
    0.8063165

    Curve for scores from     0.005191098  to     0.9428275
    (can be plotted with plot(x))
```

在输出结果中可发现，ROC 曲线下面积为 0.8063165。

通过 plot() 函数绘制 ROC 曲线，R 程序代码如下：

```
plot(roc)
```

输出结果如图 10.5 所示。

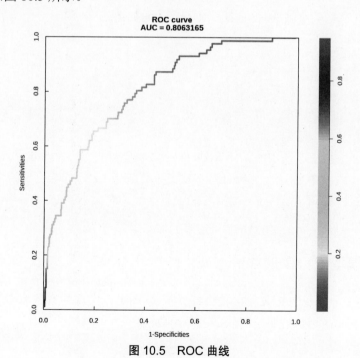

图 10.5　ROC 曲线

4. Score() 函数法

接 10.2.1 节案例。

使用 glm() 函数拟合模型，R 程序代码如下：

```
fit2.glm = glm(formula=form.bestglm,data=data,family=binomial())
```

在 glm() 函数中，选项 formula 指定模型公式，选项 data 指定待分析数据集，选项 family 指定因变量类型为 binomial()，即二分类。将结果储存在 fit2.glm 中。

```
library(riskRegression)
xb <-Score(list("Model Bestglm"=fit2.glm),
        formula=group~1,
        plots=c("calibration","ROC"),
        metrics = c("auc", "brier"),
        B=1000,M=50,
        data=data)
```

使用 library() 函数加载 riskRegression 包，在 Score() 函数中，选项 object 指定 fit2.glm，模型通过 list 包装，命名为 Model Bestglm。选项 formula 设置公式左侧内容，需与前文公式左侧一致；选项 plots 设置可绘制哪些图形；选项 metrics 设置可得到哪些统计量；选项 B 设置 bootstrap 次数；选项 M 设置每次 bootstrap 的样本大小；选项 data 指定针对数据集 data 进行分析。将结果储存在 xb 中。

利用 plotROC() 函数绘制 ROC 曲线，R 程序代码如下：

```
plotROC(x=xb,
        xlab="1-Specificities",
        ylab="Sensitivities",
        col=c("#E64B35B2"),
        brier.in.legend=FALSE,
        auc.in.legend=FALSE,
        cex=1.2)
```

在 plotROC() 函数中，选项 x 指定 Score() 函数拟合 xb；xlab、ylab 设置 x 轴、y 轴的名称；选项 col 设置线段颜色；选项 brier.in.legend=FALSE，表示不显示 brier 得分；选项 auc.in.legend=FALSE，表示不显示 auc；选项 cex 设置字体相对大小。

输出结果略，同图 10.1。

10.2.2 多模型 ROC 曲线

我们可以将多个模型的 ROC 曲线绘制在同一幅图上。实现的方法有多种，这里仅罗列常用的两种：一是 roc() 函数法；二是 Score() 函数法。

1. roc() 函数法

使用 lrm() 函数拟合另外一个 Logistic 模型，R 程序代码如下：

```
fit3.glm<-lrm(formula=form.all,data=data,x=TRUE,y=TRUE)
predvalue2<-predict(fit3.glm)
ROC2 <- roc(data$group,predvalue2)
```

利用 lrm() 函数拟合模型，选项 formula 指定模型公式为 form.all，选项 data 指定针对数据集 data 进行分析，将选项 x、选项 y 设置成 TRUE。将结果储存在 fit3.glm 中。

利用 predict() 函数进行预测，将预测结果储存在 predvalue2 中。

使用 pROC 包中的 roc() 函数进行 ROC 的拟合。将结果储存在 ROC2 中。

绘制 ROC 曲线，R 程序代码如下：

```
par(mar=c(5,5,2,1))
plot(1-ROC$specificities,ROC$sensitivities,
     type="l",col="#E64B35B2",lty=1,lwd=2,
     xlab="1-Specificities",ylab="Sensitivities",
     xlim = c(0,1),
     ylim = c(0,1),
     xaxs = "i",
     yaxs = "i",
     cex=1.5,
     cex.lab=1.5,
     cex.axis=1.5)
lines(1-ROC2$specificities,ROC2$sensitivities,col="#4DBBD5B2",lty=2,lwd=2)
abline(0,1)
legend(0.58,0.25,
       legend=c("Model Bestglm","Model All"),
       lty = c(1,2),
       lwd = c(2,2),
       col = c("#E64B35B2","#4DBBD5B2"),
       bty="n")
```

par() 函数设置图形边界，下、左、上、右、依次为 5、5、2、1。

在 plot() 函数中，输入 ROC 模型的 1- 特异度、灵敏度，分别作为 x 轴、y 轴；选项 type、lty、lwd、col 设置曲线类型、宽度、颜色；选项 xlab、ylab 设置 x 轴、y 轴的名称；选项 xlim、ylim 设置 x 轴、y 轴的范围为 0~1；选项 xaxs、yaxs 设置图片原点相交；选项 cex、cex.axis、cex.lab 表示设置坐标轴刻度线及名称的字体相对大小。

在 lines() 函数中添加 ROC2 的曲线，输入 ROC2 模型的 1- 特异度、灵敏度，分别作为 x 轴、y 轴；选项 lty、lwd、col 设置曲线类型、宽度、颜色。

abline() 函数设置参考线。

legend() 函数设置图例，前两个数值表示图例位置，选项 legend 设置图例标签，选项 lty、lwd、col 设置图例中曲线类型、宽度、颜色，需与上面 plot() 函数、lines() 函数中的设置相一致；选项 bty 设置不显示图例边框。

输出结果如图 10.6 所示。

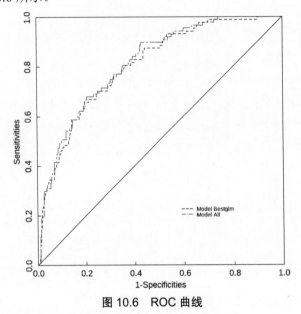

图 10.6 ROC 曲线

在图 10.6 中，横坐标是 1- 特异度，即假阴性率；纵坐标是灵敏度，即真阳性率。45°
黑色实线表示参考线，灰色实线表示 Model Bestglm 的 ROC，灰色虚线表示 Model All 的
ROC。曲线下面积越大，模型效果越好。

比较两个模型的 R 程序代码如下：

```
roc.test(ROC,ROC2)
```

输出结果：

```
    DeLong's test for two correlated ROC curves

data:  ROC and ROC2
Z = -1.6774, p-value = 0.09346
alternative hypothesis: true difference in AUC is not equal to 0
sample estimates:
AUC of roc1    AUC of roc2
0.8063165      0.8161457
```

输出结果显示两个模型的比较，其 *p* 值为 0.09346，不存在统计学差异。

2. Score() 函数法

使用 glm() 函数拟合另外一个 Logistic 模型，R 程序代码如下：

```
fit4.glm = glm(formula=form.all,data=data,family=binomial())
```

在 glm() 函数中，选项 formula 指定模型公式，选项 data 指定待分析数据集，选项 family 指定因变量类型为 binomial()，即二分类。将结果储存在 fit4.glm 中。

注意： 10.2.2 节拟合的 Logistic 模型，使用了 lrm() 函数、glm() 函数，虽然拟合的结果相同，但绘制 ROC 曲线有时不能混用，注意区分。

利用 riskRegression 包中的 Score() 函数拟合 ROC 的结果。

R 程序代码如下：

```
xb2 <-Score(list("Model Bestglm"=fit2.glm,
            "Model All"=fit4.glm),
        formula=group~1,
        plots=c("calibration","ROC"),
        metrics = c("auc", "brier"),
        B=1000,M=50,
        data=data)
```

在 Score() 函数中，选项 object 指定 fit2.glm、fit4.glm，两个模型通过 list 连接起来，并分别命名为 Model Bestglm、Model All。选项 formula 设置公式左侧内容，需与前文公式左侧一致；选项 plots 设置可绘制哪些图形；选项 metrics 设置可得到哪些统计量；选项 B 设置 bootstrap 次数；选项 M 设置每次 bootstrap 的样本大小；选项 data 指定针对数据集 data 进行分析。将结果储存在 xb2 中。

利用 plotROC() 函数绘制 ROC 曲线，R 程序代码如下：

```
plotROC(x=xb2,
        xlab="1-Specificities",
        ylab="Sensitivities",
        col=c("#E64B35B2","#4DBBD5B2"),
        brier.in.legend=FALSE,
        auc.in.legend=FALSE,
        cex=1.2)
```

在 plotROC() 函数中，选项 x 指定 Score() 函数拟合 xb2；xlab、ylab 设置 x 轴、y 轴的名称；选项 col 设置线段颜色；选项 brier.in.legend=FALSE，表示不显示 brier 得分；选项 auc.in.legend=FALSE，表示不显示 auc；选项 cex 设置字体相对大小。

输出图形略，同图 10.6。

查看两个模型 ROC 的具体结果，R 程序代码如下：

```
xb2$AUC
```

输出结果：

```
Results by model:

    model           AUC             lower           upper
```

```
1:   Model Bestglm 80.632          75.823          85.440
2:   Model All     81.615          77.020          86.209

Results of model comparisons:

     model          reference      delta.AUC    lower    upper    p
1:   Model All      Model Bestglm  0.983        -0.166   2.131    0.0935
```

输出结果显示了 Model Bestglm、Model All 的 AUC 及其可信区间。输出结果也罗列了二者的差异,两者 AUC 的差值为 0.983%,可信区间为 -0.166%~2.131%,统计学假设得 p 值为 0.0935,不存在统计学差异。

注意:基于二分类资料的 ROC 曲线绘制方法比较多,掌握其中一种即可。除此之外,使用 ggplot() 函数绘制 ROC 曲线也是比较常见的,相关代码不再一一罗列。

▶▶ **10.3 基于生存资料**

对于生存资料,可以绘制单模型单时点 ROC 曲线,也可以将单模型多时点 ROC 曲线绘制在同一幅图中,或者将多模型同时点 ROC 曲线绘制在同一幅图中。

需要注意,多模型多时点 ROC 曲线通常不绘制在同一幅图中。

10.3.1 单模型单时点 ROC 曲线

单模型单时点 ROC 曲线的绘制方法:一是 timeROC() 函数法,即通过 timeROC 包中的 timeROC() 函数;二是 surviva() 函数法,即使用 survivalROC 包的 survivalROC() 函数。

注意:除此之外,使用 riskRegression 包中的 Score() 函数拟合 ROC 曲线,利用 plotROC() 函数进行绘制也是可以的,相关代码略。

1. timeROC() 函数法

案例:数据来自 the Mayo Clinic trial 的原发性胆汁性肝硬化研究。数据见 pbc.Rdata。

数据相关信息见 6.4.3 节,这里不再重复罗列。

导入数据,并删除存在缺失值的行,R 程序代码如下:

```
load("pbc.Rdata")
pbc<-na.omit(pbc)
```

利用 load() 函数导入数据集 pbc.Rdata,使用 na.omit() 函数进行缺失值的行删除。

拟合模型，R 程序代码如下：

```
library(rms)
fit.cox <- cph(formula=Surv(days,status) ~ascites+edema+bili+albumin+copp
er+prothrombin+chol,
                data=pbc,
                x=TRUE,y=TRUE,surv=TRUE)
```

利用 library() 函数加载 rms 包，使用 rms 包中的 cph() 函数进行模型拟合。在 cph() 函数中，选项 formula 指定模型公式，选项 data 指定针对数据集 data 进行分析，选项 x、y、surv 设置为 TRUE。将结果储存在 fit.cox 中。

产生预测值，R 程序代码如下：

```
predvalue<-predict(fit.cox)
```

使用 predict() 函数对模型 fit.cox 进行预测，将预测结果储存在 predvalue 中。

拟合 ROC 曲线，R 程序代码如下：

```
library(timeROC)
ROC.marginal<-timeROC(T=pbc$days,
                delta=pbc$status,
                marker=predvalue,
                cause=1,
                weighting="marginal",
                times=c(365*1,365*3,365*5),
                iid=TRUE)
```

利用 library() 函数加载 timeROC 包。在 timeROC() 函数中，选项 T 指定随访时间，选项 delta 指定随访结局，选项 marker 指定预测变量是 predvalue，选项 cause 指定 1 为结局事件，选项 weighting 指定计算方法（默认是 weighting="marginal"，KM 模型），选项 time 指定计算的 ROC 曲线的时间节点，选项 iid = TRUE 表示保存置信区间。将结果储存在 ROC.marginal 中。

显示 ROC 的曲线下面积及可信区间，R 程序代码如下：

```
ROC.marginal$AUC
confint(ROC.marginal)$CI_AUC
```

使用符号 $ 调用 ROC.marginal 的 AUC。使用 confint() 函数计算 ROC.marginal 的 AUC 可信区间，使用符号 $ 调用 CI_AUC。

输出结果：

```
t=365          t=1095         t=1825
0.9016998      0.8937572      0.8864849

               2.5%           97.5%
t=365          80.58          99.76
```

```
t=1095            84.34            94.41
t=1825            83.72            93.57
```

在输出结果中可发现，1 年的 AUC 为 0.9016998，其 95% 可信区间为 80.58%~99.76%；2 年的 AUC 为 0.8937572，其 95% 可信区间为 84.34%~94.41%；3 年的 AUC 为 0.8864849，其 95% 可信区间为 83.72%~93.57%。

绘制 ROC 曲线，R 程序代码如下：

```
plot(ROC.marginal,
    time=365*3,
    lty=1,lwd=2,
    xlab="1-Specificities",ylab="Sensitivities",
    col = "#E64B35B2",
    title="")
```

在 plot() 函数中输入模型 ROC.marginal，选项 time 指定绘制时点 365*3 的 ROC 曲线，选项 lty、lwd、col 设置曲线的类型、宽度、颜色，选项 xlab、ylab 设置坐标轴名称，选项 title 设置图片标题。

输出结果如图 10.7 所示。

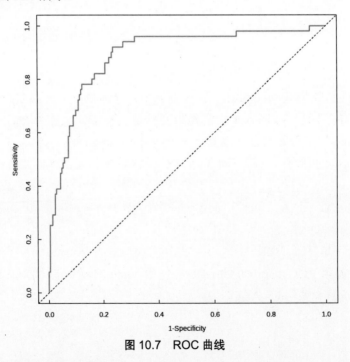

图 10.7　ROC 曲线

在图 10.7 中，横坐标是 1- 特异度，即假阴性率；纵坐标是灵敏度，即真阳性率。45°黑色虚现表示参考线，实线表示模型 3 年的 ROC。曲线下面积越大，模型效果越好。

2. survivalROC() 函数法

接 10.3.1 节案例。

使用 survivalROC 包的 survivalROC() 函数进行 ROC 曲线绘制。R 程序代码如下：

```
library(survivalROC)
survROC= survivalROC(Stime=pbc$days,
                     status=pbc$status,
                     marker = predvalue,
                     predict.time =365, method="KM")
survROC$AUC
```

利用 library() 函数加载 survivalROC 包。在 survivalROC() 函数中，选项 Stime 指定生存时间，选项 status 指定生存结局，选项 marker 指定预测变量，选项 predict.time 指定计算时点，选项 method 设置方法为 KM 法。将结果储存在 survROC 中。

通过符号 $ 调用 survROC 中的 AUC 结果。

输出结果：

```
[1] 0.9016998
```

输出结果显示 1 年的 AUC 为 0.9016998，与 timeROC() 函数法结果相同。

绘制 ROC 曲线，R 程序代码如下：

```
plot(survROC$FP, survROC$TP,
     type="l",col="#E64B35B2",lty=1,lwd=2,
     xlab="1-Specificities",ylab="Sensitivities",
     xlim = c(0,1),
     ylim = c(0,1),
     xaxs = "i",
     yaxs = "i",
     cex=1.5,
     cex.lab=1.5,
     cex.axis=1.5)
abline(0,1,lty=2,lwd=2)
```

在 plot() 函数中输入 survROC 模型的 1- 特异度、灵敏度，分别作为 x 轴、y 轴；选项 type、col、lty、lwd 设置曲线颜色、类型、宽度；选项 xlab、ylab 设置 x 轴、y 轴的名称；选项 xlim、ylim 设置 x 轴、y 轴的范围为 0~1；选项 xaxs、yaxs 设置图片原点相交；选项 cex、cex.axis、cex.lab 表示设置坐标轴刻度线及名称的字体相对大小。

使用 abline() 函数添加参考线，通过选项 lty、lwd 设置参考线的类型、宽度。

输出结果如图 10.8 所示。

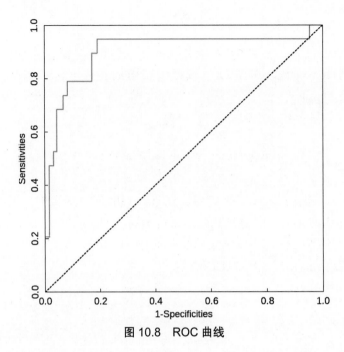

图 10.8　ROC 曲线

在图 10.8 中，横坐标是 1- 特异度，即假阴性率；纵坐标是灵敏度，即真阳性率。45°黑色虚现表示参考线，实线表示模型 1 年的 ROC。曲线下面积越大，模型效果越好。

10.3.2　单模型多时点 ROC 曲线

单模型多时点 ROC 曲线的绘制方法：一是 timeROC() 函数法，即通过 timeROC 包中的 timeROC() 函数；二是 survivalROC() 函数法，即使用 survivalROC 包的 survivalROC() 函数。

注意：除此之外，使用 riskRegression 包中的 Score() 函数拟合 ROC 曲线，利用 plotROC() 函数进行绘制也是可以的，相关代码略。

1. survivalROC() 函数法

接 10.3.1 节案例。

我们还可以将不同时间点的 ROC 曲线绘制在同一幅图中。

使用 survivalROC() 函数拟合其他时点，R 程序代码如下：

```
survROC2= survivalROC(Stime=pbc$days,
                      status=pbc$status,
                      marker = predvalue,
                      predict.time =365*3, method="KM")
survROC3= survivalROC(Stime=pbc$days,
                      status=pbc$status,
                      marker = predvalue,
```

```
                    predict.time =365*5, method="KM")
```

在 survivalROC() 函数中，选项 Stime 指定生存时间，选项 status 指定生存结局，选项 marker 指定预测变量，选项 predict.time 指定计算时点，选项 method 设置方法为 KM 法。将结果分别储存在 survROC2、survROC3 中。

绘制 ROC 曲线，R 程序代码如下：

```
plot(survROC$FP, survROC$TP,
     type="l",col="#E64B35B2",lty=1,lwd=2,
     xlab="1-Specificities",ylab="Sensitivities",
     xlim = c(0,1),
     ylim = c(0,1),
     xaxs = "i",
     yaxs = "i",
     cex=1.5,
     cex.lab=1.5,
     cex.axis=1.5)
lines(survROC2$FP, survROC2$TP,col="#4DBBD5B2",lty=1,lwd=2)
lines(survROC3$FP, survROC3$TP,col="#00A087B2",lty=1,lwd=2)
abline(0,1)
legend(0.58,0.25,
       legend=c("time 365","time 365*3","time 365*5"),
       lty = c(1,1,1),
       lwd = c(2,2,2),
       col = c("#E64B35B2","#4DBBD5B2","#00A087B2"),
       bty="n")
```

在 plot() 函数中输入 survROC 模型的 1- 特异度、灵敏度，分别作为 x 轴、y 轴；选项 type、col、lty、lwd 设置曲线颜色、类型、宽度；选项 xlab、ylab 设置 x 轴、y 轴的名称；选项 xlim、ylim 设置 x 轴、y 轴的范围为 0~1；选项 xaxs、yaxs 设置图片原点相交；选项 cex、cex.axis、cex.lab 表示设置坐标轴刻度线及名称的字体相对大小。

在 lines() 函数中添加 survROC2 的曲线，输入 survROC2 模型的 1- 特异度、灵敏度，分别作为 x 轴、y 轴；选项 lty、lwd、col 设置曲线类型、宽度、颜色。

在 lines() 函数中添加 survROC3 的曲线，输入 survROC3 模型的 1- 特异度、灵敏度，分别作为 x 轴、y 轴；选项 lty、lwd、col 设置曲线类型、宽度、颜色。

abline() 函数设置参考线。

legend() 函数设置图例，前两个数值表示图例位置，选项 legend 设置图例标签，选项 lty、lwd、col 设置图例中曲线类型、宽度、颜色，需与 plot() 函数、lines() 函数中的设置一致；选项 bty 设置不显示图例边框。

输出结果如图 10.9 所示。

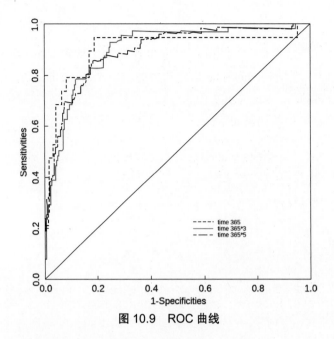

图 10.9　ROC 曲线

在图 10.9 中，横坐标是 1-特异度，即假阴性率；纵坐标是灵敏度，即真阳性率。45°黑色实线表示参考线，曲线是模型 1 年的 ROC，蓝色曲线是模型 3 年的 ROC，绿色曲线是模型 5 年的 ROC。ROC 曲线下面积越大，则模型的准确性越高。

2. timeROC() 函数法

接 10.3.1 节上述案例。

也可以使用 timeROC 包中的 timeROC() 函数，将多条 ROC 曲线绘制在一起。

R 程序代码如下：

```
plot(ROC.marginal,time=365*1,col = "#E64B35B2",lwd=2,title="")
plot(ROC.marginal,time=365*3,add=TRUE,col="#4DBBD5B2",lwd=2)
plot(ROC.marginal,time=365*5,add=TRUE,col="#00A087B2",lwd=2)
legend("bottomright",
        legend=c("t=365","t=1095","t=1825"),
        col=c("#E64B35B2","#4DBBD5B2","#00A087B2"),
        lty=1,lwd=2,
        bty = "n")
```

在第一个 plot() 函数中输入模型 ROC.marginal，选项 time 指定绘制时点 365*1 的 ROC 曲线，选项 lwd、col 设置曲线的宽度、颜色，选项 title 设置图片标题。

在第二个 plot() 函数中输入模型 ROC.marginal，选项 time 指定绘制时点 365*3 的 ROC 曲线，选项 add=TRUE 表示在原图形上增加曲线，lwd、col 设置曲线的宽度、颜色。

在第三个 plot() 函数中输入模型 ROC.marginal，选项 time 指定绘制时点 365*5 的 ROC

曲线，选项 add=TRUE 表示在原图形上增加曲线，lwd、col 设置曲线的宽度、颜色。

legend() 函数设置图例位置为 "bottomright"，选项 legend 设置图例标签，选项 lty 设置图例中曲线类型，选项 lwd、col 设置图例中曲线宽度、颜色需与 plot() 函数中的设置一致，选项 bty 设置不显示图例边框。

输出结果如图 10.10 所示。

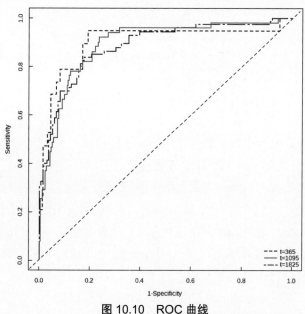

图 10.10　ROC 曲线

在图 10.10 中，横坐标是 1- 特异度，即假阴性率；纵坐标是灵敏度，即真阳性率。45° 黑色虚线表示参考线，红色曲线是模型 1 年的 ROC，蓝色曲线是模型 3 年的 ROC，绿色曲线是模型 5 年的 ROC。ROC 曲线下面积越大，则模型的准确性越高。

还可以绘制 time-AUC 曲线，R 程序代码如下：

```
plotAUCcurve(ROC.marginal,conf.int=TRUE,col="#00A087B2")
```

输出结果略。

10.3.3　多模型同时点 ROC 曲线

多模型同时点 ROC 曲线的绘制方法：一是 timeROC() 函数法，即通过 timeROC 包中的 timeROC() 函数；二是 survivalROC() 函数法，即使用 survivalROC 包的 survivalROC() 函数。

注意：除此之外，使用 riskRegression 包中的 Score() 函数拟合 ROC 曲线，利用 plotROC() 函数进行绘制也是可以的，相关代码略。

1. timeROC() 函数法

接 10.3.1 节案例。

将多模型同时点 ROC 曲线在绘制一幅图中，R 程序代码如下：

```
fit2.cox <- cph(formula=Surv(days,status) ~ascites+edema+bili+albumin,
                data=pbc,
                x=TRUE,y=TRUE,surv=TRUE)
predvalue2<-predict(fit2.cox)
ROC2.marginal<-timeROC(T=pbc$days,
                       delta=pbc$status,
                       marker=predvalue2,
                       cause=1,
                       weighting="marginal",
                       times=c(365*1,365*3,365*5),
                       iid=TRUE)ROC2.marginal$AUC
```

首先利用 cph() 函数拟合模型，选项 formula 指定模型公式，选项 data 指定针对数据集 pbc 进行分析，选项 x、选项 y、选项 surv 设置成 TRUE。将结果储存在 fit2.cox 中。

使用 predict() 函数对模型 fit.cox 进行预测，将预测结果储存在 predvalue2 中。

在 timeROC() 函数中，选项 T 指定随访时间，选项 delta 指定随访结局，选项 marker 指定预测变量是 predvalue2，选项 cause 指定 1 为结局事件，选项 weighting 指定计算方法（默认是 weighting="marginal"，KM 模型），选项 time 指定计算的 ROC 曲线的时间节点，选项 iid = TRUE 表示保存置信区间。将结果储存在 ROC2.marginal 中。

对 ROC.marginal、ROC2.marginal 进行比较，R 程序代码如下：

```
compare(ROC.marginal,
        ROC2.marginal,
        adjusted = TRUE)
```

在 compare() 函数中输入模型 ROC.marginal、ROC2.marginal，选项 adjusted=TRUE 表示对 p 值进行校正。

输出结果：

```
$p_values_AUC
              t=365        t=1095       t=1825
Non-adjusted  0.3681098    0.01087742   0.05513444
Adjusted      0.7137743    0.03058700   0.14446498
```

Non-adjusted 行结果表示未经校正的 p 值，Adjusted 行结果表示经校正的 p 值。

以 Adjusted 行结果为例，可以发现，对 1 年的两个模型 ROC 进行比较，p 值为 0.7137743，不存在统计学差异；对 3 年的两个模型 ROC 进行比较，p 值为 0.03058700，存在统计学差异；对 5 年的两个模型 ROC 进行比较，p 值为 0.14446498，不存在统计学差异。

绘制 ROC 曲线，R 程序代码如下：

```
plot(ROC.marginal,time=365*3,col = "#E64B35B2",lwd=2,title = "")
plot(ROC2.marginal,time=365*3,add=TRUE,col="#4DBBD5B2",lwd=2)
legend("bottomright",
        legend=c("Model 1","Model 2"),
        col=c("#E64B35B2","#4DBBD5B2"),lty=1,lwd=2,bty = "n")
```

在第一个 plot() 函数中输入模型 ROC.marginal，选项 time 指定绘制时点 365*3 的 ROC 曲线，选项 lwd、col 设置曲线的宽度、颜色，选项 title 设置图片标题。

在第二个 plot() 函数中输入模型 ROC2.marginal，选项 time 指定绘制时点 365*3 的 ROC 曲线，选项 add=TRUE 表示在原来图形上增加曲线，lwd、col 设置曲线的宽度、颜色。

legend() 函数设置图例位置为 "bottomright"，选项 legend 设置图例标签，选项 lty 设置图例中曲线类型，选项 lwd、col 设置图例中曲线宽度、颜色（需与 plot() 函数中的设置一致），选项 bty 设置不显示图例边框。

输出结果如图 10.11 所示。

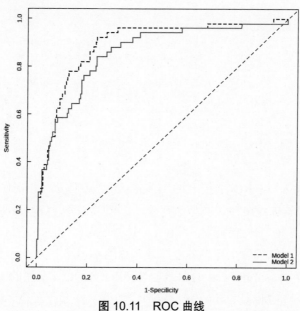

图 10.11　ROC 曲线

在图 10.11 中，横坐标是 1- 特异度，即假阴性率；纵坐标是灵敏度，即真阳性率。45° 黑色虚线表示参考线，深灰色曲线是模型 ROC.marginal 的 3 年的 ROC，浅灰色曲线是模型 ROC2. marginal 的 3 年的 ROC。ROC 曲线下面积越大，则模型的准确性越高。

2. survivalROC() 函数法

接 10.3.1 节案例。

使用 survivalROC() 函数拟合其他时点 ROC 曲线，R 程序代码如下：

```
survROC.2= survivalROC(Stime=pbc$days,
                       status=pbc$status,
                       marker = predvalue2,
                       predict.time =365*3, method="KM")
```

在 survivalROC() 函数中，选项 Stime 指定生存时间，选项 status 指定生存结局，选项 marker 指定预测变量 predvalue2，选项 predict.time 指定计算时点，选项 method 设置方法为 KM 法。将结果储存在 survROC.2。

绘制 ROC 曲线，R 程序代码如下：

```
plot(survROC2$FP, survROC2$TP,
     type="l",col="#E64B35B2",lty=1,lwd=2,
     xlab="1-Specificities",ylab="Sensitivities",
     xlim = c(0,1),
     ylim = c(0,1),
     xaxs = "i",
     yaxs = "i",
     cex=1.5,
     cex.lab=1.5,
     cex.axis=1.5)
lines(survROC.2$FP, survROC.2$TP,col="#4DBBD5B2",lty=1,lwd=2)
abline(0,1)
legend(0.58,0.25,
       legend=c("Model1:time 365*3","Model2:time 365*3"),
       lty = c(1,1),
       lwd = c(2,2),
       col = c("#E64B35B2","#4DBBD5B2"),
       bty="n") #"o"为加边框
```

在 plot() 函数中输入 survROC2 模型的 1- 特异度、灵敏度，分别作为 x 轴、y 轴；选项 type、col、lty、lwd 设置曲线颜色、类型、宽度；；选项 xlab、ylab 设置 x 轴、y 轴的名称；选项 xlim、ylim 设置 x 轴、y 轴的范围为 0~1；选项 xaxs、yaxs 设置图片原点相交；选项 cex、cex.axis、cex.lab 表示设置坐标轴刻度线及名称的字体相对大小。

在 lines() 函数中添加 survROC.2 的曲线，输入 survROC.2 模型的 1- 特异度、灵敏度，分别作为 x 轴、y 轴；选项 lty、lwd、col 设置曲线类型、宽度、颜色。

abline() 函数设置参考线。

legend() 函数设置图例，前两个数值表示图例位置，选项 legend 设置图例标签，选项 lty、lwd、col 设置图例中曲线类型、宽度、颜色，需与 plot() 函数、lines() 函数中的设置一致；选项 bty 设置不显示图例边框。

输出结果如图 10.12 所示。

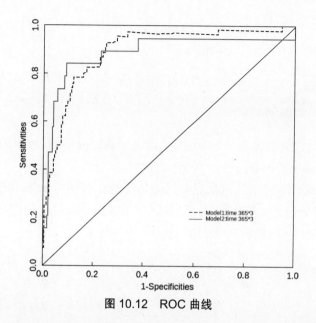

图 10.12 ROC 曲线

在图 10.12 中，横坐标是 1- 特异度，即假阴性率；纵坐标是灵敏度，即真阳性率。45°黑色实线表示参考线，深灰色曲线是模型 survROC2 的 3 年的 ROC，浅灰色曲线是模型 survROC.2 的 3 年的 ROC。ROC 曲线下面积越大，则模型的准确性越高。

10.4 基于竞争风险模型

对于竞争风险资料，可以绘制单模型单时点 ROC 曲线，也可以将单模型多时点 ROC 曲线绘制在同一幅图中，或者将多模型同时点 ROC 曲线绘制在同一幅图中。使用 riskRegression 包中的 Score() 函数拟合 ROC 曲线，利用 plotROC() 函数进行绘制。

需要注意，多模型多时点 ROC 曲线通常不绘制在同一幅图中。

10.4.1 单模型单时点 ROC 曲线

案例：探讨骨髓移植相较血液移植治疗白血病的疗效，结局事件定义为"复发"，某些患者移植后不幸因为移植不良反应死亡，那这些发生移植相关死亡的患者就无法观察到"复发"的终点，也就是说"移植相关死亡"与"复发"存在竞争风险，故采用竞争风险模型分析。数据见 bmtcrr.csv。

数据相关信息见 5.2 节。

```
bmt <-read.csv('bmtcrr.csv',stringsAsFactors = TRUE)
bmt<-na.omit(bmt)
```

通过 read.csv() 函数导入数据，利用 na.omit() 函数删除存在缺失值的行。

拟合竞争风险模型，R 程序代码如下：

```
library(riskRegression)
library(prodlim)
fgr<-FGR(formula=Hist(ftime,Status)~Sex+D+Phase+Age,data = bmt,cause =
1)
```

利用 library() 函数加载 riskRegression 包，使用 riskRegression 包中的 CSC() 函数；加载 prodlim 包，使用 prodlim 包中的 Hist() 函数。

利用 CSC() 函数、Hist() 函数拟合竞争风险模型 fgr，选项 formula 指定模型公式，选项 data 指定待分析数据集 bmt，选项 cause 指定结局事件为 1。将结果储存在 fgr 中。

12 个月的 C 指数为 61.6%，36 个月的 C 指数为 61.8%。

```
xc <- Score(list('Model1'=fgr),
            formula=Hist(ftime,Status)~1,
            se.fit=TRUE,
            times=c(12,36),
            plots=c("calibration","ROC"),
            metrics ="auc",
            B=1000,M=50,
            data = bmt)
xc
```

在 Score() 函数中，选项 object 指定 fgr，模型通过 list 包装，并命名为 Model 1；选项 formula 设置公式，只包含截距；选项 se.fit=TRUE 表示估计标准误；选项 times 设定计算的时点；选项 plots 设置可绘制哪些图形；选项 metrics 设置可得到哪些统计量；选项 B 设置 bootstrap 次数；选项 M 设置每次 bootstrap 的样本大小；选项 data 指定针对数据集 data 进行分析。将结果储存在 xc 中。

输出结果：

```
Metric AUC:

Results by model:

     Model     times     AUC      lower     upper
1:   Model1    12        70.3     61.5      79.0
2:   Model1    36        68.4     59.6      77.2
```

模型 12 个月的曲线下面积为 70.3%，可信区间为 61.5%~79.0%。36 个月的曲线下面积为 68.4%，可信区间为 59.6%~77.2%。

绘制 ROC 曲线，R 程序代码如下：

```
plotROC(x=xc, times = 12,col="#E64B35B2",lwd=2,
        xlab="1-Specificity",ylab="Sensitivity",
        legend="",
        auc.in.legend = FALSE)
```

在 plotROC() 函数中，选项 x 指定 Score() 函数拟合的 xc；选项 times 指定绘制 12 个月的 ROC 曲线；选项 xlab、ylab 设置 x 轴、y 轴的名称；选项 legend="" 设置图例标题为无；选项 auc.in.legend=FALSE 表示不显示 AUC。

输出结果如图 10.13 所示。

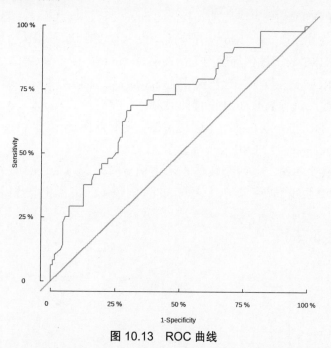

图 10.13 ROC 曲线

在图 10.13 中，横坐标是 1- 特异度，即假阴性率；纵坐标是灵敏度，即真阳性率。45°黑色实线表示参考线，灰色曲线是模型 fgr 的 1 年的 ROC 曲线。ROC 曲线下面积越大，则模型的准确性越高。

10.4.2 单模型多时点 ROC 曲线

接 10.4.1 节案例。

我们可以将不同时间点的 ROC 曲线绘制在同一幅图中。R 程序代码如下：

```
plotROC(x=xc, times = 12,col="#E64B35B2",lwd=2,
        xlab="1-Specificity",ylab="Sensitivity",
        legend="",
        auc.in.legend = FALSE)
plotROC(xc,times = 36,col="#4DBBD5B2",lwd=2,
        add=TRUE,
        legend = '',
        auc.in.legend = FALSE)
legend(0.8,0.2,
```

```
legend=c("1 Year","3-Year"),
col=c("#E64B35B2","#4DBBD5B2"),
lwd=2,
bty='n',
title='Model1')
```

在第一个 plotROC() 函数中，选项 x 指定 Score() 函数拟合的 xc；选项 times 指定绘制 12 个月的 ROC 曲线；选项 col、lwd 设置曲线颜色、宽度；选项 xlab、ylab 设置 x 轴、y 轴的名称；选项 legend="" 设置图例标题为无；选项 auc.in.legend=FALSE 表示不显示 auc。

在第二个 plotROC() 函数中，选项 x 指定 Score() 函数拟合的 xc；选项 times 指定绘制 36 个月的 ROC 曲线；选项 col、lwd 设置曲线颜色、宽度；选项 xlab、ylab 设置 x 轴、y 轴的名称；选项 add=TRUE 表示在前一个图形基础上绘制新图形；选项 legend="" 设置图例标题为无；选项 auc.in.legend=FALSE 表示不显示 AUC。

legend() 函数设置图例，前两个数值表示图例位置，选项 legend 设置图例标签，选项 lwd、col 设置图例中曲线宽度、颜色，需与 plot() 函数中的设置相一致；选项 bty 设置不显示图例边框。

输出结果如图 10.14 所示。

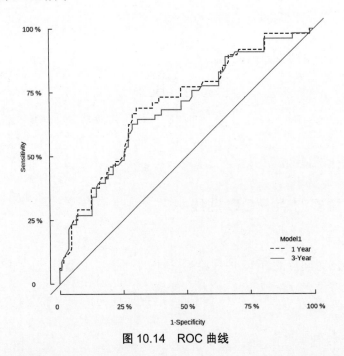

图 10.14　ROC 曲线

在图 10.14 中，横坐标是 1- 特异度，即假阴性率；纵坐标是灵敏度，即真阳性率。45° 黑色实线表示参考线，深灰色曲线是模型 fgr 的 1 年的 ROC，浅灰色曲线是模型 fgr 的 3 年的 ROC。ROC 曲线下面积越大，则模型的准确性越高。

除此之外，还以绘制 time-AUC 图形。R 程序代码如下：

```
xc2 <- Score(list('Model1'=fgr),
             formula=Hist(ftime,Status)~1,
             se.fit=TRUE,
             times=seq(0,36,1),
             plots=c("calibration","ROC"),
             metrics ="auc",
             B=1000,M=50,
             data = bmt)
plotAUC(xc2,
        conf.int = TRUE,
        col="#E64B35B2")
```

在 Score() 函数中，选项 object 指定 fgr，模型通过 list 包装，并命名为 Model 1。选项 formula 设置公式，只包含截距；选项 se.fit=TRUE 表示估计标准误；选项 times 设定计算的时点；选项 plots 设置可绘制哪些图形；选项 metrics 设置可得到哪些统计量；选项 B 设置 bootstrap 次数；选项 M 设置每次 bootstrap 的样本大小；选项 data 指定针对数据集 data 进行分析。将结果储存在 xc2 中。

在 plotAUC() 函数中，输入 xc2，选项 conf.int = TRUE 表示增加可信区间，选项 col 设置颜色。

输出结果如图 10.15 所示。

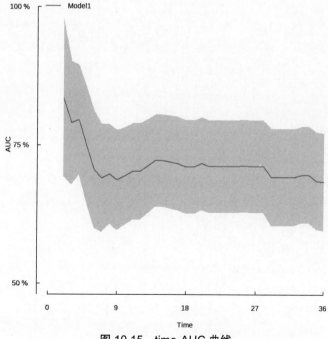

图 10.15　time-AUC 曲线

在图 10.15 中，横坐标是时间，纵坐标是 AUC。通过图 10.15，可以观察随着时间的变化，AUC 的变化趋势。

10.4.3　多模型同时点 ROC 曲线

接 10.4.1 节案例。

我们可以将多个模型的相同时间点的 ROC 曲线绘制在同一幅图中。R 程序代码如下：

```
fgr2<-FGRformula=(formula=Hist(ftime,Status)~Sex+D+Phase,data = bmt,
                  cause = 1)
xc3 <- Score(list('Model1'=fgr,"Model2"=fgr2),
             formula=Hist(ftime,Status)~1,
             se.fit=TRUE,
             times=c(12,36),
             plots=c("calibration","ROC"),
             metrics ="auc",
             B=1000,M=50,
             data = bmt)
plotROC(x=xc3,times = 12,
        xlab="1-Specificity",
        ylab="Sensitivity",
        col=c("#E64B35B2","#4DBBD5B2"),
        legend=c('Model1','Model2'),
        auc.in.legend = FALSE)
```

利用 FGR() 函数、Hist() 函数拟合竞争风险模型 fgr2，选项 formula 指定模型公式，选项 data 指定待分析数据集 bmt，选项 cause 指定结局事件为 1。将结果储存在 fgr 2 中。

在 Score() 函数中，选项 object 指定 fgr、fgr2，模型通过 list 包装，并分别命名为 Model 1、Model 2；选项 formula 设置公式，只包含截距；选项 se.fit=TRUE 表示估计标准误；选项 times 设定计算的时点；选项 plots 设置可绘制哪些图形；选项 metrics 设置可得到哪些统计量；选项 B 设置 bootstrap 次数；选项 M 设置每次 bootstrap 的样本大小；选项 data 指定针对数据集 data 进行分析。将结果储存在 xc3 中。

在 plotROC() 函数中，选项 x 指定 Score() 函数拟合的 xc3；选项 times 指定绘制 12 个月的 ROC 曲线；选项 xlab、ylab 设置 x 轴、y 轴的名称；选项 col 设置曲线颜色；选项 legend 设置图例标签；选项 auc.in.legend=FALSE，表示不显示 AUC。

输出结果如图 10.16 所示。

在图 10.16 中，横坐标是 1- 特异度，即假阴性率；纵坐标是灵敏度，即真阳性率。45°黑色实线表示参考线，红色曲线是模型 fgr 的 1 年的 ROC，蓝色曲线是模型 fgr2 的 1 年的 ROC。ROC 曲线下面积越大，则模型的准确性越高。

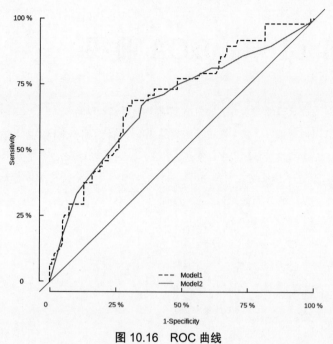

图 10.16　ROC 曲线

▶ ▶　10.5　小结

本章介绍了绘制 ROC 曲线的常见方法。我们在实际工作中掌握其中一种即可。相关函数的选项较为丰富，本章仅介绍部分常用选项的设置方法，其他未引用的选项需读者自行学习。

第11章 DCA 曲线

在临床预测模型中，临床决策曲线分析法（Decision Curve Analysis，DCA）可以进行模型的评价、比较。众多预测模型均可以绘制 DCA 曲线，如基于二分类资料、生存资料、竞争风险模型。其中，本章对竞争风险模型的 DCA 曲线相应 R 程序代码未予展示。

DCA 曲线绘制的方式也比较多样，本章尽可能地将其罗列出来，以飨读者。

本章主要涉及的知识点：

● DCA 曲线原理。

● DCA 曲线绘制。

● DCA 曲线解读。

注意： 本章内容较为简单。

▶ ▶ 　11.1　DCA 曲线简介

众所周知，评价预测模型的准确性，一般是进行 ROC 曲线分析，并计算其曲线下面积（AUC），AUC 越大，其准确性越高。然而，在临床上，准确性高就足够了吗？病患一定受益吗？

例如，通过预测模型判断研究对象是否罹患疾病，在 ROC 曲线分析中，无论临界值如何选取，都有可能面对假阳性和 / 或假阴性的问题。若疾病危害性小、尚无治愈方法，则可适当增加假阴性，避免假阳性；若疾病危害性大且晚发现、预后差，则可适当增加假阳性，避免假阴性。因此，有时避免假阳性收益大，有时则更希望避免假阴性。

DCA 曲线则避开了假阳性、假阴性问题，直接计算净收益，目的是使净收益最大化。

在 DCA 曲线中，横坐标为阈概率（threshold probability），纵坐标是净获益率（net benefit，NB）。

在 DCA 曲线中，还有两种极端情况的曲线。横的曲线表示所有样本都是阴性，所有人都没干预，净获益率为 0。斜的曲线表示所有样本都是阳性，所有人都接受了干预，净获益率是一条斜率为负值的斜线。

若 DCA 曲线和两条极端曲线很接近，则说明 DCA 曲线没什么应用价值。

若在一个很大的横坐标区间范围内，DCA 曲线的净获益率都比极端曲线的高，则说明 DCA 曲线其有一定的应用价值。

▶ ▶ 　11.2　基于二分类资料

我们既可以绘制单一模型 DCA 曲线，即在一幅图中仅展示一个模型的结果；也可以绘制多模型 DCA 曲线，即将多个模型的结果绘制在同一幅图中，进行相互比较。

11.2.1　单一模型 DCA 曲线

单一模型 DCA 曲线的绘制方法比较多，这里罗列了常见的几种方法：一是 decision_curve() 函数法，即使用 rmda 包中的 decision_curve() 函数；二是 dar.r 程序包法，即使用 dca.r 程序包；三是 dca() 函数法，即使用 dcurves 包中的 dca() 函数。

除此之外，还可以使用 ggDCA 包，这里未展示相应 R 程序代码。，感兴趣的读者可自行摸索。

1. decision_curve() 函数法

案例：本案例共纳入 680 名研究对象，研究肺动脉栓塞的风险。数据见 data.xlsx。
数据相关信息见 6.3.2 节，这里不再重复罗列。

```
library(readxl)
data <- read_excel("data.xlsx")
data<-na.omit(data)
data<-as.data.frame(data)
```

利用 library() 函数加载 readxl 包，利用包中的 read_excel() 函数读取 xlsx 格式数据，使用 na.omit() 函数对数据集 data 中的缺失值进行行删除，使用 as.data.frame() 函数将数据集处理成数据框。

使用最优子集筛选出的自变量 age、BMI、ToS、CA153、CDU、transfusion、stage 构建模型公式 form.bestglm，然后构建包含所有自变量的模型公式 form.all。

```
form.bestglm<-as.formula(group~age+BMI+ToS+CA153+CDU+transfusion+stage)
form.all<-as.formula(group~ age+BMI+ToS+BL+DDimer+CA153+CDU+EKG+PF+
                thoracotomy+lobectomy+transfusion+stage)
```

DCA 曲线绘制，R 程序代码如下：

```
library(rmda)
DCA.1<- decision_curve(formula=form.bestglm,
                        family = binomial(link ='logit'),
                        thresholds= seq(0,1, by = 0.01),
                        confidence.intervals =0.95,
                        study.design = 'cohort',
                        data = data)
```

利用 library() 函数加载 rmda 包，使用 rmda 包中的 decision_curve() 函数设置 DCA 参数。在 decision_curve() 函数中，选项 formula 指定模型公式为 form.bestglm，选项 family 设定因变量为二分类变量，选项 thresholds 设置计算时的阈值，选项 confidence.intervals 设置可信区间为 95%，选项 study.design 设置研究类型为队列研究，选项 data 指定分析数据集为 data。将结果储存在 DCA.1 中。

输入以下代码查看结果：

```
DCA.1$derived.data
```

输出结果（仅显示部分）：

```
    thresholds        NB              sNB          cost.benefit.ratio
1     0.00       0.1689320       1.0000000             0:1
2     0.01       0.1607139       0.9513526             1:99
3     0.02       0.1531603       0.9066385             1:49
4     0.03       0.1446502       0.8562626             3:97
5     0.04       0.1395631       0.8261494             1:24
```

| 6 | 0.05 | 0.1355135 | 0.8021779 | 1:19 |

在输出结果中，thresholds 表示阈值，NB 表示净收益，sNB 表示标准化净收益，cost.benefit.ratio 表示损失收益比。输出结果中也包含 FPR、FNR、TPR、TNR 等。

利用 plot_decision_curve() 函数绘制 DCA 曲线，R 程序代码如下：

```
plot_decision_curve(DCA.1,
                curve.names= c("Model Bestglm"),
                xlim=c(0,0.8),
                cost.benefit.axis =TRUE,
                col = "#E64B35B2",
                confidence.intervals =FALSE,
                standardize = FALSE)
```

在 plot_decision_curve() 函数中，输入 DCA.1，选项 curve.names 设置曲线名称，选项 xlim 设置 *x* 轴范围，选项 cost.benefit.axis 设置为 TRUE 表示显示损失收益比，选项 col 设置曲线颜色，选项 confidence.intervals 设置为 FALSE 表示不显示可信区间，选项 standardize 设置为 FALSE 表示不进行标准化。

输出结果如图 11.1 所示。

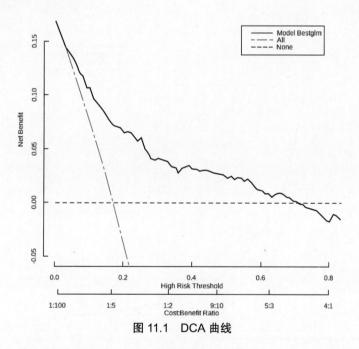

图 11.1　DCA 曲线

在图 11.1 中，纵坐标为净收益，第一条横坐标为阈概率值，第二条横坐标为损失收益比；横线表示 None，所有样本都是阴性，所有人都没干预，净获益为 0；斜线表示 All，所有样本都是阳性，所有人都接受了干预，净获益曲线是一个斜率为负值的斜线；曲线为 DCA 曲线。

DCA 曲线在 0.1~0.7 的横范围内，位于 None、All 两条无效线上方，说明在此范围内，模型效果尚可；在小于 0.1 或大于 0.7 范围内，DCA 曲线与 None、All 两条无效线接近，说明在此范围内，模型效果欠佳。

至于横坐标范围，需结合临床经验确定。笔者以个人经验认为，过小、过大的阈概率值的 DCA 曲线结果可忽略。在本案例中，只需关注 0.1~0.7 范围即可。

除此之外，还可以绘制临床影响曲线，R 程序代码如下：

```
plot_clinical_impact(DCA.1,
                     population.size = 1000,
                     cost.benefit.axis = TRUE,
                     n.cost.benefits= 8,
                     col =c("#E64B35B2","#4DBBD5B2"),
                     confidence.intervals= FALSE)
```

在 plot_clinical_impact() 函数中，输入 DCA.1，选项 population.size 设置人群数为 1000，选项 cost.benefit.axis 设置为 TRUE 表示显示损失收益比，选项 n.cost.benefits 设置损失收益比的刻度数目，选项 col 设置曲线颜色，选项 confidence.intervals 设置为 FALSE 表示不显示可信区间。

输出结果如图 11.2 所示。

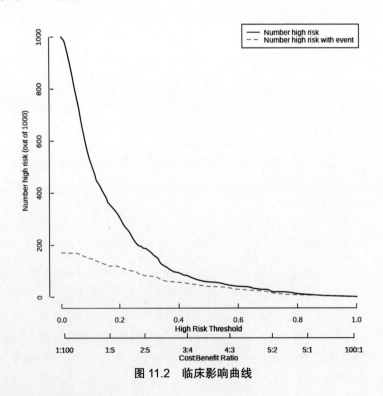

图 11.2　临床影响曲线

在图 11.2 中，纵坐标为高危人群数，第一条横坐标为阈概率值，第二条横坐标为损失收益比；深灰色曲线表示高危人群数，浅灰色曲线表示高危人群中发生结局事件人数。

可以发现，在横坐标 0~0.4 范围内，浅灰色曲线与深灰色曲线偏离较大，而在横坐标大于 0.4 的范围内，浅灰色曲线与深灰色曲线较为接近。理想结果应是浅灰色曲线与深灰色曲线接近，说明模型效果好。

2.dca.r 程序包法

接 11.2 节上述案例。

使用 dca.r 程序包进行临床曲线分析，R 语言程序如下：

```
source("dca.R")
fit.1<-glm(formula = form.bestglm,family = binomial(),data = data)
data$pred1<-predict(fit.1,type="response")
dca(data=data, outcome="group", predictors="pred1")
```

利用 source() 函数加载 dca.r 程序包。

利用 glm() 函数拟合 Logistic 模型，选项 formula 指定模型公式，选项 family 指定因变量类型为二分类变量，选项 data 指定针对数据集 data 进行分析。将结果储存在 fit.1 中。

利用 predict() 函数进行预测，在 predict() 函数中输入 fit.1，选项 type 指定预测值的类型为 response。将结果储存在数据集 data 中的 pred1 中。

在 dca() 函数中，选项 data 指定针对数据集 data 进行分析，选项 outcome 指定因变量为 group，选项 predictors 指定预测变量为 pred1。

输出图形略，与图 11.1 相似。

3. dca() 函数法

接 11.2 节上述案例。

使用 dcurves 包中的 dca() 函数进行临床曲线分析，R 程序代码如下：

```
library(dcurves)
dcurves::dca(formula=group~pred1,
             label = list(pred1 = "Model Bestglm"),
             data = data) %>%
   plot(smooth = TRUE)+ggplot2::labs(x = "Treatment Threshold Probability")
```

利用 library() 函数加载 dcurves 包。dcurves::dca() 表示使用 dcurves 包中的 dca() 函数，此法可避免无法有效识别同名函数的问题。

在 dca() 函数中，选项 formula 指定模型公式（因变量 group 与预测变量 pred1），选项 label 指定图例中 DCA 曲线的标签，选项 data 指定针对数据集 data 进行分析。

%>% 为管道操作符，其功能为直接调用管道操作符前的结果。在 plot() 函数中，选项

smooth=TRUE 表示对 DCA 曲线进行平滑化处理。利用 ggplot2 的 labs() 函数中的选项 *x* 设置 *x* 轴名称。

输出结果如图 11.3 所示。

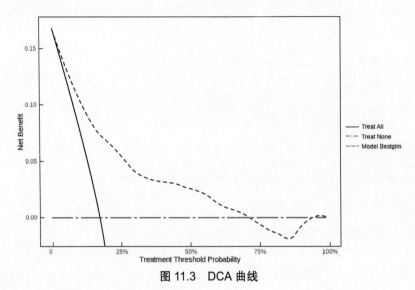

图 11.3 DCA 曲线

在图 11.3 中，纵坐标为净收益，横坐标为阈概率值；斜直线为 All，横线为 None，曲线为 DCA 曲线。图形解读同图 11.1。

11.2.2 多模型 DCA 曲线

我们还可以将多个模型的 DCA 曲线绘制在同一幅图上。实现的方法比较多，这里仅罗列常用的三种，即 decision_curve() 函数法、dca.r 程序包、dca() 函数法。

1.decision_curve() 函数法

以 form.all 公式构建第 2 个 DCA 曲线，R 程序代码如下：

```
DCA.2<- decision_curve(formula=form.all,
                  family = binomial(link ='logit'),
                  thresholds= seq(0,1, by = 0.01),
                  confidence.intervals =0.95,
                  study.design = 'cohort',
                  data = data)
```

在 decision_curve() 函数中，选项 formula 指定模型公式为 form.all，选项 family 设定因变量为二分类变量，选项 thresholds 设置计算时的阈值，选项 confidence.intervals 设置可信区间为 95%，选项 study.design 设置研究类型为队列研究，选项 data 指定分析数据集为 data。

将结果储存在 DCA.2 中。

利用 plot_decision_curve() 函数将 DCA.1、DCA.2 绘制在同一幅图中，R 程序代码如下：

```
plot_decision_curve(list(DCA.1,DCA.2),
                    curve.names= c('Model Bestglm','Model All'),
                    xlim=c(0,1),
                    cost.benefit.axis =TRUE,
                    col = c('red',"green"),
                    confidence.intervals =FALSE,
                    standardize = FALSE)
```

在 plot_decision_curve() 函数中，输入 DCA.1、DCA.2，两个 DCA 模型用 list() 函数连接起来。选项 curve.names 设置曲线名称，选项 xlim 设置 x 轴范围，选项 cost.benefit.axis 设置为 TRUE 表示显示损失收益比，选项 col 设置曲线颜色，选项 confidence.intervals 设置为 FALSE 表示不显示可信区间，选项 standardize 设置为 FALSE 表示不进行标准化。

输出结果 11.4 所示。

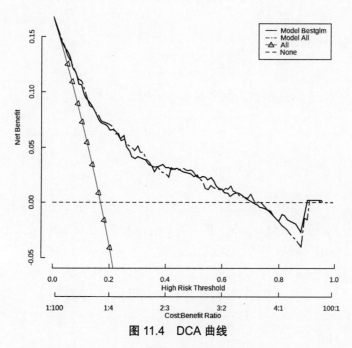

图 11.4　DCA 曲线

在图 11.4 中，纵坐标为净收益，第一条横坐标为阈概率值，第二条横坐标为损失收益比；横线表示 None，斜线表示 All，深灰色曲线为模型 Model Bestglm 的 DCA 曲线，浅灰色曲线为模型 Model All 的 DCA 曲线。

可以发现，两条 DCA 曲线在 0.1~0.7 的横坐标范围内，位于 None、All 两条无效线上方，说明在此范围内，模型效果尚可；两条 DCA 曲线间较为接近，说明两模型间效果接近。

2. dca.r 程序包法

接 11.2 节上述案例。

使用 dca.r 程序包进行多条临床曲线分析，R 语言程序如下：

```
fit.2<-glm(formula = form.all,family = binomial(),data = data)
data$pred2<-predict(fit.2,type="response")
dca(data=data, outcome="group", predictors=c("pred1","pred2"),
xstop=0.35)
```

利用 glm() 函数拟合 Logistic 模型，选项 formula 指定模型公式，选项 family 指定因变量类型为二分类变量，选项 data 指定针对数据集 data 进行分析。将结果储存在 fit.2 中。

利用 predict() 函数进行预测，在 predict() 函数中输入 fit.2，选项 type 指定预测值的类型为 response。将结果储存在数据集 data 中的 pred2 中。

在 dca() 函数中，选项 data 指定针对数据集 data 进行分析，选项 outcome 指定因变量为 group，选项 predictors 指定预测变量为 pred1、pred2。

输出图形略，与图 11.4 相似。

3. dca() 函数法

接 11.2 节上述案例。

使用 dcurves 包中的 dca() 函数绘制多条 DCA 曲线，R 程序代码如下：

```
dcurves::dca(formula=group~pred1+pred2,
             label = list(pred1 = "Model Bestglm", pred2 = "Model All"),
             data = data) %>%
    plot(smooth = TRUE) +
    ggplot2::labs(x = "Treatment Threshold Probability")
```

在 dca() 函数中，选项 formula 指定模型公式（因变量 group 与预测变量 pred1、pred2），这时将分别绘制 pred1、pred2 对应的 DCA 曲线。选项 label 指定图例中 DCA 曲线的标签。选项 data 指定针对数据集 data 进行分析。

%>% 为管道操作符，其功能为直接调用管道操作符前的结果。在 plot() 函数中，选项 smooth=TRUE 表示对 DCA 曲线进行平滑化处理。利用 ggplot2 的 labs() 函数中的选项 x 设置 x 轴名称。

输出结果如图 11.5 所示。

在图 11.5 中，纵坐标为净收益，横坐标为阈概率值；绿色横线表示 None，红色斜线表示 All，蓝色曲线为模型 Model Bestglm 的 DCA 曲线，紫色曲线为模型 Model All 的 DCA 曲线。解读同图 11.4。

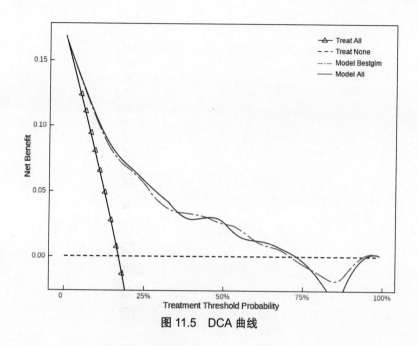

图 11.5 DCA 曲线

▶ ▶ 11.3 基于生存资料

对于生存资料，我们既可以绘制单模型单时点 DCA 曲线，也可以绘制单模型多时点 DCA 曲线和多模型同时点 DCA 曲线。

注意：多模型多时点 DCA 曲线通常不绘制在同一幅图中，相应 R 程序代码不再展示，感兴趣的读者可根据下文摸索。

11.3.1 单模型单时点 DCA 曲线

单模型单时点 DCA 曲线的绘制方法有两种：一是 stdca() 程序包法；二是 dca() 函数法。

1. stdca() 程序包法

案例：数据集包含 750 名患者信息，见 dca.csv。

变量如下：

id：病人编号。

cancer：是否患有癌症，0 表示否，1 表示是。

age：患者年龄。

famhistory：是否有家族史，0 表示否，1 表示是。

marker：标记物。

ttcancer：从标记物检测到癌症发生所经历的时间。

导入数据，R 程序代码如下：

```
data<-read.csv("dca.csv",header = TRUE)
```

利用 read.csv() 函数导入数据 dca.csv，选项 header=TRUE 表示第一行为变量名称。

拟合模型，R 程序代码如下：

```
library(survival)
fit.cox = coxph(formula=Surv(ttcancer, cancer) ~ age + famhistory +
marker, data=dca,x=TRUE)
```

利用 library() 函数加载 survival 包，使用 survival 包中的 coxph() 函数进行模型拟合。在 coxph() 函数中，选项 formula 指定模型公式，选项 data 指定针对数据集 dca 进行分析，选项 x 设置为 TRUE。将结果储存在 fit.cox 中。

计算时点 1.5 年的生存预测值，R 程序代码如下：

```
library(pec)
dca$p1 <- predictSurvProb(fit.cox,newdata=dca,times=1.5)
```

利用 library() 函数加载 pec 包，使用 pec 包中的 predictSurvProb() 函数进行预测。在 predictSurvProb() 函数中，输入模型 fit.cox，选项 newdata 指定针对数据集 dca 进行预测，选项 times 指定预测 1.5 年的生存率。将预测结果储存在 p1 中。

开始绘制 DCA 曲线，R 程序代码如下：

```
source("stdca.R")
model_all<-stdca(data=dca,
                 outcome="cancer",
                 ttoutcome="ttcancer",
                 timepoint=1.5,
                 predictors="p1",
                 xstop=0.7,
                 smooth=TRUE)
model_all
```

利用 source() 函数加载 stdca.R，利用 stdca.R 中的 stdca() 函数可绘制 DCA 曲线。在 stdca() 函数中，选项 data 指定针对数据集 dca 进行绘制，选项 outcome 指定结局变量为 cancer，选项 ttoutcome 指定生存时间变量为 ttcancer，选项 timepoint 指定绘制 1.5 年的 DCA 曲线，选项 predictors 指定预测变量为 p1，选项 xstop 设置 x 轴的范围，选项 smooth 设置为 TRUE 表示对曲线进行平滑化处理。将结果储存在 model_all 中。

查看模型结果，R 程序代码如下：

```
model_all$net.benefit
```

输入 model_all$net.benefit 即可查看结果。

输出结果（部分）：

```
  threshold      all         none    Model_all    Model_all_sm
1    0.01    0.2122351       0       0.2118111     0.2117461
2    0.02    0.2041967       0       0.2036119     0.2038571
3    0.03    0.1959925       0       0.2003029     0.2003029
4    0.04    0.1876175       0       0.1999986     0.1999986
5    0.05    0.1790661       0       0.1887725     0.1887725
6    0.06    0.1703327       0       0.1839725     0.1839725
```

在输出结果中，threshold 表示阈概率值，all、none 分别表示无效线的净收益，Model_all 表示模型的净收益，Model_all_sm 表示标准化模型的净收益。

输出图形如图 11.6 所示。

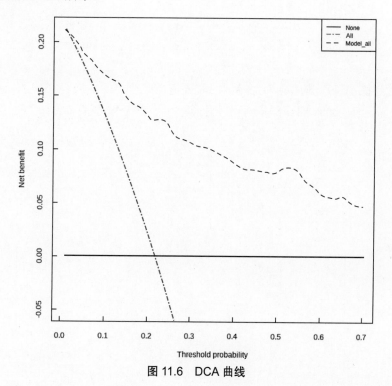

图 11.6　DCA 曲线

在图 11.6 中，纵坐标为净收益，横坐标为阈概率值；横线表示 None，所有样本都是阴性，所有人都没干预，净获益为 0；斜线表示 All，所有样本都是阳性，所有人都接受了干预，净获益曲线是一个斜率为负值的斜线；虚线为模型的 DCA 曲线。DCA 曲线在 0~0.7 的横坐标范围内，位于 None、All 两条无效线上方，说明在此范围内，模型效果尚可。

2. dca() 函数法

接 11.3 节上述案例。

使用 dcurves 包中的 dca() 函数进行临床曲线分析，R 程序代码如下：

```
library(dcurves)
dcurves::dca(formula = Surv(ttcancer, cancer) ~ p1,
        time = 1.5,
        label = list(p1 = "Model All"),
        data = dca) %>%
        plot(smooth = TRUE) +ggplot2::labs(x = "Treatment Threshold
        Probability")
```

利用 library() 函数加载 dcurves 包。dcurves::dca() 表示使用 dcurves 包中的 dca() 函数，此法可避免无法有效识别同名函数的问题。

在 dca() 函数中，选项 formula 指定模型公式（因变量 group 与预测变量 p1）。选项 time 指定时间，选项 label 指定图例中 DCA 曲线的标签，选项 data 指定针对数据集 dca 进行分析。

%>% 为管道操作符，其功能为直接调用对管道操作符前的结果。在 plot() 函数中，选项 smooth=TRUE 表示对 DCA 曲线进行平滑化处理。利用 ggplot2 的 labs() 函数中的选项 x 设置 x 轴名称。

输出结果如图 11.7 所示。

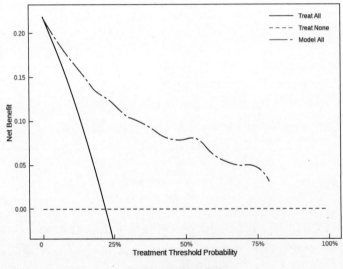

图 11.7　DCA 曲线

在图 11.7 中，纵坐标为净收益，横坐标为阈概率值；斜直线为 All，横线为 None，曲线为 DCA 曲线。图形解读同图 11.6。

11.3.2 单模型多时点 DCA 曲线

绘制单模型多时点 DCA 曲线，可以使用 stdca 程序包。

接 11.3 节上述案例。

我们可以将两个时点的 DCA 绘制在同一幅图中，R 程序代码如下：

```
dca$p.1 <- predictSurvProb(fit.cox,newdata=dca,times=2)
model_all.2<-stdca(data=dca,
                   outcome="cancer",
                   ttoutcome="ttcancer",
                   timepoint=2,
                   predictors="p.1",
                   xstop=0.7,
                   smooth=TRUE)
```

在 predictSurvProb() 函数中输入模型 fit.cox，选项 newdata 指定针对数据集 dca 进行预测，选项 times 指定预测 2 年的生存率。将模型的预测结果储存在 p.1 中。

在 stdca() 函数中，选项 data 指定针对数据集 dca 进行绘制，选项 outcome 指定结局变量为 cancer，选项 ttoutcome 指定生存时间变量为 ttcancer，选项 timepoint 指定绘制 2 年的 DCA 曲线，选项 predictors 指定预测变量为 p.1，选项 xstop 设置 x 轴的范围，选项 smooth 设置为 TRUE 表示对曲线进行平滑化处理。将结果储存在 model_all.2 中。

绘制 DCA 曲线的 R 程序代码如下：

```
plot(model_all$net.benefit.threshold,
     model_all$net.benefit.none,
     type = "l", lwd=2,
     xlim=c(0,.50), ylim=c(-.05, .20),
     xlab = "Threshold Probability",        ylab = "Net Benefit")
lines(model_all$net.benefit$threshold,
      model_all$net.benefit$all,
      type="l", col="red", lwd=2)
lines(model_all$net.benefit$threshold,
      model_all$net.benefit$none,
      type="l", col="red", lwd=2, lty=2)
lines(model_all$net.benefit$threshold,
      model_all$net.benefit$p1,
      type="l", col="blue")
lines(model_all.2$net.benefit$threshold,
      model_all.2$net.benefit$p1.1,
      type="l", col = "green",        lty=2)
legend("topright", cex=0.8,
       legend=c("All", "18 Month", "24 Month", "None"),
       col=c("red", "blue", "green", "red"),
       lwd=c(2, 2, 2, 2),
       lty=c(1, 1, 2, 2))
```

在 plot() 函数中输入 model_all 的 net.benefit.threshold、net.benefit.none，选项 type 设置线类型，选项 lwd 设置线宽度，选项 xlim、ylim 设置横纵坐标范围，选项 xlab、ylab 设置坐标轴名称。此 plot() 函数用于绘制一个空的图床。

在第一个 lines() 函数中，输入 model_all 的 net.benefit$threshold、net.benefit$all，即阈概率值、无效线 All 的净收益，选项 type、col、lwd 设置线的类型、颜色、宽度。

在第二个 lines() 函数中，输入 model_all 的 net.benefit$threshold、net.benefit$none，即阈概率值、无效线 None 的净收益，选项 type、lty、col、lwd 设置线的类型、颜色、宽度。

在第三个 lines() 函数中，输入 model_all 的 net.benefit$threshold、net.benefit$p1，即阈概率值、模型 Model All 的 18 个月净收益，选项 type、col 设置线的类型、颜色。

在第四个 lines() 函数中，输入 model_all.2 的 net.benefit$threshold、net.benefit$p1.1，即阈概率值、Model All 的 24 个月净收益，选项 type、lty、col 设置线的类型、颜色。

在 legend() 函数中，topright 表示图例位置，选项 cex 设置字体相对大小，选项 legend 设置图例标签，选项 col、lwd、lty 分别设置线的颜色、宽度、类型，需与上述 lines() 函数中的设置一致。

输出结果如图 11.8 所示。

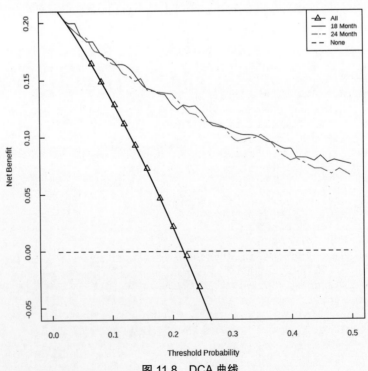

图 11.8　DCA 曲线

在图 11.8 中，纵坐标为净收益，横坐标为阈概率值；横虚线表示 None，斜线表示 All，深灰色曲线为模型 Model All 的 18 个月 DCA 曲线，浅灰色虚线为模型 Model All 的 24 个月 DCA 曲线。可发现，两个时点的 DCA 曲线均在两条无效线上方，说明两个时点均有一定的效用。

11.3.3　多模型同时点 DCA 曲线

多模型同时点 DCA 曲线的绘制方法有两种：一是 stdca 程序包法，二是 dca() 函数法。

1. stdca 程序包法

接 11.3 节上述案例。

我们可以将两个模型的 DCA 曲线绘制在同一幅图中。先构建第二个 Cox 比例风险模型，R 程序代码如下：

```
fit2.cox= coxph(formula=Surv(ttcancer, cancer) ~ marker, data=dca,x=TRUE)
dca$p2 <- predictSurvProb(fit2.cox,newdata=dca,times=1.5)
```

在 coxph() 函数中，选项 formula 指定模型公式，选项 data 指定针对数据集 dca 进行分析，选项 x 设置为 TRUE。将模型的结果储存在 fit2.cox 中。

在 predictSurvProb() 函数中输入模型 fit2.cox，选项 newdata 指定针对数据集 dca 进行预测，选项 times 指定预测 1.5 年的生存率。将模型的预测结果储存在 p2 中。

构建 DCA 曲线，R 程序代码如下：

```
model_marker<-stdca(data=dca,
                    outcome="cancer",
                    ttoutcome="ttcancer",
                    timepoint=1.5,
                    predictors="p2",
                    xstop=0.7,
                    smooth=TRUE)
```

在 stdca() 函数中，选项 data 指定针对数据集 dca 进行绘制，选项 outcome 指定结局变量为 cancer，选项 ttoutcome 指定生存时间变量为 ttcancer，选项 timepoint 指定绘制 1.5 年的 DCA 曲线，选项 predictors 指定预测变量为 p2，选项 xstop 设置 x 轴的范围，选项 smooth 设置为 TRUE 表示对曲线进行平滑化处理。将结果储存在 model_marker 中。

将两个 DCA 曲线绘制在同一幅图中，R 程序代码如下：

```
plot(model_all$net.benefit.threshold,
     model_all$net.benefit.none,
     type = "l", lwd=2,
     xlim=c(0,.50), ylim=c(-.05, .20),
     xlab = "Threshold Probability",        ylab = "Net Benefit")
```

```
lines(model_all$net.benefit$threshold,
      model_all$net.benefit$all,
      type="l", col="red", lwd=2)
lines(model_all$net.benefit$threshold,
      model_all$net.benefit$none,
      type="l", col="red", lwd=2, lty=2)
lines(model_all$net.benefit$threshold,
      model_all$net.benefit$p1,
      type="l", col="blue")
lines(model_marker$net.benefit$threshold,
      model_marker$net.benefit$p2,
      type="l", col = "green",       lty=2)
legend("topright", cex=0.8,
       legend=c("All", "Molde All", "Model Marker", "None"),
       col=c("red", "blue", "green", "red"),
       lwd=c(2, 2, 2, 2),
       lty=c(1, 1, 2, 2))
```

在 plot() 函数中输入 model_all 的 net.benefit.threshold、net.benefit.none，选项 type 设置线类型，选项 lwd 设置线宽度，选项 xlim、ylim 设置横纵坐标范围，选项 xlab、ylab 设置坐标轴名称。此 plot() 函数用于绘制一个空的图床。

在第一个 lines() 函数中，输入 model_all 的 net.benefit$threshold、net.benefit$all，即阈概率值、无效线 All 的净收益，选项 type、col、lwd 设置线的类型、颜色、宽度。

在第二个 lines() 函数中，输入 model_all 的 net.benefit$threshold、net.benefit$none，即阈概率值、无效线 None 的净收益，选项 type、lty、col、lwd 设置线的类型、颜色、宽度。

在第三个 lines() 函数中，输入 model_all 的 net.benefit$threshold、net.benefit$p1，即阈概率值、模型 Model All 的净收益，选项 type、col 设置线的类型、颜色。

在第四个 lines() 函数中，输入 model_maker 的 net.benefit$threshold、net.benefit$p2，即阈概率值、模型 Model Marker 的净收益，选项 type、lty、col 设置线的类型、颜色。

在 legend() 函数中，topright 表示图例位置，选项 cex 设置字体相对大小，选项 legend 设置图例标签，选项 col、lwd、lty 设置线的颜色、宽度、类型，需与上述 lines() 函数中的设置一致。

输出结果如图 11.9 所示。

在图 11.9 中，纵坐标为净收益，横坐标为阈概率值；横虚线表示 None，斜线表示 All，深灰色曲线为模型 Model All 的 DCA 曲线，浅灰色虚线为模型 Model Marker 的 DCA 曲线。可发现，两个模型的 DCA 曲线均在两条无效线上方，说明两个模型均有一定的效用。模型 Model All 的曲线在模型 Model Marker 上方，说明模型 Model All 的曲线优于模型 Model Marker。

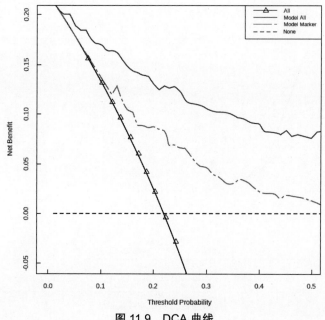

图 11.9　DCA 曲线

2. dca() 函数法

接 11.3 节上述案例。

使用 dcurves 包中的 dca() 函数绘制 DCA 曲线，R 程序代码如下：

```
dca$p3<-1-dca$p1
dca$p4<-1-dca$p2
dcurves::dca(formula = Surv(ttcancer, cancer) ~ p3+p4,
        time = 1.5,
        label = list(p3 = "Model All",p4 = "Model Marker"),
        data = dca) %>%
    plot(smooth = TRUE) +
    ggplot2::labs(x = "Treatment Threshold Probability")
```

需要注意的是，对 p1、p2 计算其补数，用其补数绘图。

dcurves::dca() 表示使用 dcurves 包中的 dca() 函数，此法可避免无法有效识别同名函数的问题。

在 dca() 函数中，选项 formula 指定模型公式，即因变量 group 与预测变量 p3、p4，这时将分别绘制 p3、p4 对应的 DCA 曲线。

选项 label 指定图例中 DCA 曲线的标签，选项 data 指定针对数据集 dca 进行分析。

%>% 为管道操作符，其功能为直接调用管道操作符前的结果。在 plot() 函数中，选项 smooth=TRUE 表示对 DCA 曲线进行平滑化处理。利用 ggplot2 的 labs() 函数中的选项 x 设置 *x* 轴名称。

输出结果如图 11.10 所示。

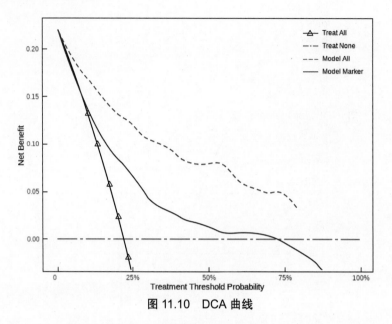

图 11.10　DCA 曲线

在图 11.10 中，纵坐标为净收益，横坐标为阈概率值；绿色横线表示 None，红色斜线表示 All，蓝色曲线为模型 Model All 的 DCA 曲线，紫色曲线为模型 Model Marker 的 DCA 曲线。解读同图 11.9。

▶ ▶ 　11.4　小结

DCA 曲线的绘制方法较多，本章仅介绍其中部分方法。对于竞争风险模型的 DCA 曲线相应的 R 程序代码，可参考基于生存资料中的 stdca() 函数编写。

第 12 章　NRI、IDI 计算

前文所述的 ROC、DCA 曲线既可用于模型评价,也可用于模型比较。本章介绍的 NRI、IDI 指标只可用于模型比较。

本章主要涉及的知识点:

- NRI、IDI 原理。
- NRI、IDI 计算。
- NRI、IDI 解读。

注意: 本章内容较为简单。

▶ ▶ 12.1 NRI、IDI 简介

净重新分类指数（net reclassification imporvement，NRI）、综合判别改善指数（integrated discrimination improvement，IDI）可用于不同预测模型的比较。虽然 C 指数也可比较不同预测模型的准确性，但其存在一定的局限性：① C 指数不够敏感，在旧模型中增加新变量，C 指数提升程度有限；② 从临床角度来看，C 指数不易被理解。NRI、IDI 克服了上述两个不足。

NRI 计算公式如下：

$$\text{NRI} = （灵敏度_{new} + 特异度_{new}）-（灵敏度_{old} + 特异度_{old}） \tag{12.1}$$

式中，灵敏度$_{new}$、特异度$_{new}$ 为新模型的灵敏度、特异度；灵敏度$_{old}$、特异度$_{old}$ 为旧模型的灵敏度、特异度。

若新、旧模型的灵敏度、特异度有差异，且方向相反，就需使用约登指数（灵敏度＋特异度-1）来进行判断，而此时 NRI 就相当于新、旧模型的约登指数的差值，因此 NRI 在比较模型时更具有综合性。若 NRI>0，可认为新模型优于旧模型；若 NRI<0，可认为新模型劣于旧模型。

NRI 按照低、中、高风险划分进行计算，以比较新模型的预测能力是否较旧模型有所提高，这在临床应用中较容易理解。NRI 也存在不足：只考虑了设定某个截断值时的改善情况，不能考察模型的整体改善情况。此时我们可以选择另一个指标——IDI。

IDI 的计算公式如下：

$$\text{IDI} = (P_{new,events} - P_{old,events}) - (P_{new,non\text{-}events} - P_{old,non\text{-}events}) \tag{12.2}$$

式中，$P_{new,events}$、$P_{old,events}$ 表示在发生结局事件组中，新、旧模型对于每个个体预测发生结局事件概率的均值；$P_{new,non\text{-}events}$、$P_{old,non\text{-}events}$ 表示在未发生结局事件组中，新、旧模型对于每个个体预测发生结局事件概率的均值。

从 IDI 的计算公式可以发现，其反映的是新、旧模型预测概率的差异，IDI 越大，新模型的预测效果越好。若 IDI>0，则认为新模型得到正改善；若 IDI<0，则认为新模型得到负改善；若 IDI=0，则认为新模型没有改善。

▶ ▶ 12.2 基于二分类资料

案例：本案例共纳入 680 名研究对象，研究肺动脉栓塞的风险。数据见 data.xlsx。
数据相关信息见 6.3.2 节，这里不再重复罗列。

```
library(readxl)
data <- read_excel("data.xlsx")
data<-na.omit(data)
data<-as.data.frame(data)
```

利用 library() 函数加载 readxl 包，利用包中的 read_excel() 函数读取 xlsx 格式数据，使

用 na.omit() 函数对数据集 data 中的缺失值进行行删除，使用 as.data.frame() 函数将数据集处理成数据框。

使用最优子集筛选出的自变量 age、BMI、ToS、CA153、CDU、transfusion、stage 构建模型公式 form.new，然后去除自变量 CA153 拟合模型公式 form.old。

```
form.new<-as.formula(group~age+BMI+ToS+CA153+CDU+transfusion+stage)
form.old<-as.formula(group~ age+BMI+ToS+CDU+transfusion+stage)
```

在 as.formula() 函数中构建两个模型公式，分别传递给 form.new、form.old。

针对上述公式拟合模型，R 程序代码如下：

```
mstd = glm(formula=form.old, family = binomial(), data=data, x=TRUE)
mnew = glm(formula=form.new, family = binomial(), data=data, x=TRUE)
```

在 glm() 函数中，选项 formula 指定模型公式，选项 family 指定因变量为二分类变量，选项 data 指定针对数据集 data 进行分析，选项 x 设置成 TRUE。拟合的模型分别为 mstd、mnew。

计算分类 NRI 的 R 程序代码如下：

```
library(nricens)
set.seed(123)
cg<-nribin(mdl.std =mstd ,
           mdl.new = mnew,
           cut = c(0.2,0.4),
           niter = 1000,
           updown = 'category')
```

利用 library() 函数加载 nricens。利用 nricens 包中的 nribin() 函数进行分类 NRI 的计算。在计算之前须指定种子数，种子数不同，结果会稍有差异。

在 nribin() 函数中，选项 mdl.std 指定旧模型 mstd；选项 mdl.new 指定新模型 mnew；选项 cut 设置截断点，截断点的设置至关重要，通过不同的截断点计算出的 NRI 结果可能差异很大，建议结合临床进行截断点的设置，在本案例中，将截断点设置成 0.2、0.4，截断点 <0.2 为低风险，截断点在 0.2~0.4 范围为中风险，截断点 >0.4 为高风险；选项 niter 设置 bootstrap 次数为 1000 次；选项 updown 设置为 'category' 表示计算分类 NRI。将结果传递给 cg。

输出结果：

```
UP and DOWN calculation:
  #of total, case, and control subjects at t0:  515 87 428

  Reclassification Table for all subjects:
                   New
Standard     < 0.2      < 0.4      >= 0.4
< 0.2        343        21         1
< 0.4        16         77         8
>= 0.4       0          10         39
```

```
    Reclassification Table for case:
                    New
Standard     < 0.2       < 0.4       >= 0.4
< 0.2        27          5           0
< 0.4        2           21          2
>= 0.4       0           3           27

Reclassification Table for control:
                    New
Standard     < 0.2       < 0.4       >= 0.4
< 0.2        316         16          1
< 0.4        14          56          6
>= 0.4       0           7           12

NRI estimation:
Point estimates:
                Estimate
NRI             0.018315609
NRI+            0.022988506
NRI-            -0.004672897
Pr(Up|Case)     0.080459770
Pr(Down|Case)   0.057471264
Pr(Down|Ctrl)   0.049065421
Pr(Up|Ctrl)     0.053738318

Now in bootstrap..

Point & Interval estimates:
                Estimate      Std.Error     Lower          Upper
NRI             0.018315609   0.06347233    -0.050088385   0.20118710
NRI+            0.022988506   0.05787455    -0.047352199   0.18786765
NRI-            -0.004672897  0.01779630    -0.027842227   0.04216098
Pr(Up|Case)     0.080459770   0.06127759    0.010989011    0.24073509
Pr(Down|Case)   0.057471264   0.03268311    0.000000000    0.12223731
Pr(Down|Ctrl)   0.049065421   0.02374376    0.009791936    0.10388296
Pr(Up|Ctrl)     0.053738318   0.01803245    0.011627970    0.08282983
```

输出结果显示，total、case、control 分别为 515、87、428，即全部研究对象为 515 人，病例组为 87 人，对照组为 428 人。

输出结果中的 Reclassification Table for all subjects 表示针对所有研究对象的分类情况，第一行的 New 表示新模型 mnew 的分类情况，第一列的 Standard 表示旧模型 mstd 的分类情况。表格中的 343，表示新模型、旧模型均将这 343 人分类成 <0.2 的低风险；16 指新模型将其分类成低风险，而旧模型将其分类成中风险；21 表示新模型将其分类成中风险，而旧模型将其分类成低风险，以此类推。

输出结果中的 Reclassification Table for case 表示针对病例组进行的分类情况。Reclassification Table for control: 表示针对对照组进行的分类情况。

输出结果中的 Point estimates 表示分类 NRI 的点估计值。其中，NRI 表示所有研究对象的分类 NRI 的点估计值，NRI+ 表示病例组的分类 NRI 的点估计值，NRI- 表示对照组的分类 NRI 的点估计值。

Point & Interval estimates 部分罗列了分类 NRI 的点估计值、标准误、可信区间。

输出图形如图 12.1 所示。

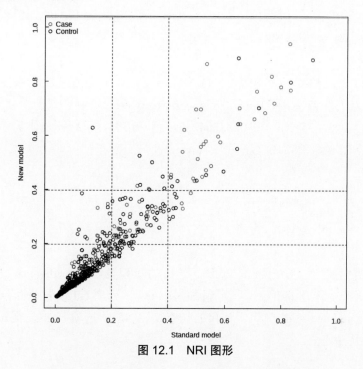

图 12.1　NRI 图形

在图 12.1 中，红色点表示病例组的情况，黑色点表示对照组的情况；横坐标为旧模型预测情况，纵坐标为新模型预测情况；虚线为上述代码中设置的截断值 0.2、0.4。图 12.1 的可读性较差，一般也不呈现图形。

上述结果并未提供关于分类 NRI 的 p 值，可以通过手动方式进行计算。

R 程序代码如下：

```
z=abs(cg$nri$Estimate/cg$nri$Std.Error)
cg$nri$pvalue<-(1-pnorm(z))*2
cg$nri
```

首先，将 cg$nri 中的分类 NRI 点估计值除以 cg$nri 中的标准误，得到 z 值；然后通过 z 值反推其 p 值，将 p 值储存在 cg$nri 中，命名为 pvalue。

输出结果：

	Estimate	Std.Error	Lower	Upper	pvalue
NRI	0.018315609	0.06347233	-0.050088385	0.20118710	0.772917729
NRI+	0.022988506	0.05787455	-0.047352199	0.18786765	0.691210621
NRI-	-0.004672897	0.01779630	-0.027842227	0.04216098	0.792876757
Pr(Up|Case)	0.080459770	0.06127759	0.010989011	0.24073509	0.189170366
Pr(Down|Case)	0.057471264	0.03268311	0.000000000	0.12223731	0.078672752
Pr(Down|Ctrl)	0.049065421	0.02374376	0.009791936	0.10388296	0.038785522
Pr(Up|Ctrl)	0.053738318	0.01803245	0.011627970	0.08282983	0.002881636

我们通过 p 值可发现，分类 NRI、NRI+、NRI- 的 p 值均大于 0.05，不存在统计学意义，即新模型相较旧模型，从分类 NRI 角度并无差异。

结果整理如下：

分类 NRI=0.018，95%CI=(-0.050,0.201)，p 值 =0.773，不存在统计学意义；

分类 NRI+=0.023，95%CI=(-0.047,0.188)，p 值 =0.691，不存在统计学意义；

分类 NRI-=-0.005，95%CI=(-0.028,0.042)，p 值 =0.793，不存在统计学意义。

对于连续性 NRI 的计算，R 程序代码如下：

```
set.seed(123)
cf<-nribin(mdl.std =mstd ,
           mdl.new = mnew,
           cut =0,
           niter = 1000,
           updown = 'diff')
```

set.seed() 函数用于设置种子数，以保证结果的重现性。在 nribin() 函数中，选项 mdl.std 指定旧模型 mstd；选项 mdl.new 指定新模型 mnew；选项 cut 设置截断点，此处设置为 0，同时结合选项 updown = 'diff' 表示计算的是连续性 NRI；选项 niter 设置 bootstrap 次数为 1000 次。将结果传递给 cf。

输出结果：

```
UP and DOWN calculation:
  #of total, case, and control subjects at t0: 515 87 428
  #of subjects with 'p.new - p.std > cut' for all, case, control: 170
43 127
  #of subjects with 'p.std - p.new < cut' for all, case, control: 345
44 301

NRI estimation:
Point estimates:
              Estimate
NRI           0.39504780
NRI+          -0.01149425
NRI-          0.40654206
Pr(Up|Case)   0.49425287
Pr(Down|Case) 0.50574713
```

```
Pr(Down|Ctrl)    0.70327103
Pr(Up|Ctrl)      0.29672897

Now in bootstrap..

Point & Interval estimates:
                 Estimate      Std.Error     Lower        Upper
NRI              0.39504780    0.13200260    0.1441734    0.6550079
NRI+             -0.01149425   0.09936274    -0.2048903   0.1910112
NRI-             0.40654206    0.05975879    0.3048546    0.5057756
Pr(Up|Case)      0.49425287    0.04968137    0.3975549    0.5955056
Pr(Down|Case)    0.50574713    0.04968137    0.4044944    0.6024451
Pr(Down|Ctrl)    0.70327103    0.02987940    0.6524273    0.7528878
Pr(Up|Ctrl)      0.29672897    0.02987940    0.2471122    0.3475727
```

输出结果中的 of subjects with'p.new - p.std > cut' for all, case, control: 170 43 127 表示新模型的概率减去旧模型的概率对于截断点（即 0）的人数，病例组是 43 人，对照组是 17 人。

输出结果中的 Point estimates 表示连续性 NRI 的点估计值。其中，NRI 表示所有研究对象的连续性 NRI 的点估计值，NRI+ 表示病例组的连续性 NRI 的点估计值，NRI- 表示对照组的连续性 NRI 的点估计值。

Point & Interval estimates 部分罗列了连续性 NRI 的点估计值、标准误、可信区间。

输出图形如图 12.2 所示。

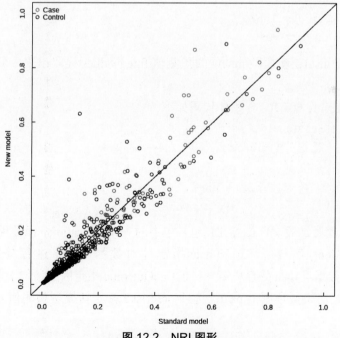

图 12.2　NRI 图形

图 12.2 解读同图 12.1。

同样上述结果中未提供连续性 NRI 的 p 值，可用下述代码计算 p 值：

```
z=abs(cf$nri$Estimate/cf$nri$Std.Error)
cf$nri$pvalue<-(1-pnorm(z))*2
cf$nri
```

首先，将 cf$nri 中的连续性 NRI 点估计值除以 cf$nri 中的标准误，得到 z 值；然后通过 z 值反推其 p 值，将 p 值储存在 cf$nri 中，命名为 pvalue。

输出结果：

	Estimate	Std.Error	Lower	Upper	pvalue
NRI	0.395048	0.132003	0.144173	0.655008	0.002765
NRI+	-0.011494	0.099363	-0.204890	0.191011	0.907906
NRI-	0.406542	0.059759	0.304855	0.505776	0.000000
Pr(Up|Case)	0.494253	0.049681	0.397555	0.595506	0.000000
Pr(Down|Case)	0.505747	0.049681	0.404494	0.602445	0.000000
Pr(Down|Ctrl)	0.703271	0.029879	0.652427	0.752888	0.000000
Pr(Up|Ctrl)	0.296729	0.029879	0.247112	0.347573	0.000000

我们通过 p 值可发现，连续性 NRI、NRI- 的 p 值均小于 0.05，存在统计学意义，即新模型相较旧模型好，对于全人群提升 0.395048，对于对照组提升 0.406542；NRI+ 并无统计学意义。

计算 IDI 的 R 程序代码如下：

```
pstd = mstd$fitted.values
pnew = mnew$fitted.values
```

首先将旧模型 mstd、新模型 mnew 的预测值 fitted.values 提取出来，分别传递给 pstd、pnew。

利用 pstd、pnew 计算 IDI，R 程序代码如下：

```
library(PredictABEL)
reclassification(data=as.matrix(data),
                cOutcome = 1,
                predrisk1 = pstd,
                predrisk2 = pnew,
                cutoff = c(0,0.2,0.4,1))
```

利用 library() 函数加载 PredictABEL 包，包中的 reclassification() 函数用于计算 IDI。

在 reclassification() 函数中，选项 data 指定针对数据集 data 进行分析，不过需利用 as.matrix() 函数将数据集 data 处理成矩阵；选项 cOutcome 指定因变量位于矩阵中的第几列；选项 predrisk1 指定旧模型预测值 pstd；选项 predrisk2 指定新模型预测值 pnew；选项 cutoff 设置截断点。

输出结果：

```
_____________________________________________

  Reclassification table
_____________________________________________

 Outcome: absent

                          Updated Model
Initial Model   [0,0.2)    [0.2,0.4)    [0.4,1]    % reclassified
[0,0.2)         316        16           1          5
[0.2,0.4)       14         56           6          26
[0.4,1]         0          7            12         37

 Outcome: present

                          Updated Model
Initial Model   [0,0.2)    [0.2,0.4)    [0.4,1]    % reclassified
[0,0.2)         27         5            0          16
[0.2,0.4)       2          21           2          16
[0.4,1]         0          3            27         10

 Combined Data

                          Updated Model
Initial Model   [0,0.2)    [0.2,0.4)    [0.4,1]    % reclassified
[0,0.2)         343        21           1          6
[0.2,0.4)       16         77           8          24
[0.4,1]         0          10           39         20
_____________________________________________

 NRI(Categorical) [95% CI]: 0.0183 [ -0.0653 - 0.1019 ] ; p-value:
0.66764
 NRI(Continuous) [95% CI]: 0.395 [ 0.1678 - 0.6223 ] ; p-value: 0.00066
 IDI [95% CI]: 0.0203 [ 0.0041 - 0.0365 ] ; p-value: 0.01421
```

输出结果中 Reclassification table 分别描述了对照组、病例组、全部人群的分类情况，并罗列了重分类百分比（% reclassified）。

输出结果最后 3 行分别给出了分类 NRI、连续性 NRI、IDI 的结果。其中，IDI 为 0.0203，其 95% 可信区间为 0.0041 ~ 0.0365，p 值为 0.01421，存在统计学意义，即从 IDI 角度，新模型较旧模型提高 0.0203，为正改善。

PredictABEL 包中的 plotCalibration() 函数也可用于绘制校准曲线，同时给出拟合优度检验的结果。R 程序代码如下：

```
plotCalibration(data=data,
```

```
                    cOutcome=1,
                    predRisk=pstd,
                    groups=10,
                    rangeaxis=c(0,1))
plotCalibration(data=data,
                    cOutcome=1,
                    predRisk=pnew,
                    groups=10,
                    rangeaxis=c(0,1))
```

代码注解及输出结果略。

PredictABEL 包中的 plotROC() 函数也可用于绘制 ROC 曲线，同时给出 AUC 及其可信区间。R 程序代码如下：

```
plotROC(data=data,
        cOutcome=1,
        predrisk=cbind(pstd,pnew),
        labels=c("Model Old","Model New"))
```

代码注解及输出结果略。

PredictABEL 包中的 plotRiskDistribution() 函数也可用于绘制预测风险分布图。R 程序代码如下：

```
plotRiskDistribution(data=data,
                        cOutcome=1,
                        risks=pnew,
                        interval=0.05,
                        plottitle=maintitle,
                        rangexaxis=c(0,1),
                        rangeyaxis=c(0,30),
                        xlabel="Predicted risk",
                        ylabel="Percentage",
                        labels=c("Without outcome", "With outcome"))
```

代码注解及输出结果略。

12.3　基于生存资料

案例：数据来自 the Mayo Clinic trial 的原发性胆汁性肝硬化研究，见 pbc.Rdata。

数据相关信息见 6.4.3 节，这里不再重复罗列。

导入数据，并删除存在缺失值的行，R 程序代码如下：

```
load("pbc.Rdata")
pbc<-na.omit(pbc)
```

拟合模型，R 程序代码如下：

```
library(survival)
m.old = coxph(formula=Surv(days,status) ~ bili+albumin,
              data=pbc,
              x=TRUE)
m.new = coxph(formula=Surv(days,status) ~ bili+albumin+copper,
              data=pbc,
              x=TRUE)
```

利用 library() 函数加载 surviva 包，使用 surviva 包中的 coxph() 函数进行模型拟合。分别拟合两个模型，旧模型 m.old 仅包含 2 个自变量，即 bili、albumin；新模型 m.new 包含 3 个自变量，即 bili、albumin、copper。选项 formula 指定模型公式，选项 data 指定分析的数据集，选项 x 设置成 TRUE。

针对上述两个模型，计算分类 NRI 的 R 程序代码如下：

```
library(nricens)
set.seed(123)
nricens(mdl.std = m.old,
        mdl.new = m.new,
        t0 = 365*10,
        cut = c(0.2, 0.4),
        updown = "category",
        niter = 1000)
```

利用 library() 函数加载 nricens 包，使用 nricens 包中的 nricens() 函数计算分类 NRI。计算之前，使用 set.seed() 函数设置种子数以保证结果的重现性。在 nricens() 函数中，选项 mdl.std 指定旧模型 m.old，选项 mdl.new 指定新模型 m.new，选项 t0 设置计算的时间点，选项 cut 设置截断点，选项 updown 设置为 "category" 表示计算分类 NRI，选项 niter 设置 bootstrap 的次数为 1000 次。关于选项 cut 的注意点参考 12.2 节。

输出结果：

```
UP and DOWN calculation:
   #of total, case, and control subjects at t0:  276 106 27

   Reclassification Table for all subjects:
               New
Standard    < 0.2     < 0.4     >= 0.4
< 0.2       0         0         0
< 0.4       1         39        9
>= 0.4      0         18        209

Reclassification Table for case:
               New
Standard    < 0.2     < 0.4     >= 0.4
< 0.2       0         0         0
```

```
< 0.4          0          7          5
>= 0.4         0          2          92

Reclassification Table for control:
               New
Standard   < 0.2      < 0.4      >= 0.4
< 0.2      0          0          0
< 0.4      1          5          1
>= 0.4     0          5          15

NRI estimation by KM estimator:

Point estimates:
               Estimate
NRI            0.13642490
NRI+           0.02162674
NRI-           0.11479816
Pr(Up|Case)    0.04403991
Pr(Down|Case)  0.02241317
Pr(Down|Ctrl)  0.13188440
Pr(Up|Ctrl)    0.01708624

Now in bootstrap..

Point & Interval estimates:
               Estimate       Lower          Upper
NRI            0.13642490     -0.009315161   0.36091532
NRI+           0.02162674     -0.056357305   0.07069493
NRI-           0.11479816     0.002349788    0.34979721
Pr(Up|Case)    0.04403991     0.000000000    0.09595848
Pr(Down|Case)  0.02241317     0.000000000    0.09133598
Pr(Down|Ctrl)  0.13188440     0.024551510    0.35710220
Pr(Up|Ctrl)    0.01708624     0.000000000    0.05786653
```

输出结果显示，在时点 3650 天时，total、case、control 分别为 276、106、27，即全部研究对象为 276 人，病例组为 106 人，对照组为 27 人。

输出结果中的 Reclassification Table for all subjects 表示针对所有研究对象进行的分类情况，Reclassification Table for case 表示针对病例组进行的分类情况，Reclassification Table for control: 表示针对对照组进行的分类情况。具体可参考 12.2 节。

输出结果中的 Point estimates 表示分类 NRI 的点估计值。其中，NRI 表示所有研究对象的分类 NRI 的点估计值，NRI+ 表示病例组的分类 NRI 的点估计值，NRI- 表示对照组的分类 NRI 的点估计值。

针对全部研究对象，分类 NRI=0.136，新模型较旧模型重分类正确比例提高 13.6%。

针对病例组，分类 NRI=0.022，新模型较旧模型重分类正确比例提高 2.2%。

针对对照组，分类 NRI=0.115，新模型较旧模型重分类正确比例提高 11.5%。

Point & Interval estimates 部罗列了分类 NRI 的点估计值、可信区间。输出结果未提供 p 值，可根据点估计值、可信区间推断出 p 值，相关代码略。

输出图形如图 12.3 所示。

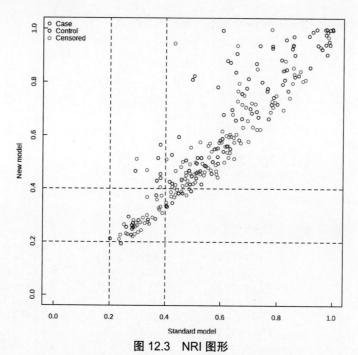

图 12.3　NRI 图形

在图 12.3 中，深灰色点表示病例组的情况，黑色点表示对照组的情况，浅灰色点表示删失情况；横坐标为旧模型的预测情况，纵坐标为新模型的预测情况；虚线为上述代码中设置的截断值 0.2、0.4。图 12.3 的可读性较差，一般也不放在论文中。

计算连续性 NRI 的 R 程序代码如下：

```
set.seed(123)
nricens(mdl.std = m.old,
        mdl.new = m.new,
        t0 = 365*10,
        cut = 0,updown = "diff",
        niter = 1000)
```

利用 set.seed() 函数设置种子数，以保证结果的重现性。在 nricens() 函数中，选项 mdl. std 指定旧模型 m.old，选项 mdl.new 指定新模型 m.new，选项 t0 设置计算的时间点，选项 cut 设置为 0，同时选项 updown 设置为 "diff" 表示计算连续性 NRI，选项 niter 设置 bootstrap 的次数为 1000 次。

输出结果：

```
UP and DOWN calculation:
   #of total, case, and control subjects at t0:      276 106 27
   #of subjects with 'p.new - p.std > cut' for all, case, control: 93 54 6
   #of subjects with 'p.std - p.new < cut' for all, case, control: 182 51 21

NRI estimation by KM estimator:

Point estimates:
                   Estimate
NRI                0.70835419
NRI+               -0.02204648
NRI-               0.73040067
Pr(Up|Case)        0.47399733
Pr(Down|Case)      0.49604380
Pr(Down|Ctrl)      0.88126936
Pr(Up|Ctrl)        0.15086869

Now in bootstrap..

Point & Interval estimates:
                   Estimate          Lower            Upper
NRI                0.70835419        0.38210857       1.0666568
NRI+               -0.02204648       -0.22796736      0.2275982
NRI-               0.73040067        0.45956482       0.9385362
Pr(Up|Case)        0.47399733        0.36581485       0.6037843
Pr(Down|Case)      0.49604380        0.36953132       0.5982894
Pr(Down|Ctrl)      0.88126936        0.73395373       1.0177412
Pr(Up|Ctrl)        0.15086869        0.06955155       0.2766512
```

输出结果中的 of subjects with 'p.new - p.std > cut' for all, case, control: 93 54 6 表示在时点 3650 天，新模型的概率减去旧模型的概率大于截断点（即 0）的人数，病例组是 43 人，对照组是 17 人。

输出结果中的 Point estimates 表示连续性 NRI 的点估计值。其中，NRI 表示所有研究对象的连续性 NRI 的点估计值，NRI+ 表示病例组的连续性 NRI 的点估计值，NRI- 表示对照组的连续性 NRI 的点估计值。

Point & Interval estimates 部分罗列了连续性 NRI 的点估计值、可信区间。

输出图形如图 12.4 所示。

图 12.4 解读参考图 12.3。

计算 IDI 的 R 程序代码如下：

```
surv<-pbc[,c("days","status")]
x.old = pbc[,c("bili", "albumin")]
x.new = pbc[,c("bili", "albumin","copper")]
```

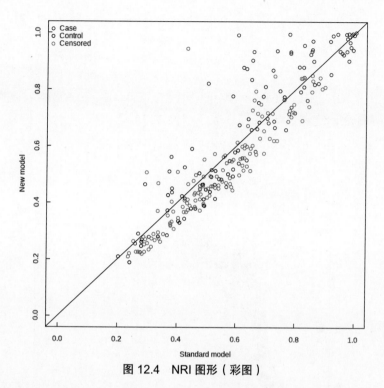

图 12.4　NRI 图形（彩图）

将数据集中的因变量取出并传递给 surv，生存时间在前，生存结局在后，且生存结局中的 0 表示删失，1 表示发生结局。

将旧模型的 2 个自变量取出，并传递给 x.old。将新模型的 3 个自变量取出并传递给 x.new。开始计算 IDI：

```
library(survIDINRI)
set.seed(123)
IDI<-IDI.INF(indata=surv,
             covs0=x.old,
             covs1=x.new,
             t0=3650,
             npert=1000)
IDI.INF.OUT(IDI)
```

利用 library() 函数加载 survIDINRI 包，使用 survIDINRI 包中的 IDI.INF() 函数进行 IDI 计算，计算之前需设置种子数以保证结果的重现性。

在 IDI.INF() 函数中，选项 indata 指定因变量，即生存时间与生存结局，选项 covs0 指定旧模型自变量，选项 covs1 指定新模型自变量，选项 t0 指定计算时点，选项 npert 指定 bootstrap 的次数为 1000。将结果存储在 IDI 中。

通过 IDI.INF.OUT() 函数查看结果：

```
     Est.   Lower  Upper  p-value
M1 0.039 -0.001 0.097  0.062
M2 0.279 -0.023 0.528  0.060
M3 0.029  0.000 0.120  0.050
```

其中，M1 表示 IDI，IDI 为 0.039，其可信区间为（-0.001，0.097），p 值为 0.062>0.05，无统计学意义；M2 表示连续性 NRI；M3 表示中位数差异。

输出图形代码如下：

```
IDI.INF.GRAPH(IDI)
```

输出结果如图 12.5 所示。

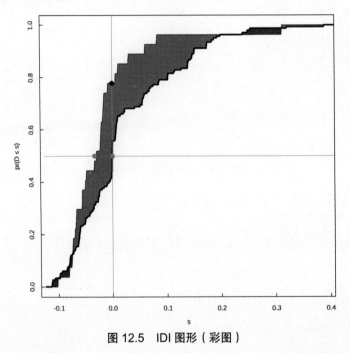

图 12.5　IDI 图形（彩图）

在图 12.5 中，灰色区域与黑色区域的面积之差反映了 IDI 的情况，面积之差越大，新模型越优于旧模型。

▶▶ 12.4　小结

NRI、IDI 的计算相对简单，主要用于模型的比较。尤其是在使用不同变量筛选方法或机器学习方法时，针对相同数据构建不同模型，此时比较模型使用 NRI、IDI 比使用 DCA、ROC、Calibration 显得更加合适。

第 13 章 交叉验证及 Bootstrap

交叉验证及 Bootstrap 可用于评价模型的泛化能力，也就是评价模型是否具有代表性。Logostic、Cox、随机森林模型等方法就可以用于进行交叉验证及 Bootstrap。

本章主要涉及的知识点：

- 交叉验证及 Bootstrap 原理。
- 交叉验证及 Bootstrap 的实现。

注意：本章内容较为简单。

▶▶ **13.1　概述**

为什么要进行交叉验证？

当模型建立完成之后，我们可以通过模型评价及比较方法探索模型的效果究竟如何。前文案例皆是在建模组自身上进行评价与比较，既当运动员又当裁判员，很难有说服力。

当我们考察模型时，要考虑模型的泛化能力，也就是模型是否具有代表性。前文的建模就是从一堆数据中获取"最优"模型，其只是手头样本的"最优化"结果，在其他数据集上的表现并不一定好。通过交叉验证，我们可以评价模型的泛化能力。

交叉验证主要有以下类型。

简单交叉验证将原始数据随机分为两组，一组作为训练集，一组作为测试集。使用训练集构建模型，然后使用测试集上测试所建立模型的效果如何，相应的评价方法见前述相关章节。

简单交叉验证的优势是操作简单，只需将数据随机分为两组即可。严格意义上，这种方法并不能算是交叉验证。因为其并没有涉及交叉思想，由于采取随机分组方法，最后测试集的效果与随机分组关系较大，说服力较低。

K 折交叉验证将数据随机分为 K 个子集，对每个子集分别做一次测试集，其余的 $K-1$ 组子集数据作为训练集，最终得到 K 个模型，用 K 个测试集的平均结果作为此 $K-$ 折交叉验证的性能指标。$K-$ 折交叉验证可以有效地避免过拟合及欠拟合状态的发生，最后得到的结果也比较具有说服力。

注意： K 一般不小于 3。

如果假设原始数据有 N 个样本，那么留一法交叉验证就是 N 折交叉验证，即每个样本单独作为测试集，其余的 $N-1$ 个样本作为训练集，所以留一法交叉验证得到 N 个模型，用 N 个模型的平均结果作为此留一法交叉验证的性能指标。

相比于 K 折交叉验证，留一法交叉验证有如下优点：①每次交叉验证，$N-1$ 个样本用于训练模型，接近原始数据分布，结果较为可靠；②在交叉验证过程中，没有随机因素影响最终结果，结果具有重现性。

留一法交叉验证的缺点是计算成本过高，所需建立模型数量与样本数量相同，当样本数量相当多时，留一法交叉验证在操作上便有一定困难，除非每次交叉验证训练集构建模型的速度很快，或是可以用并行化计算减少计算所需的时间。

Bootstrap 法是非常有用的非参数统计方法，实质是对样本进行重抽样，从而估计总体特征。因为 Bootstrap 法充分利用了已知的样本信息，不需要其他假设或增加新样本，具有一定的稳健性。另外，Bootstrap 法可以避免交叉验证造成的样本减少问题，Bootstrap 法也可以用于创造样本随机性。

Bootstrap 法的具体步骤如下。

（1）假设包含 m 个样本的数据集 D，按如下方式重抽样产生包含 m 个样本的数据集 E：从数据集 D 中随机抽取一个样本，将其放入数据集 E 中，然后将该样本放回数据集 D 中，重复执行 m 次。数据集 E 将用作训练集。

（2）数据集 D 中的部分样本会在数据集 E 中重复出现，而数据集 D 中的部分样本又不会出现在数据集 E 中。在 m 次重抽样中，样本始终不会被抽取的概率是 $(1-1/m)^m$，取极限，结果约为 0.368。也就是说，通过 Bootstrap 法，初始数据集 D 中约有 36.8% 的样本未出现在数据集 E 中，未出现的样本将用作测试集，这样的测试结果称为包外估计（out-of-bag estimate，OOB)。

其优点是，在数据集较小、难以有效划分训练集和测试集时效果显著；能从初始数据集中产生多个不同的训练集。

其缺点是产生的数据集改变了初始数据集的分布，引入了估计偏差，因此在初始数据集样本量足够时，交叉验证法更常用一些。

过去，在 R 语言中进行交叉验证与 Bootstrap，需要冗长的自建函数，笔者也曾沉迷于此。然而，自建函数很难理解，也不利于传播，直到 caret 包的出现。caret 包中的 trainControl() 函数可自由设置交叉验证与 Bootstrap 的算法模型，再利用 train() 函数进行具体的运算。

这里十分有必要将 caret 包中可以进行交叉验证与 Bootstrap 的算法模型罗列出来。

R 程序代码如下：

```
library(caret)
names(getModelInfo())
```

利用 library() 函数加载 caret 包。利用 names() 函数查看究竟那些算法模型可以使用 caret 包进行交叉验证与 Bootstrap。

输出结果：

```
[1]"ada"              "AdaBag"        "AdaBoost.M1"   "adaboost"
[5]"amdai"            "ANFIS"         "avNNet"        "awnb"
[9]"awtan"            "bag"           "bagEarth"      "bagEarthGCV"
[13]"bagFDA"          "bagFDAGCV"     "bam"           "bartMachine"
[17]"bayesglm"        "binda"         "blackboost"    "blasso"
[21]"blassoAveraged"  "bridge"        "brnn"          "BstLm"
[25]"bstSm"           "bstTree"       "C5.0"          "C5.0Cost"
[29]"C5.0Rules"       "C5.0Tree"      "cforest"       "chaid"
[33]"CSimca"          "ctree"         "ctree2"        "cubist"
[37]"dda"             "deepboost"     "DENFIS"        "dnn"
[41]"dwdLinear"       "dwdPoly"       "dwdRadial"     "earth"
[45]"elm"             "enet"          "evtree"        "extraTrees"
[49]"fda"             "FH.GBML"       "FIR.DM"        "foba"
[53]"FRBCS.CHI"       "FRBCS.W"       "FS.HGD"        "gam"
[57]"gamboost"        "gamLoess"      "gamSpline"     "gaussprLinear"
```

```
[61]"gaussprPoly"          "gaussprRadial"  "gbm_h2o"         "gbm"
[65]"gcvEarth"             "GFS.FR.MOGUL"   "GFS.LT.RS"       "GFS.THRIFT"
[69]"glm.nb"               "glm"            "glmboost"        "glmnet_h2o"
[73]"glmnet"               "glmStepAIC"     "gpls"            "hda"
[77]"hdda"                 "hdrda"          "HYFIS"           "icr"
[81]"J48"                  "JRip"           "kernelpls"       "kknn"
[85]"knn"                  "krlsPoly"       "krlsRadial"      "lars"
[89]"lars2"                "lasso"          "lda"             "lda2"
[93]"leapBackward"         "leapForward"    "leapSeq"         "Linda"
[97]"lm"                   "lmStepAIC"      "LMT"             "loclda"
[101]"logicBag"            "LogitBoost"     "logreg"          "lssvmLinear"
[105]"lssvmPoly"           "lssvmRadial"    "lvq"             "M5"
[109]"M5Rules"             "manb"           "mda"             "Mlda"
[113]"mlp"                 "mlpKerasDecay"  "mlpKerasDecayCost" "mlpKerasDropout"
[117]"mlpKerasDropoutCost""mlpML"          "mlpSGD"          "mlpWeightDecay"
[121]"mlpWeightDecayML"    "monmlp"         "msaenet"         "multinom"
[125]"mxnet"               "mxnetAdam"      "naive_bayes"     "nb"
[129]"nbDiscrete"          "nbSearch"       "neuralnet"       "nnet"
[133]"nnls"                "nodeHarvest"    "null"            "OneR"
[137]"ordinalNet"          "ordinalRF"      "ORFlog"          "ORFpls"
[141]"ORFridge"            "ORFsvm"         "ownn"            "pam"
[145]"parRF"               "PART"           "partDSA"         "pcaNNet"
[149]"pcr"                 "pda"            "pda2"            "penalized"
[153]"PenalizedLDA"        "plr"            "pls"             "plsRglm"
[157]"polr"                "ppr"            "PRIM"            "protoclass"
[161]"qda"                 "QdaCov"         "qrf"             "qrnn"
[165]"randomGLM"           "ranger"         "rbf"             "rbfDDA"
[169]"Rborist"             "rda"            "regLogistic"     "relaxo"
[173]"rf"                  "rFerns"         "RFlda"           "rfRules"
[177]"ridge"               "rlda"           "rlm"             "rmda"
[181]"rocc"                "rotationForest"                   "rotationForestCp"
"rpart"
[185]"rpart1SE"            "rpart2"         "rpartCost"       "rpartScore"
[189]"rqlasso"             "rqnc"           "RRF"             "RRFglobal"
[193]"rrlda"               "RSimca"         "rvmLinear"       "rvmPoly"
[197]"rvmRadial"           "SBC"            "sda"             "sdwd"
[201]"simpls"              "SLAVE"          "slda"            "smda"
[205]"snn"                 "sparseLDA"      "spikeslab"       "spls"
[209]"stepLDA"             "stepQDA"        "superpc"         "svmBoundrangeString"
[213]"svmExpoString"       "svmLinear"      "svmLinear2"      "svmLinear3"
[217]"svmLinearWeights"    "svmLinearWeights2""svmPoly"       "svmRadial"
[221]"svmRadialCost"       "svmRadialSigma" "svmRadialWeights" "svmSpectrumString"
[225]"tan"                 "tanSearch"      "treebag"         "vbmpRadial"
[229]"vglmAdjCat"          "vglmContRatio"  "vglmCumulative"  "widekernelpls"
[233]"WM"                  "wsrf"           "xgbDART"         "xgbLinear"
[237]"xgbTree"             "xyf"
```

238 个算法模型均可使用 caret 包进行交叉验证与 Boorstrap 的设置。"glm"、"glmnet"、"lm"、"multinom"、"polr"、"rf" 等均包括在内。

注意： 在后续内容中，我们将以二分类 Logistic 回归为例，进行交叉验证及 Bootstrap 的演练，对于其他统计模型的交叉验证及 Bootstrap，读者可自行摸索，触类旁通。

▶ ▶ **13.2 简单交叉验证**

案例：纳入 680 名研究对象，研究肺动脉栓塞的风险。数据见 data.xlsx。

数据相关信息见 6.3.2 节，这里不再重复罗列。

```
library(readxl)
data <- read_excel("data.xlsx")
data<-na.omit(data)
data<-as.data.frame(data)
data$group<-factor(data$group,levels = c(0,1),labels = c("No","Yes"))
```

利用 library() 函数加载 readxl 包，利用包中的 read_excel() 函数读取 xlsx 格式数据，使用 na.omit() 函数对数据集 data 中的缺失值进行行删除，使用 as.data.frame() 函数将数据集处理成数据框，使用 factor() 函数将因变量处理成因子型。

使用最优子集筛选出的自变量 age、BMI、ToS、CA153、CDU、transfusion、stage 构建模型公式 form.bestglm。

```
form.bestglm<-as.formula(group~age+BMI+ToS+CA153+CDU+transfusion+stage)
```

针对模型公式进行交叉验证及 Bootstrap。在实际工作中，若无具体的模型公式，也可以循环进行交叉验证及 Bootstrap，确定最优的模型公式。

利用 trainControl() 函数，进行方法设置。

R 程序代码如下：

```
train.control_1 <- trainControl(method="LGOCV",
                                p=0.7,
                                number = 1)
```

在 trainControl() 函数，选项 method="LGOCV"，即 leave-group out cross-validation，为简单交叉验证；选项 p 指定训练集所占比例；选项 number 指定简单交叉次数。设置完成之后，将具体的方法储存在 train.control_1 中。

注意： 不同的 number，有不同含义。

进行简单交叉验证，R 程序代码如下：

```
set.seed(1)
LogMod1 <- train(form.bestglm,
                 data=data,
                 trControl=train.control_1,
                 method='glm')

LogMod1
```

利用 set.seed() 设置种子数。

在 train() 函数中输入公式 form.bestglm，选项 data 指定针对数据集 data 进行分析，选项 trControl 指定相应的交叉算法是 train.control_1，选项 method 指定进行广义线性分析。将结果储存在 LogMod1 中。

输出结果：

```
Generalized Linear Model

515 samples
   7 predictor
   2 classes: 'No', 'Yes'

No pre-processing
Resampling: Repeated Train/Test Splits Estimated (1 reps, 70%)
Summary of sample sizes: 361
Resampling results:

   Accuracy      Kappa
   0.8701299     0.4108646
```

可以发现，共有 515 个样本，7 个预测变量。

因变量有两个水平即"No""Yes"。

进行了交叉验证，训练集占 70%，测试集占 30%。

输出结果显示，准确率达到 0.8701299，Kappa 值为 0.4108646，结果尚可。

显示 ROC 相关结果，R 程序代码如下：

```
train.control_2 <- trainControl(method="LGOCV",
                                p=0.7,
                                number = 1,
                                classProbs=TRUE,
                                summaryFunction=twoClassSummary)
```

在 trainControl() 函数，选项 method="LGOCV"，表示简单交叉验证；选项 p 指定训练集所占比例；选项 number 指定简单交叉次数；选项 classProbs 设置成 TRUE，选项 summaryFunction 设置成 twoClassSummary，表示显示 ROC 结果。设置完成之后，将具体的方法储存在 train.control_2 中。

```
set.seed(1)
LogMod2 <- train(form.bestglm,
                 data=data,
                 trControl=train.control_2,
                 method='glm')
LogMod2
```

利用 set.seed() 设置种子数。

在 train() 函数中输入公式 form.bestglm，选项 data 指定针对数据集 data 进行分析，选项 trControl 指定相应的交叉算法是 train.control_2，选项 method 指定进行广义线性分析。将结果储存在 LogMod2 中。

输出结果：

```
Generalized Linear Model

515 samples
  7 predictor
  2 classes: 'No', 'Yes'

No pre-processing
Resampling: Repeated Train/Test Splits Estimated (1 reps, 70%)
Summary of sample sizes: 361
Resampling results:

  ROC          Sens         Spec
  0.8121995    0.9765625    0.3461538
```

可以发现，ROC 的曲线下面积为 0.8121995，灵敏度为 0.9765625，特异度为 0.6538462（即 1-0.3461538），结果尚可。

▶▶ 13.3　*K* 折交叉验证

接 13.2 节案例，进行 *K* 折交叉验证。

利用 trainControl() 函数，进行方法设置。

R 程序代码如下：

```
train.control_3 <- trainControl(method = "cv",
                                number = 10)
```

在 trainControl() 函数，选项 method="cv"，选项 number 为 10，即指定进行 10 折交叉验证。设置完成之后，将具体的方法储存在 train.control_3 中。

进行 10 折交叉验证，R 程序代码如下：

```
set.seed(1)
LogMod3 <- train(form.bestglm,
                 data=data,
                 trControl=train.control_3,
                 method='glm')
LogMod3
```

利用 set.seed() 设置种子数。

在 train() 函数中输入公式 form.bestglm，选项 data 指定针对数据集 data 进行分析，选项

trControl 指定相应的交叉算法是 train.control_3，选项 method 指定进行广义线性分析。将结果储存在 LogMod3 中。

输出结果：

```
Generalized Linear Model

515 samples
  7 predictor
  2 classes: 'No', 'Yes'

No pre-processing
Resampling: Cross-Validated (10 fold)
Summary of sample sizes: 464, 463, 463, 463, 464, 464, ...
Resampling results:

  Accuracy    Kappa
  0.8465686   0.2557162
```

可以发现，共有 515 个样本、7 个预测变量。

因变量有两个，水平即"No""Yes"。

进行了交叉验证，方法为 10 折。

输出结果显示，准确率达到 0.8465686，Kappa 值为 0.2557162，结果尚可。

显示 ROC 相关结果，R 程序代码如下：

```
train.control_4 <- trainControl(method = "cv",
                                number = 10,
                                classProbs=TRUE,
                                summaryFunction=twoClassSummary)
```

在 trainControl() 函数，选项 method="cv"，选项 number=10，即表示 10 折交叉验证；选项 classProbs 设置成 TRUE，选项 summaryFunction 设置成 twoClassSummary，表示显示 ROC 结果。设置完成之后，将具体的方法储存在 train.control_4 中。

```
set.seed(1)
LogMod4 <- train(form.bestglm,
                 data=data,
                 trControl=train.control_4,
                 method='glm')
LogMod4
```

利用 set.seed() 设置种子数。

在 train() 函数中输入公式 form.bestglm，选项 data 指定针对数据集 data 进行分析，选项 trControl 指定相应的交叉算法是 train.control_4，选项 method 指定进行广义线性分析。将结果储存在 LogMod4 中。

输出结果：

```
Generalized Linear Model

515 samples
   7 predictor
   2 classes: 'No', 'Yes'

No pre-processing
Resampling: Cross-Validated (10 fold)
Summary of sample sizes: 464, 463, 463, 463, 464, 464, ...
Resampling results:

   ROC          Sens         Spec
   0.791982     0.9720377    0.2277778
```

可以发现，ROC 的曲线下面积为 0.791982，灵敏度为 0.9720377，特异度为 0.7722222（即 1-0.2277778），结果尚可。

13.4 留一法交叉验证

接 13.2 节案例，进行留一法交叉验证。

利用 trainControl() 函数，进行方法设置。

R 程序代码如下：

```
train.control_5 <- trainControl(method = "LOOCV")
```

在 trainControl() 函数，选项 method="LOOCV"，即 leave-oke-out-cross-validation，为留一法交叉验证。设置完成之后，具体的方法储存在 train.control_5 中。

进行留一法交叉验证，R 程序代码如下：

```
LogMod5 <- train(form.bestglm,
                 data=data,
                 trControl=train.control_5,
                 method="glm")
LogMod5
```

在 train() 函数中输入公式 form.bestglm，选项 data 指定针对数据集 data 进行分析，选项 trControl 指定相应的交叉算法是 train.control_5，选项 method 指定进行广义线性分析。将果储存在 LogMod5 中。

输出结果：

```
Generalized Linear Model

515 samples
```

```
    7 predictor
    2 classes: 'No', 'Yes'

No pre-processing
Resampling: Leave-One-Out Cross-Validation
Summary of sample sizes: 514, 514, 514, 514, 514, 514, ...
Resampling results:

    Accuracy      Kappa
    0.8524272     0.2843822
```

可以发现，共有 515 个样本，7 个预测变量。

因变量有两个水平，即"NO""Yes"。

进行了交叉验证，方法为留一法。

结果显示，率达到 0.8524272，Kappa 值为 0.2843822，结果尚可。

显示 ROC 相关结果，R 程序代码如下：

```
train.control_6 <- trainControl(method = "LOOCV",
                                classProbs=TRUE,
                                summaryFunction=twoClassSummary)
```

在 trainControl() 函数，选项 method="LOOCV"，即留一法交叉验证；选项 classProbs 设置成 TRUE，选项 summaryFunction 设置成 twoClassSummary，表示显示 ROC 结果。设置完成之后，将具体的方法储存在 train.control_6 中。

```
LogMod6 <- train(form.bestglm,
                 data=data,
                 trControl=train.control_6,
                 method="glm")
LogMod6
```

在 train() 函数中输入公式 form.bestglm，选项 data 指定针对数据集 data 进行分析，选项 trControl 指定相应的交叉算法是 train.control_4，选项 method 指定进行广义线性分析。将结果储存在 LogMod6。

输出结果：

```
Generalized Linear Model

515 samples
    7 predictor
    2 classes: 'No', 'Yes'

No pre-processing
Resampling: Leave-One-Out Cross-Validation
Summary of sample sizes: 514, 514, 514, 514, 514, 514, ...
Resampling results:
```

```
ROC            Sens           Spec
0.7867386      0.978972       0.2298851
```

可以发现，OC 的曲线下面积为 0.7867386，灵敏度为 0.978972，特异度为 0.7701149（即 1-0.2298851），结果尚可。

13.5　Bootstrap

接 13.2 节案例，进行 Bootstrap。

利用 trainControl() 函数，进行方法设置。

R 程序代码如下：

```
train.control_7 <-trainControl(method = "boot",
                               number=1000)
```

在 trainControl() 函数，选项 method="boot"，选项 number=1000，表示进行 1000 次 Bootstrap。设置完成之后，具体的方法储存在 train.control_7 中。

进行留一法交叉验证，R 程序代码如下：

```
set.seed(1)
LogMod7 <- train(form.bestglm,
                 data=data,
                 trControl=train.control_7,
                 method="glm")
LogMod7
```

在 train() 函数中输入公式 form.bestglm，选项 data 指定针对数据集 data 进行分析，选项 trControl 指定相应的算法是 train.control_7，选项 method 指定进行广义线性分析。将结果储存在 LogMod7 中。

输出结果：

```
515 samples
  7 predictor
  2 classes: 'No', 'Yes'

No pre-processing
Resampling: Bootstrapped (1000 reps)
Summary of sample sizes: 515, 515, 515, 515, 515, 515, ...
Resampling results:

  Accuracy     Kappa
  0.8427677    0.2564654
```

可以发现，共有 515 个样本，7 个预测变量。

因变量有两个水平，即"NO""Yes"。

进行了交叉验证，方法为留一法。

结果显示，准确率达到 0.8427677，Kappa 值为 0.2564654，结果尚可。

显示 ROC 相关结果的 R 程序代码如下：

```
train.control_8 <-trainControl(method = "boot",
                                number=1000,
                                classProbs=TRUE,
                                summaryFunction=twoClassSummary)
```

在 trainControl() 函数，选项 method="boot"，选项 number=1000，表示进行 1000 次 Bootstrap；选项 classProbs 设置成 TRUE，选项 summaryFunction 设置成 twoClassSummary，表示显示 ROC 结果。设置完成之后，将具体的方法储存在 train.control_8 中。

```
set.seed(1)
LogMod8 <- train(form.bestglm,
                data=data,
                trControl=train.control_8,
                method="glm")
LogMod8
```

在 train() 函数中输入公式 form.bestglm，选项 data 指定针对数据集 data 进行分析，选项 trControl 指定相应的交叉算法是 train.control_8，选项 method 指定进行广义线性分析。将结果储存在 LogMod8 中。

输出结果：

```
Generalized Linear Model

515 samples
   7 predictor
   2 classes: 'No', 'Yes'

No pre-processing
Resampling: Bootstrapped (1000 reps)
Summary of sample sizes: 515, 515, 515, 515, 515, 515, ...
Resampling results:

   ROC          Sens         Spec
   0.7855611    0.9684611    0.2276467
```

可以发现，ROC 的曲线下面积为 0.7855611，灵敏度为 0.9684611，特异度为 0.7723533（即 1-0.2276467），结果尚可。

▶▷　13.6　小结

目前，交叉验证及 Bootstrap 在 R 语言中实现较为简单。

需要注意的是，在交叉验证的过程中，可以通过选项 repeats 进行重复验证。以 10 折交叉验证为例，如果在 trainControl() 函数中设置 method = "repeatedcv"，number = 10，repeats = 500，即表示进行 10 折交叉验证，且重复 500 次。